第63回 日本透析医学会学術集会・総会
「教育講演アドバンス＆ベーシック」収録

知りたいこと。知るべきこと。

透析患者の管理

監修：中西　健　　編集：倉賀野隆裕

東京医学社

執筆者一覧

監修
中西　　健　　五仁会住吉川病院, 兵庫医科大学

編集
倉賀野隆裕　　兵庫医科大学病院腎・透析内科

執筆者（執筆順）
吉村　紳一　　兵庫医科大学脳神経外科学講座
鶴屋　和彦　　奈良県立医科大学腎臓内科学
川崎　　良　　大阪大学大学院医学系研究科視覚情報制御学（トプコン）寄附講座
岸本　裕充　　兵庫医科大学歯科口腔外科学講座
川邊　睦記　　兵庫医科大学歯科口腔外科学講座
長澤　康行　　兵庫医科大学病院腎・透析内科
長谷　弘記　　東邦大学医学部腎臓学講座
常喜　信彦　　東邦大学医学部腎臓学講座
田中　友里　　東邦大学医学部腎臓学講座
内藤　由朗　　兵庫医科大学内科学循環器内科
増山　　理　　独立行政法人地域医療機能推進機構星ヶ丘医療センター
藤元　昭一　　宮崎大学医学部医学科血液・血管先端医療学講座
正木　崇生　　広島大学病院腎臓内科
秋澤　忠男　　昭和大学医学部内科学講座腎臓内科学部門
吉川　央子　　牧田総合病院腎臓内科
渡辺　　誠　　牧田総合病院腎臓内科
風間順一郎　　福島県立医科大学腎臓高血圧内科
稲熊　大城　　藤田医科大学医学部腎臓内科学
今西　康雄　　大阪市立大学大学院医学研究科代謝内分泌病態内科学
叶澤　孝一　　埼玉医科大学総合医療センター 腎・高血圧内科
小川　智也　　埼玉医科大学総合医療センター 腎・高血圧内科
長谷川　元　　埼玉医科大学総合医療センター 腎・高血圧内科
深水　　圭　　久留米大学医学部内科学講座腎臓内科部門
日髙　寿美　　湘南鎌倉総合病院腎臓病総合医療センター
小林　修三　　湘南鎌倉総合病院腎臓病総合医療センター
大浦　紀彦　　杏林大学医学部形成外科学
匂坂　正信　　杏林大学医学部形成外科学
中山　大輔　　杏林大学医学部形成外科学
寺部　雄太　　杏林大学医学部形成外科学
森重　侑樹　　杏林大学医学部形成外科学
木下　幹雄　　杏林大学医学部形成外科学
大山　　力　　弘前大学大学院医学研究科泌尿器科学講座
畠山　真吾　　弘前大学大学院医学研究科泌尿器科学講座
齋藤　久夫　　鷹揚郷腎研究所弘前病院
木村　貴明　　自治医科大学腎泌尿器外科学講座腎臓外科学部門
八木澤　隆　　自治医科大学腎泌尿器外科学講座腎臓外科学部門
森石みさき　　中島土谷クリニック
中山　昌明　　聖路加国際病院腎センター・腎臓内科

伊藤　雄伍	聖路加国際病院腎センター・腎臓内科	
丹野　有道	聖路加国際病院腎センター・腎臓内科（現：東京慈恵会医科大学葛飾医療センター）	
花房　規男	東京女子医科大学血液浄化療法科	
甲田　　豊	甲田内科クリニック	
久野　　勉	池袋久野クリニック	
根木　茂雄	和歌山県立医科大学腎臓内科学講座	
大矢　昌樹	和歌山県立医科大学腎臓内科学講座	
重松　　隆	和歌山県立医科大学腎臓内科学講座	
山下　明泰	法政大学生命科学部環境応用化学科，NGO Ubiquitous Blood Purification International（いつでもどこでも血液浄化），日本透析医学会国際交流委員会，日本透析医学会発展途上国の透析スタッフ育成プログラム小委員会	
櫻井　健治	橋本クリニック	
佐藤　元美	新城市民病院腎臓内科	
大坪みはる	関西看護医療大学看護学部看護学科	
芳川　浩男	兵庫医科大学内科学神経・脳卒中科	
加藤　明彦	浜松医科大学医学部附属病院血液浄化療法部	
松本　芳博	静岡市立静岡病院腎臓内科・血液浄化センター	
河原崎宏雄	稲城市立病院腎臓内科	
山内　真哉	兵庫医科大学病院リハビリテーション部	
児玉　典彦	兵庫医科大学リハビリテーション医学教室	
道免　和久	兵庫医科大学リハビリテーション医学教室	
庄司　哲雄	大阪市立大学大学院医学研究科血管病態制御学	
小山　英則	兵庫医科大学医学部内科学糖尿病・内分泌・代謝科	
野島　道生	兵庫医科大学泌尿器科・腎移植センター	
谷澤　雅彦	聖マリアンナ医科大学腎臓・高血圧内科	
兵藤　　透	NGO Ubiquitous Blood Purification International（いつでもどこでも血液浄化），日本腎栄養代謝研究会，日本透析医学会国際交流委員会，日本透析医学会発展途上国の透析スタッフ育成プログラム小委員会	
北島　幸枝	NGO Ubiquitous Blood Purification International（いつでもどこでも血液浄化），日本腎栄養代謝研究会	
川西　秀樹	NGO Ubiquitous Blood Purification International（いつでもどこでも血液浄化），日本腎栄養代謝研究会，日本透析医学会発展途上国の透析スタッフ育成プログラム小委員会	
平和　伸仁	日本透析医学会国際学術交流委員会副委員長，横浜市立大学附属市民総合医療センター	
長谷川　剛	上尾中央総合病院特任副院長	
森上　辰哉	五仁会元町HDクリニック臨床工学部，日本臨床工学技士会災害対策委員会，日本透析医会災害時透析医療対策委員会，兵庫県臨床工学技士会災害対策委員会，JHAT事務局	
宮崎真理子	東北大学大学院医学系研究科腎・高血圧・内分泌学分野	
小松　亜紀	東北大学病院診療技術部臨床工学部門	
加藤　政子	東北大学病院看護部	
小林　　淳	東北大学病院診療技術部臨床工学部門	
佐々木俊一	東北大学病院診療技術部臨床工学部門	
井上　　勉	埼玉医科大学医学部腎臓内科	
小澤　栄人	埼玉医科大学医学部放射線科	
岡田　浩一	埼玉医科大学医学部腎臓内科	
神田英一郎	川崎医科大学医学部	

第63回日本透析医学会学術集会・総会　記念出版
「透析患者の管理 ― 知りたいこと。知るべきこと。」

序文

　この解説書「透析患者の管理」は2018年6月29日から7月1日にかけて開催されました第63回日本透析医学会学術集会・総会において御講演・御講義いただいた重要で興味深い話題の記録として編纂いたしました。

　本学術集会におきまして，日本透析医学会の前身の日本透析研究会が1968年に発足後50周年を迎え，まさに『天命を知る』節目の年であり，この間の透析治療の進歩の集大成を確認する場となりました。腎代替療法としては，血液透析，腹膜透析，腎移植に加えて，再生医療や異種移植も遠くではありますが垣間見える時代となってきました。さらに，透析医療を受ける患者の変化も加わり，高齢透析患者の増加に伴う要介護者の増加，看取りケアへの架け橋の議論，そして患者数の増加に伴う透析医療費の増大など幾つかの重要な問題を抱えています。

　そこで，今回の学術集会のテーマは，日本透析医学会の会員の力を結集できる場を提供し，腎機能と患者活力の甦りを図りたいとの意図で「腎甦絶技」としております。また，この学術集会の成果を遍く透析従事者を通じて患者の診療に還元するために，教育講演ベーシック・アドバンスを中心にテーマを選択し日常診療において手元において活用していただける書籍を企画いたしました。さらに，それぞれの疾患においては透析患者の診療にとどまらず，欲張ってその医学領域の進歩にも知見を広げておきたいとの考えで透析医学会会員の演者だけでなくそれぞれの領域のトップクラスの先生方にも演者をお努めいただき，執筆を依頼いたしました。

　透析患者に纏わる重要な領域として，「透析×腎臓病の捉え方」，「透析×

技術の捉え方」,「透析×QOL の捉え方」,「透析×移植の捉え方」,「透析×環境の捉え方」の各項目に分けており，さらに広く透析医療を考察する礎となる臨床研究入門も含まれています。幸い，先生方のご尽力・ご助力を持ちまして出版できますことを大変うれしく思っております。また，本書が透析患者の診療の一助となることを切望いたしております。

　最後になりますが，第63回日本透析医学会学術集会・総会にご参加いただきその成功に貢献いただいた皆様，50年余にわたる透析医療の進歩を切り拓いてきてくださった先人達に感謝し捧げたいと思います。

五仁会住吉川病院　名誉院長

兵庫医科大学　名誉教授

中西　健

兵庫医科大学　教授

倉賀野　隆裕

目　次　contents

| 執筆者一覧 | 002 |
| 序文 | 004 |

読めば自ずと見えてくる！　透析×腎臓病の捉え方

脳血管障害治療の最前線	吉村　紳一	010
透析患者の脳血管障害の予防・対策—心房細動例に対する抗凝固療法の是非—		
	鶴屋　和彦	017
疫学研究にみる腎臓と眼の連関	川崎　良	026
う蝕と歯周病は糖尿病と IgA 腎症の悪化要因—口腔ケアではなく口腔管理が重要—		
	岸本　裕充, 川邊　睦記, 長澤　康行	034
透析患者の心不全：病態と治療	長谷　弘記, 常喜　信彦, 田中　友里	045
慢性心不全の病態と治療—最近の考え方—	内藤　由朗, 増山　理	054
透析患者の血圧管理—高血圧の機序から見た治療—	藤元　昭一	063
透析患者の血圧管理—ガイドラインを中心に—	正木　崇生	071
これからの腎性貧血治療	秋澤　忠男, 吉川　央子, 渡辺　誠	079
Reno-Skeletal syndrome（腎骨症候群）	風間　順一郎	087
骨と異所性石灰化	稲熊　大城	094
CKD5D 患者における骨吸収抑制薬	今西　康雄	102
糖尿病性腎臓病（DKD）の進行予防と治療におけるトピックス		
	叶澤　孝一, 小川　智也, 長谷川　元	109
糖尿病性腎臓病（DKD）治療の最前線	深水　圭	119
透析患者にみられる末梢動脈疾患の病態と治療戦略	日髙　寿美, 小林　修三	130
透析患者の足病の治療とケア—重症化予防のための取り組み—		
大浦　紀彦, 匂坂　正信, 中山　大輔, 寺部　雄太, 森重　侑樹, 木下　幹雄		138
透析患者の泌尿器疾患—泌尿器悪性腫瘍と性機能障害—		
	大山　力, 畠山　真吾, 齋藤　久夫	143
透析廃絶腎の腫瘍・感染症の診断, 治療	木村　貴明, 八木澤　隆	152

読めば自ずと見えてくる！ 透析×技術の捉え方

腹膜透析の長期継続のポイント—体液管理—　　　　　　　　　森石　みさき　162

腹膜透析の管理—安定した治療を継続するためのポイント：適正透析の基本—

　　　　　　　　　　　　　　　　　　中山　昌明，伊藤　雄伍，丹野　有道　168

　　　column　PD と HD の透析量の違いと臨床的影響　　　　　　174

I-HDF の基礎　　　　　　　　　　　　　　　　　　　　　　花房　規男　175

I-HDF と透析低血圧　　　　　　　　　　　　　　　　　　　甲田　豊　183

今，求められる透析液組成とは—慢性透析—　　　　　　　　　久野　勉　191

急性腎障害(AKI)に対する急性血液浄化療法における透析液組成

　　　　　　　　　　　　　　　　　　根木　茂雄，大矢　昌樹，重松　隆　202

透析膜の物理化学的特性と生体適合性　　　　　　　　山下　明泰，櫻井　健治　208

血液透析中の生体反応　　　　　　　　　　　　　　　　　　佐藤　元美　218

読めば自ずと見えてくる！ 透析×QOL の捉え方

認知症透析患者の看護—その課題と取り組み—　　　　　　　　大坪　みはる　228

レビー小体型認知症と血管性認知症　　　　　　　　　　　　芳川　浩男　237

透析患者のかくれ低栄養，どうやってみつける？　　　　　　　加藤　明彦　244

透析弱者への平易で持続可能な栄養支援を考える　　　　　　　松本　芳博　251

透析患者の運動療法に関するエビデンスとリハビリの課題

　　　　　　　　　　　　　　　　　　　　　　河原崎　宏雄，花房　規男　258

透析患者に対する運動療法　　　　　　山内　真哉，児玉　典彦，道免　和久　264

透析患者におけるサルコペニアとフレイル　　　　　　　　　庄司　哲雄　273

透析患者の疲労　　　　　　　　　　　　　　　　　　　　　小山　英則　280

読めば自ずと見えてくる！ 透析 × 移植 の捉え方

腎移植の課題—透析と移植の多面的連携—　　　　　　　　　野島　道生　288

腎移植からみる包括的腎不全治療　　　　　　　　　　　　　谷澤　雅彦　297

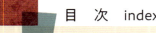

読めば自ずと見えてくる！ 透析 × 環境 の捉え方

アジア発展途上国における日本透析医学会の役割
　　　　　　　　　兵藤　透，北島　幸枝，山下　明泰，川西　秀樹　306

日本透析医学会の世界への貢献—JSDT の役割を知り，会員の責務を考える—
　　　　　　　　　平和　伸仁　316

透析療法における医療安全　　　　　　　　　長谷川　剛　322

組織的災害支援対応　　　　　　　　　森上　辰哉　331

災害対策—被災を想定した平時の対策（BCP）と発災後の対応マニュアル—
　　　　　　　宮崎　真理子，小松　亜紀，加藤　政子，小林　淳，佐々木　俊一　343

Magnetic resonance imaging を用いた慢性腎臓病の評価法
　　　　　　　　　井上　勉，小澤　栄人，岡田　浩一　351

>>> Special EDUCATION

メディカルスタッフのための臨床研究入門　　　　　　　　　神田　英一郎　358

索引　　　　　　　　　366

読めば自ずと見えてくる！

透 析

×

腎臓病

の捉え方

読めば自ずと見えてくる！ 透析 × 腎臓病 の捉え方

脳血管障害治療の最前線

吉村　紳一

Q1. 脳梗塞の血管内治療は何時間まで可能？
Q2. 頚動脈狭窄症はカテーテル治療の対象になる？
Q3. 大きな脳動脈瘤にもカテーテル治療が可能？

▷正解は最後に！

key words ▶▶　脳梗塞，頚動脈狭窄症，脳動脈瘤，脳血管内治療，急性期脳梗塞

はじめに

　透析患者の三大死因の一つである脳血管障害は動脈硬化が原因のことが多く，透析患者ではより若年で発症することが知られている。脳血管障害の治療は年々進歩し，最近では脳梗塞や頚動脈狭窄症，脳動脈瘤などに対するカテーテル治療が増加している。これらの治療は外科手術の補助的治療として行われ始めたが，デバイスの改良やエビデンスの確立によって適応が拡大し，第一選択となることが増えてきた。今回は主な対象疾患である急性期脳梗塞，頚動脈狭窄症，脳動脈瘤に対する治療を紹介する。

急性期脳梗塞

　急性期脳梗塞に対する治療として有名なものは，組織プラスミノゲン・アクチベーター (tissue plasminogen activator：t-PA) 静注療法であろう。この治療法は2005年にわが国で承認され，全国に普及した。適応時間も発症後3時間から4.5時間に延長されたが，間に合わない症例が多く，その適応率は全体の5％未満とされている。また，主幹動脈閉塞の場合には治療を行っても有効率が低いことが明らかとなった。このような背景から，救済療法として血管内治療が行われるようになった。現在も適応がある場合

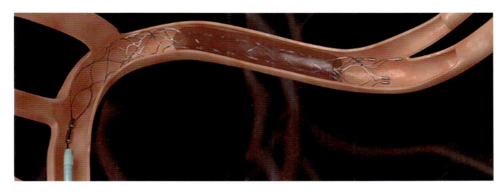

図1 ステント型血栓回収デバイス

(メドトロニック社提供)

表1 AHA/ASA 急性期脳梗塞に対する血管内治療のガイドライン

	推奨 Class
1. 血管内治療を考慮する場合でも,適応があればrt-PA静注療法を行うべきである	I
2. 以下のすべてを満たす場合,ステントリトリーバーを用いた血管治療を行うべきである 　a) 発症前の日常生活が自立(mRS 0-1) 　b) 発症 4.5 時間以内に tPA 静注療法が開始されている 　c) 発症 6 時間以内に治療可能 　d) 閉塞血管が内頚動脈または中大脳動脈近位部 　e) 18 歳以上 　f) NIHSS 6 点以上 　g) 脳梗塞が広範ではない(ASPECTS 6 点以上)	I

(Powers ら,2015 より一部改訂・抜粋)[1]

表2 脳卒中治療ガイドライン 2015【追補 2017】

脳梗塞急性期/脳動脈:血管内再開通療法(機械的血栓回収療法,局所線溶療法,その他)

推奨
1. 前方循環系の主幹脳動脈(内頚動脈または中大脳動脈 M1 部)閉塞と診断され,画像診断などに基づく治療適応判定がなされた急性期脳梗塞に対し,遺伝子組み換え組織プラスミノゲン・アクティベータ(rt-PA,アルテプラーゼ)静注療法を含む内科治療に追加して,発症 6 時間以内に主にステントリトリーバーを用いた血管内治療(機械的血栓回収療法)を開始することが強く勧められる(グレード A)。わが国では,脳血栓回収用機器(Merci, Penumbra, Solitaire, Trevo, Revive)による血管内治療が保険適用されており,「経皮経管的脳血栓回収用機器 適正使用指針 第 2 版」に従って,定められた実施医療機関において,適切な症例選択と手技によって行わねばならない。
2. 発症後 6 時間以内であっても,治療開始および再開通までの時間が早いほど良好な転帰が期待できる。このため,患者が来院した後,少しでも早く血管内治療(機械的血栓回収療法)を行うことが勧められる(グレード A)。

(脳卒中治療ガイドライン 2015[追補 2017].2017)[2]

にはまず t-PA 静注療法が行われるが,主幹動脈閉塞症の場合にはその終了を待たず迅速に血管内治療が行われる。ステント型血栓回収デバイス(図1)は血管開通率が高く,2015 年に複数のランダム化比較試験(randomized controlled trial:RCT)でその有効性が確認された。その後,米国のガイドラインとわが国の脳卒中治療ガイドラインでも「グレード A」として強く推奨されている(表1, 2)[1,2]。さらに発症後 6 〜 16 時間でも,画像

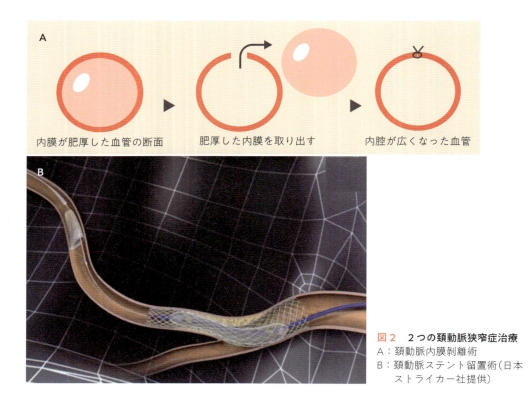

図2　2つの頚動脈狭窄症治療
A：頚動脈内膜剝離術
B：頚動脈ステント留置術（日本ストライカー社提供）

診断をもとに患者を選択することで治療が有効であることが示された[3,4]。このように適応も徐々に拡大しており，本治療のさらなる普及が期待されている。

頚動脈狭窄症

　わが国においても頚動脈狭窄症が脳梗塞の大きな原因となっている。頚動脈内膜剝離術（carotid endarterectomy：CEA）は外科的に肥厚内膜を摘出する治療で（図2A），頚動脈ステント留置術（carotid artery stenting：CAS）は狭窄部を風船と自己拡張型ステントで拡張する低侵襲治療である（図2B）。高度な頚動脈狭窄症に対してはCEAの有効性が確立しているため，まずCEAが困難な症例においてCASとのRCTが行われ，CASの非劣性が示された[5]。その後，CEAのほうが優位とする報告が相次ぎ，頚動脈においては治療により形成されるデブリス（血栓やプラークの断片）が脳に流れることを防ぐため，脳保護のためのフィルターやバルーンの併用が重要であることが認識された。そしてその後，脳保護法を併用したRCTでCEAに対するCASの非劣性が確認された[6,7]。

　治療の適応については，これまでのRCTで採用された症候性病変（虚血発作の既往を有する場合）で50％以上，無症候性病変で80％以上の狭窄とされている。またこの治療は，症候性病変で6％未満，無症候性病変で3％未満の合併症率で治療できる施設で

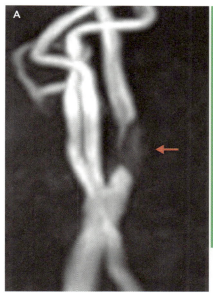 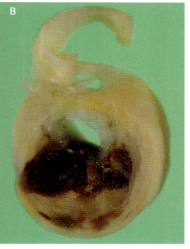

図3 頸動脈 MRA におけるプラーク内高信号（A，矢印）と頸動脈プラークの所見（B）

行うことが推奨されている。

　われわれは，MR angiography でプラークが高信号に描出される場合は大型のプラーク内出血を認め（図3），CAS の虚血イベントが有意に多いことを報告した[8]。こういった症例には外科手術を適応することで合併症を減らすことができるが[9]，外科手術がなんらかの理由で施行できない場合には複数のバルーンによる脳保護法を併用することが多い。このような報告をもとに，わが国においては MRI や超音波によるプラーク診断によって治療適応や手法を決める施設が多い。

脳動脈瘤

　脳動脈瘤は破裂の有無によって経過や治療方針が大きく違うため，それぞれについて説明する。

1. 破裂脳動脈瘤

　破裂脳動脈瘤においては開頭術と血管内治療（コイル塞栓術）を比較した RCT の結果，血管内治療のほうが優位であることが報告された（ISAT 試験）[10]。ただし，血管内治療は治療後の再出血がやや多く，長期生成が懸念されたが，長期フォローアップの結果，5年後においても血管内治療群で死亡率が低いことが報告された[11]。このため，どちらの治療も可能な場合には血管内治療が優先されるようになり，血管内治療が年々増加している。

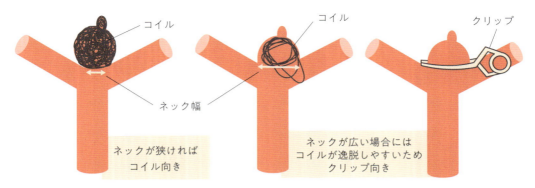

図4　ネックの広さと治療法選択

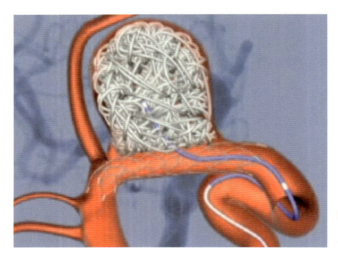

図5　ステント併用コイル塞栓術
(ジョンソン・エンド・ジョンソン社提供)

2. 未破裂脳動脈瘤

　未破裂脳動脈瘤の年間破裂率は約1％と報告されているが，大型瘤や特定の部位（脳底動脈，前交通動脈，内頚動脈-後交通動脈分岐部），いびつな形状，多発瘤などは破裂率が高くなる[12]。ひとたび脳動脈瘤が破裂してくも膜下出血をきたすと社会復帰率は低いため（約20〜30%），予防的手術が行われているが，治療合併症もきたしうる（約2〜5%）。治療の有無に関するRCTはないため，本人・家族と専門医による十分な病状説明と相談で決定される。また治療法に関するRCTもないため症例ごとに治療が選択されるが，主には動脈瘤の頚部（ネック）の広さが判断基準となる。ネックが狭い場合にはコイルが瘤内に収まりやすいためコイル塞栓術のよい適応であるが，ネックが広い場合にはクリッピングのほうが有利であるとされてきた（図4）。ただし，最近ではステントが併用できるようになり，血管内治療の適応が広がった（図5）。また，近位内頚動脈の大型・巨大瘤には目の細かいステント（フローダイバーター）を留置することで瘤内の血栓化を促す新しい治療法が開発され，大きな注目を集めている。わが国では

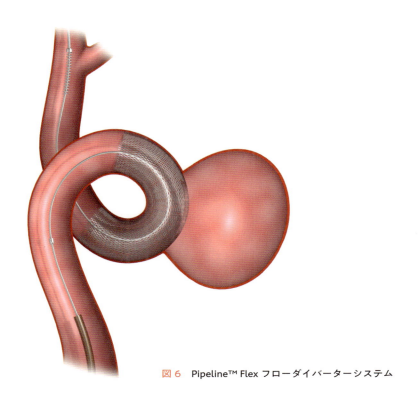

図6 Pipeline™ Flex フローダイバーターシステム

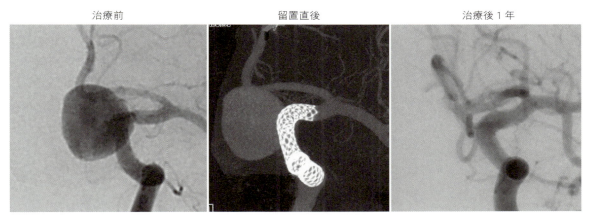

治療前　　　　　留置直後　　　　　治療後1年

図7 Pipeline™ Flex での治療前後

Pipeline™ Flex が認可され，使用可能となっている（図6）この方法では瘤内にコイルを入れずに治療が可能であるため，治療後に動脈瘤の縮小が期待できる（図7）。本法は欧米ではすでに大型瘤の治療の主流となりつつあるが，一部に完全治癒しない症例があること，巨大瘤では合併症率が高くなることなどから，この治療をどの程度まで適応するかについては今後の検証が必要である。

おわりに

脳血管障害においても低侵襲治療である血管内治療が導入され，年々治療成績が改善している。クリニカルエビデンスも確立したことにより，さらなる普及が見込まれる。

正解は ....
A1. 原則，発症後 8 時間までだが，脳梗塞が狭ければ 16 時間まで可能
A2. 症候性病変で 50％ 以上，無症候性病変で 80％ 以上の狭窄
A3. フローダイバーターなら治療可能

文 献

1) Powers WJ, et al. 2015 American Heart Association/American Stroke Association focused update of the 2013 guidelines for the early management of patients with acute ischemic stroke regarding endovascular treatment：A guideline for healthcare professionals from the American Heart Association/American Stroke Association. Stroke 2015；46：3020-3035.
2) 日本脳卒中学会 脳卒中ガイドライン [追補 2017] 委員会. 脳卒中治療ガイドライン 2015 [追補 2017]. 61-62, 2017. http://www.jsts.gr.jp/img/guideline2015_tuiho2017.pdf
3) Nogueira RG, et al. Thrombectomy 6 to 24 Hours after Stroke with a Mismatch between Deficit and Infarct. N Engl J Med 2018；378：11-21.
4) Albers GW, et al. Thrombectomy for Stroke at 6 to 16 Hours with Selection by Perfusion Imaging. N Engl J Med 2018；378：708-718.
5) Yadav JS, et al. Protected carotid-artery stenting versus endarterectomy in high-risk patients. N Engl J Med 2004；351：1493-1501.
6) Brott TG, et al. Stenting versus endarterectomy for treatment of carotid-artery stenosis. N Engl J Med 2010；363：11-23.
7) Rosenfield K, et al. Randomized Trial of Stent versus Surgery for Asymptomatic Carotid Stenosis. N Engl J Med 2016；374：1011-1020.
8) Yoshimura S, et al. High-intensity signal on time-of-flight magnetic resonance angiography indicates carotid plaques at high risk for cerebral embolism during stenting. Stroke 2011；42：3132-3137.
9) Yoshimura S, et al. Selection of carotid artery stenting or endarterectomy based on magnetic resonance plaque imaging reduced periprocedural adverse events. J Stroke Cerebrovasc Dis 2013；22：1082-1087.
10) Molyneux A, et al. International Subarachnoid Aneurysm Trial (ISAT) of neurosurgical clipping versus endovascular coiling in 2143 patients with ruptured intracranial aneurysms：a randomised trial. Lancet 2002；360：1267-1274.
11) Molyneux AJ, et al. Risk of recurrent subarachnoid haemorrhage, death, or dependence and standardised mortality ratios after clipping or coiling of an intracranial aneurysm in the International Subarachnoid Aneurysm Trial (ISAT)：long-term follow-up. Lancet Neurol 2009；8：427-433.
12) UCAS Japan Investigators, Morita A, et al. The natural course of unruptured cerebral aneurysms in a Japanese cohort. N Engl J Med 2012；366：2474-2482.

透析患者の脳血管障害の予防・対策
―心房細動例に対する抗凝固療法の是非―

鶴屋　和彦

Q1. 心房細動を合併した血液透析（HD）患者では抗凝固薬は必要？
Q2. 透析患者に直接経口抗凝固薬（DOAC）は使える？

▷正解は最後に！

key words ▶▶　心房細動，ワルファリン，直接経口抗凝固薬

はじめに

　慢性腎臓病（chronic kidney disease：CKD）患者では，心房細動の合併が多く脳塞栓症のリスクが増加しているため，抗凝固療法の必要性が高いと考えられるが，一方で出血性合併症のリスクが高いため，抗凝固薬の投与には注意が必要である．特に血液透析（hemodialysis：HD）患者では，心房細動例に対する抗凝固療法の有効性と安全性に関して肯定的な報告と否定的な報告があり，現在までに抗凝固療法の是非について結論は出ていない．
　本稿では，透析患者の心房細動例に対する抗凝固療法の是非について，これまでの観察研究の結果を中心に概説する．

抗凝固療法の出血性合併症のリスク

　HD患者では，抗凝固療法による出血のリスクが高いことが明らかにされている．Vazquezら[1]は，ワルファリン内服中のHD患者29例と内服していない211例で出血性合併症について検討し，内服例で出血リスクが約2倍であったと報告した．また，Holdenら[2]は，HD患者255例（ワルファリン内服群89例，アスピリン内服群107例，併用群50例，非内服群178例：重複あり）を対象に，大量出血（major bleeding；入院，

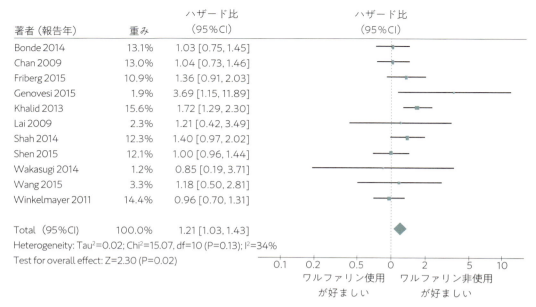

図1　心房細動例におけるワルファリン使用と出血リスク
（Van Der Meersch ら，2017 より引用，改変）[5]

輸血が必要か，中枢神経系または後腹膜の出血）の発症について平均3.6年間の観察研究を行い，非内服群に比べて出血のリスクがワルファリン内服群で4.1倍，アスピリン内服群で5.7倍，併用群で8.2倍と，著明に高くなることを報告した。Elliott ら[3]のレビューでも，ワルファリン内服例の大量出血の頻度は，非内服例の約2倍に増加することが明らかにされている。また，Chan ら[4]は，HDを導入した41,425例を対象に，ワルファリン，クロピドグレル，アスピリンの抗血栓薬内服と死亡率の関係について検討し，抗血栓薬を服用していない患者に比べ，いずれかの薬剤を服用した患者では有意に死亡率が高かったことを報告した。観察研究をメタ解析した最近の報告でも，ワルファリン非服用群よりも服用群のほうで，出血性合併症のリスクが有意に高かったことが示されている（図1）[5]。

抗凝固療法の是非

1. ワルファリンの投与に否定的な報告

HD患者の心房細動合併例におけるワルファリン投与の是非についてはまだ結論が出ていない。Chan ら[6]は，透析導入期に心房細動を合併していた1,671例を対象に，抗血栓薬と脳卒中発症の関係について検討し，ワルファリンの服用により脳卒中の発症が有意に増加したことを示し，HD患者に対するワルファリン投与の危険性を報告した。特に，ワルファリン群でPT-INR（プロトロンビン時間国際標準比）を測定していなかった

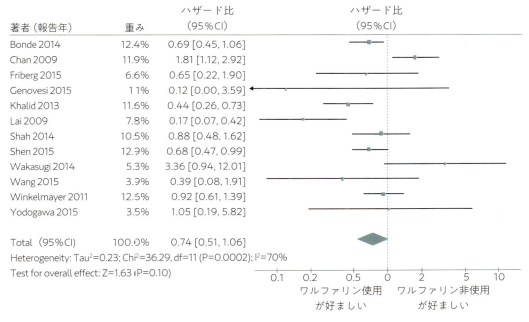

図2　心房細動例におけるワルファリン使用と脳梗塞リスク
（Van Der Meersch ら，2017 より引用，改変）[5]

患者において，最も脳卒中発症リスクは上昇していた。その後も大規模な観察研究が行われ，ワルファリン投与により出血のリスクが上昇するが，脳梗塞の発症は抑えられなかったことが報告されている[7〜9]。Shah ら[9]は，カナダの2つの地域（オンタリオとケベック）の大規模なデータベースを用いて，心房細動の病名（入院病名の第2番目まで）で入院した65歳以上の透析患者1,626例を対象に，退院後の30日以内にワルファリンを投与されたかどうかで2群に分け，両群における脳卒中の新規発症と出血性合併症について比較検討した。その結果，脳卒中の発症リスクは有意差がみられなかったが，出血性合併症のリスクはワルファリン投与群で有意に高く，この結果は傾向スコア法でも同様であった。わが国からも，心房細動を有するHD患者60例を対象とした前向きコホート研究が報告され，110人・年のフォローにおいて13例の虚血性脳卒中が発症し，CHADS2スコアで調整後もワルファリンの有無による差は認められなかったことが報告されている[10]。HD患者のみを対象にメタ解析した結果において，ワルファリン服用群で26%の減少傾向が示されたものの有意ではなく，各研究の結果もばらついていた（異質性が高かった）ため結論を出すのは困難である（図2）[5]。

2．ワルファリンの有効性が示された報告

一方，Olesen ら[11]は，1997〜2008年にデンマークの患者データベースに登録された非弁膜症性心房細動患者132,372例を対象にワルファリンの脳卒中・血栓塞栓症の予防

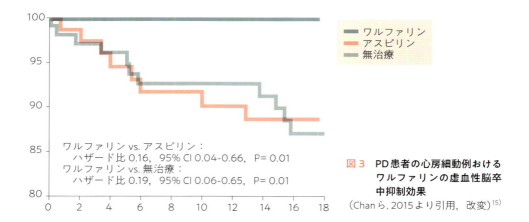

図3 PD患者の心房細動例おけるワルファリンの虚血性脳卒中抑制効果
(Chanら, 2015より引用, 改変)[15]

効果を検討し, その有効性を報告した. 透析患者（901例）のみの検討でもワルファリン服用により脳卒中・血栓塞栓症のリスクは半減していた. しかしこの報告に対しては, HD患者と腹膜透析（peritoneal dialysis：PD）患者が明示されていなかったことやワルファリンの使用についての記載が曖昧であったことが指摘されている[12].

Bondeら[13]は, 前述と同じデンマークの国民登録コホートを用いて, 心房細動合併CKD患者におけるワルファリンの有効性・安全性について腎機能の程度別およびCHA2DS2-VAScスコア別に検討した. その結果, CHA2DS2-VAScスコア≧2の高リスク透析患者においてワルファリン投与は, 出血のリスクを増加させることなく総死亡を有意に減少させ, 有意ではなかったが心血管死についても減少させた. また, 最近Kaiら[14]は, 心房細動を合併したHD患者4,286例を後ろ向きに解析し, ワルファリンを投与された989例（23%）と非投与の3,297例を比較し, ワルファリン群で総死亡リスク（HR 0.76, 95% CI 0.69-0.84）と虚血性脳梗塞発症リスク（HR 0.68, 95% CI 0.52-0.91）が有意に低く, 出血性脳卒中発症リスク（HR 1.2, 95% CI 0.6-2.2）と消化管出血発症リスク（HR 0.97, 95% CI 0.77-1.2）には差がなかったことを報告した. 本報告ではPropensity score法を用いた解析も行っており, 同様の結果であった.

3. PD患者における報告

Chanら[15]は, 心房細動を有するPD患者271例においておよそ3年のフォローを行い, 無治療群やアスピリン群と比較してワーファリン群では, 有意な脳梗塞の減少効果が認められたことを報告した（図3）[15]. また, Bondeら[13]の報告では, HD患者とPD患者別のデータが提示され, 有意ではなかったがPD患者において, ワルファリン群で総死亡, 心血管死亡の抑制傾向が認められている.

表　ワルファリンとDOACの特徴

	ワルファリン	アピキサバン	リバーロキサバン	ダビガトラン	エドキサバン
腎排泄率	<1%	27%	36%	80%	50%
透析4時間後の除去率	<1%	7%	<1%	50〜60%	9%
体内分布容積(L)	8	21	50	50〜10	107
FDAで承認されている最低Ccr（mL/分）	透析例でも使用可	<15	15	15	15
Ccr <50 mL/分の症例における脳卒中発生のハザード比(vs.ワルファリン)	−	0.79 (0.55〜1.14)	0.88 (0.65〜1.19)	0.56 (0.37〜0.85)	0.87 (0.65〜1.18)
Ccr <50 mL/分の症例における重度出血発生のハザード比(vs.ワルファリン)	−	0.50 (0.38〜0.66)	0.98 (0.84〜1.14)	1.01 (0.79〜1.30)	0.76 (0.58〜0.98)

(Chanら，2016より引用，改変)[16]

4. 現在行われているランダム化比較試験(randomized controlled trial：RCT)

現在，CHA2DS2-VASc スコア2点以上の心房細動を合併した HD 患者を対象に，ビタミン K 拮抗薬(VKA)の投与の有無で出血性合併症と塞栓症を比較するオープンラベル多施設 RCT の AVKDIAL 試験(NCT02886962)が行われている。2017年7月に開始され，2023年に試験終了予定である。

■ 直接経口抗凝固薬(direct oral anticoagulants：DOAC)

1. 腎機能障害例における薬物動態

わが国では，腎機能障害例での薬剤蓄積を理由に治験で除外され，データが不十分であるために，高度腎機能障害例や透析患者に対する DOAC は禁忌とされている。アピキサバンは，主に肝臓酵素の CYP3A4/5 によって代謝され，未変化体の尿中排泄率は27%で DOAC のなかでは最も少なく，腎機能障害時にも投与しやすい薬剤である(表)[16]。しかしながら，血清クレアチニン値が 1.5 mg/dL 以上の症例では，通常量(1回5 mg を1日2回)の半量投与が推奨され，わが国では，クレアチニンクリアランス(Ccr)15 mL/分未満の患者では禁忌とされている。米国では，透析例における5 mg 単回投与で，健常人と比較して血中濃度時間曲線下面積(area under the curve：AUC)が36%上昇したが，最大血中濃度は上昇しなかったことを根拠として2014年に透析患者におけるアピキサバンの使用が認められた[17]。その後，透析患者におけるアピキサバンの使用頻度は著明に増加している(図4)[18]。

最近，HD患者におけるアピキサバンとワルファリンの有用性について，メディケアのデータベースを用いて後ろ向きに検討した研究が行われ，報告された[18]。1：3の比でマッチした9,404例(アピキサバン群2,351例，ワルファリン群7,053例)を対象に両群間の予後が比較され，脳卒中・全身性塞栓症には有意差がなかった(HR 0.88，95%

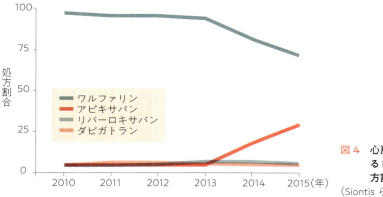

図4 心房細動合併透析患者におけるDOACとワルファリンの処方割合
（Siontisら，2018より引用，改変）[18]

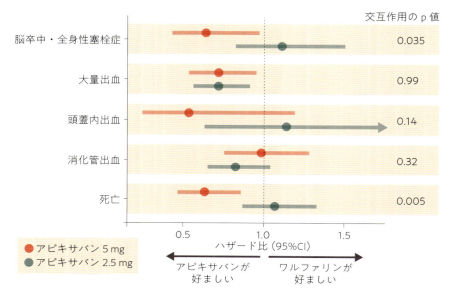

図5 用量別にみたアピキサバンとワルファリンの有用性の比較
（Siontisら，2018より引用，改変）[18]

CI 0.69-1.12）が，大量出血リスクはアピキサバン群で有意に低かった（HR 0.72, 95% CI, 0.59-0.87）。アピキサバン 5 mg を 1 日 2 回服用した 1,034 例（5 mg 群）と 2.5 mg を 1 日 2 回服用した 1,317 例（2.5 mg 群）を比較したところ，5 mg 群で有意に脳卒中および全身性塞栓症（HR 0.61, 95% CI 0.37-0.98）と死亡（HR 0.64, 95% CI 0.45-0.92）のリスクが低く，ワルファリン群に対しても 5 mg 群は有意に脳卒中・全身性塞栓症（HR 0.64, 95% CI 0.42-0.97）と死亡（HR 0.63, 95% CI 0.46-0.85）のリスクが低かったことが報告された（図5）[18]。

2. 現在行われている RCT

　現在，CHA2DS2-VASc スコア 2 点以上の心房細動を合併した HD 患者を対象に，DOAC と VKA の多施設 RCT が 3 試験（リバーロキサバン 1 試験，アピキサバン 2 試験）行われている。1 つ目は 2015 年 11 月に開始された RCT（NCT02610933）で，リバーロキサバンとワルファリンの血管石灰化への影響を比較するオープンラベル試験である。主要評価項目は冠動脈および大動脈の石灰化スコアの変化量と脈波伝搬速度の変化量で，副次評価項目は，大動脈弁および僧帽弁の石灰化スコアの変化量，総死亡，心筋梗塞や急性冠症候群の発症，冠動脈再灌流処置，心血管死亡，脳卒中，全身性塞栓症，重度出血などで，2019 年 1 月に終了している。2 つ目は 2016 年 12 月に開始された RENAL-AF 試験（NCT02942407）で，アピキサバンとワルファリンの安全性，有効性を比較するオープンラベル試験である。主要評価項目は出血性合併症の発症で，副次評価項目は，脳卒中あるいは全身性塞栓症，総死亡，服薬アドヒアランスなどで，2019 年に試験終了予定である。最後の 1 つは，2017 年 6 月に開始された AXADIA 試験（NCT02933697）で，アピキサバンとフェンプロクモン（ジクマロール型クマリン誘導体）の安全性，有効性を比較するオープンラベル試験である。主要評価項目は出血性合併症の発症で，副次評価項目は塞栓性イベントの発症で，2019 年に試験終了予定である。

■ 各国のガイドラインにおける取り扱い

1. 透析患者における抗凝固薬使用について

　心房細動合併透析患者に対する抗凝固療法については各国のガイドラインによって取り扱いは異なるが，明確なエビデンスがないために，どのガイドラインにおいても強い推奨度のステートメントは出されていない。カナダ心臓血管学会の心房細動治療のガイドライン[19]では，「透析患者では，心房細動における脳卒中の予防の治療に経口抗凝固薬またはアセチルサリチル酸を日常的に使用しないことを提言する」と，ルーチンの抗凝固療法を控えることを提唱している。また，2005 年の KDIGO ガイドラインでは，推奨レベルは低いながらワルファリン投与を推奨していたが，2011 年には推奨を撤回し，新しいエビデンスが出るまではワルファリンのルーチン使用は望ましくないと名言している[20]。欧州心臓学会でも，2015 年ガイドラインでは VKA がより適していると推奨していたが，2016 年ガイドラインでは，VKA の使用を推奨も反対もせず，さらなるエビデンスの創出が必要であることが記されている[21]。

　わが国では，脳卒中治療ガイドライン 2015[22]や心房細動治療（薬物）ガイドライン（2013 年改訂版）[23]にはあまり触れられていないが，日本透析医学会が作成した血液透析患者における心血管合併症の評価と治療に関するガイドライン[24]において詳細に取り上げられ，心房細動に対するワルファリン治療は安易に行うべきではないが，ワルファ

リン治療が有益と判断される場合（一過性脳虚血発作・脳梗塞の既往，左房内血栓の存在，人工弁置換術後，僧帽弁狭窄症合併など）には PT-INR を定期的に測定し，PT-INR ＜ 2.0 に維持することが望ましいと記載されている。

2. DOAC の使用について

Ccr ＜ 30 mL/ 分の高度腎機能障害例に対する DOAC 使用についてはガイドラインによって推奨が異なっている。米国食品医薬品局（FDA）は，ダビガトラン，リバーロキサバン，アピキサバン，エドキサバンのすべての薬剤の使用を認めているが，アピキサバン以外は減量を要することを指示している[25]。2014 年の AHA/ACC/HRS ガイドライン[26]では，ダビガトランとリバーロキサバンについては減量して使用するよう記載されているが，アピキサバン，エドキサバンの使用は推奨していない。一方，2015 年の欧州不整脈学会のガイドライン[27]では，リバーロキサバン，アピキサバン，エドキサバンについては減量して使用することを推奨しているが，ダビガトランの使用は推奨していない。

透析例については，アピキサバンのみ FDA で承認されているが，AHA/ACC/HRS ガイドライン[26]や欧州不整脈学会のガイドライン[27]では，すべての DOAC について推奨していない。

おわりに

本稿では，最近の大規模観察研究とメタ解析の結果を中心に，心房細動合併透析患者に対する抗凝固療法について概説した。現時点では，HD 患者の心房細動合併例における抗凝固療法は，積極的には推奨されていない。しかしながら，RCT が皆無ですべてのエビデンスが観察研究に基づいていることや，その結果もさまざまであることから，結論を出すのは困難である。現在，CHA2DS2-VASc スコア 2 点以上の心房細動を合併した HD 患者を対象に，抗凝固療法の有無に関する RCT，および DOAC とワルファリンの比較に関する RCT が行われており，その結果が期待される。

正解は ….
- A1. 必要かどうかはまだ不明で，積極的な使用は推奨されていない
- A2. 米国ではアピキサバンの使用が認められており，ワルファリンより優れている可能性が示唆されているが，わが国では使用できない

文 献

1) Vazquez E, et al. Atrial fibrillation in incident dialysis patients. Kidney Int 2009；76：324-330.
2) Holden RM, et al. Major bleeding in hemodialysis patients. Clin J Am Soc Nephrol 2008；3：105-110.
3) Elliott MJ, et al. Warfarin anticoagulation in hemodialysis patients：a systematic review of bleeding rates. Am J Kidney Dis 2007；50：433-440.
4) Chan KE, et al. Anticoagulant and antiplatelet usage associates with mortality among hemodialysis patients. J Am Soc Nephrol 2009；20：872-881.
5) Van Der Meersch H, et al. Vitamin K antagonists for stroke prevention in hemodialysis patients with atrial fibrillation：A systematic review and meta-analysis. Am Heart J 2017；184：37-46.
6) Chan KE, et al. Warfarin use associates with increased risk for stroke in hemodialysis patients with atrial fibrillation. J Am Soc Nephrol 2009；20：2223-2233.
7) Wizemann V, et al. Atrial fibrillation in hemodialysis patients：clinical features and associations with anticoagulant therapy. Kidney Int 2010；77：1098-1106.
8) Winkelmayer WC, et al. Effectiveness and safety of warfarin initiation in older hemodialysis patients with incident atrial fibrillation. Clin J Am Soc Nephrol 2011；6：2662-2668.
9) Shah M, et al. Warfarin use and the risk for stroke and bleeding in patients with atrial fibrillation undergoing dialysis. Circulation 2014；129：1196-1203.
10) Wakasugi M, et al. Association between warfarin use and incidence of ischemic stroke in Japanese hemodialysis patients with chronic sustained atrial fibrillation：a prospective cohort study. Clin Exp Nephrol 2014；18：662-669.
11) Olesen JB, et al. Stroke and bleeding in atrial fibrillation with chronic kidney disease. N Engl J Med 2012；367：625-635.
12) Schlieper G, et al. Atrial fibrillation and chronic kidney disease. N Engl J Med 2012；367：2157.
13) Bonde AN, et al. Net clinical benefit of antithrombotic therapy in patients with atrial fibrillation and chronic kidney disease：a nationwide observational cohort study. J Am Coll Cardiol 2014；64：2471-2482.
14) Kai B, et al. Warfarin use and the risk of mortality, stroke, and bleeding in hemodialysis patients with atrial fibrillation. Heart Rhythm 2017；14：645-651.
15) Chan PH, et al. Ischaemic stroke in patients with atrial fibrillation with chronic kidney disease undergoing peritoneal dialysis. Europace 2015；18：665-671.
16) Chan KE, et al. Nonvitamin K Anticoagulant Agents in Patients With Advanced Chronic Kidney Disease or on Dialysis With AF. J Am Coll Cardiol 2016；67：2888-2899.
17) Mavrakanas TA, et al. Apixaban Pharmacokinetics at Steady State in Hemodialysis Patients. J Am Soc Nephrol 2017；28：2241-2248.
18) Siontis KC, et al. Outcomes Associated With Apixaban Use in Patients With End-Stage Kidney Disease and Atrial Fibrillation in the United States. Circulation 2018；138：1519-1529.
19) Skanes AC, et al. Focused 2012 update of the Canadian Cardiovascular Society atrial fibrillation guidelines：recommendations for stroke prevention and rate/rhythm control. Can J Cardiol 2012；28：125-136.
20) Herzog CA, et al. Cardiovascular disease in chronic kidney disease. A clinical update from Kidney Disease：Improving Global Outcomes (KDIGO). Kidney Int 2011；80：572-586.
21) Kirchhof P, et al. 2016 ESC Guidelines for the management of atrial fibrillation developed in collaboration with EACTS. Eur Heart J 2016；37：2893-2962.
22) 日本脳卒中学会脳卒中ガイドライン委員会. 脳卒中治療ガイドライン 2015. 東京：協和企画, 2015.
23) 井上 博, 他. 循環器病の診断と治療に関するガイドライン（2012 年度合同研究班報告）　心房細動治療（薬物）ガイドライン（2013 年改訂版）. http://www.j-circ.or.jp/guideline/pdf/JCS2013_inoue_h.pdf
24) 平方秀樹, 他. 社団法人日本透析医学会　血液透析患者における心血管合併症の評価と治療に関するガイドライン. 日透析医学会誌 2011；44：337-425.
25) Nishimura M, et al. Non-Vitamin K Antagonist Oral Anticoagulants in Patients With Atrial Fibrillation and End-Stage Renal Disease. Am J Cardiol 2018；121：131-140.
26) January CT, et al. American College of Cardiology/American Heart Association Task Force on Practice Guidelines. 2014 AHA/ACC/HRS guideline for the management of patients with atrial fibrillation：a report of the American College of Cardiology/American Heart Association Task Force on Practice Guidelines and the Heart Rhythm Society. J Am Coll Cardiol 2014；64：e1-76.
27) Heidbuchel H, et al. Updated European Heart Rhythm Association Practical Guide on the use of non-vitamin K antagonist anticoagulants in patients with non-valvular atrial fibrillation. Europace 2015；17：1467-1507.

疫学研究にみる腎臓と眼の連関

川崎　良

Q1. CKDに伴う眼底変化は？
Q2. 糖尿病網膜症をもつ患者では，その後の腎機能悪化や末期腎不全に至るリスクが上昇する？
Q3. 糖尿病患者への透析導入は治療にどんな影響を及ぼすの？

▷正解は最後に！

key words ▶▶　眼底，網膜症，網膜血管，糖尿病網膜症

はじめに —眼底に全身疾患の徴候をみる—

　1851年のvon Helmholtzによる検眼鏡の発明により，現在のような眼底検査が可能となった。眼底を観察することで，生体下で血管系を観察できるようになり，眼底にさまざまな全身疾患の影響が観察できるようになった。Gunnによる1892年の報告[1]では，高血圧を伴う腎疾患患者に網膜出血や硬性白斑，軟性白斑などの眼底所見が認められることが既に報告されている。高血圧に伴う所見はさらに系統的に整理され，Scheie分類など現代でも用いられる分類となっている。さらに，血圧に伴う眼底所見の重症度により，死亡の危険を明確に層別化できることがKeith-Wegener分類により報告されている。Scheie分類やKeith-Wegener分類は，わが国においては循環器検診，さらには特定健康診査でも採用されている。最近ではこれらの結果を現代の疫学研究のエビデンスでアップデートし，簡便化した分類も提唱されている（表）。

　近年，眼底所見は高血圧のみならず腎臓疾患や透析医療とも連関が認められることが明らかになりつつある。本稿では，透析医療における眼疾患の見方を考えるうえで，疫学研究からみた腎臓と眼の連関について概説する。

表 眼底所見の程度と循環器疾患発症のリスクを対応させた分類

重症度分類	眼底所見	全身疾患リスク
所見なし	所見なし	なし
軽度	網膜細動脈のびまん性狭細 網膜細動脈の局所狭細化・口径不同 動静脈交叉現象 反射亢進・混濁(銅線動脈)	脳卒中,非症候性脳卒中,冠動脈疾患,循環器死亡の危険上昇あり(リスク比1～2)
中等度	網膜出血(斑状,点状,火炎状),毛細血管瘤,綿花状白斑,硬性白斑などの網膜症所見	脳卒中,非症候性脳卒中,認知低下,循環器死亡の危険高い(リスク比2以上)
重度	網膜症所見に加えて乳頭浮腫	循環器死亡の危険が高い

(日本循環器病予防学会(編), 2014)[2]

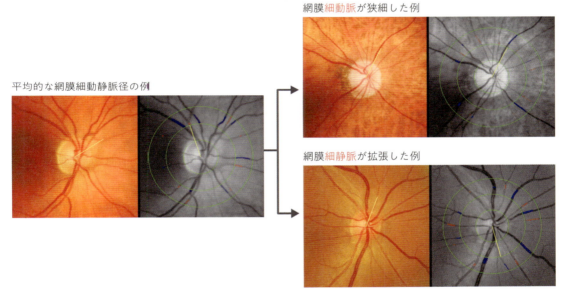

図1 網膜細動脈,細静脈の計測に基づく定量的評価

慢性腎臓病と眼

1. 慢性腎臓病患者の眼底所見

　Ooiら[3]は,慢性腎臓病(chronic kidney disease：CKD)のステージ1/2患者126名と,ステージ3/4/5患者126名の眼底写真をもとに,網膜血管径を測定(図1)したところ,網膜細動脈はCKDステージが重症になるにつれ細くなる傾向があった(傾向性検定p=0.04)。Daienら[4]は,血圧正常な51名,高血圧29名において,^{99m}Tc-DTPAを用いて糸球体濾過量(glomerular filtration rate：GFR)を測定し,尿中アルブミン/クレ

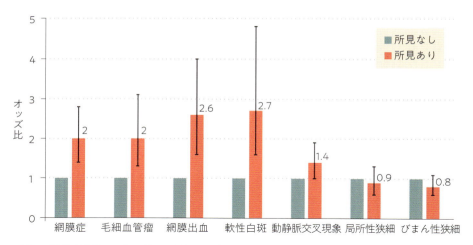

図2 網膜症所見は6年累積の腎機能障害(血清クレアチニン＋0.4 mg/dL以上, 慢性腎臓病や腎機能低下に起因する死亡や入院)のリスクである(ARIC研究)

(Wongら, 2004をもとに作成)[5]

アチニン比(urine albumin creatinine ratio：UACR)と合わせて, 網膜血管径との関連を報告した. 興味深いことに, 年齢と平均中心動脈血圧が高くなるにつれ, またGFRが低くなるにつれ網膜細動脈血管径と細静脈血管径はともに細くなっていたのに対し, UACRは高くなるにつれ網膜細動脈血管径は細くなっていたが, 網膜細静脈血管径には有意な関連は認めなかった. このことから, CKDと網膜血管径の関連は, 網膜細動脈血管径についてはGFRとUACRの双方の関連があるが, 網膜細静脈血管径についてはGFRのみが関連をもっている可能性が示唆された.

2. 腎機能低下に先んじて認められる眼底所見

網膜血管径変化は腎機能障害の結果として認められる所見である以外に, 腎機能低下に先んじて認められる可能性も報告されている. Wongら[5]はAtherosclerosis Risk in Communities Study(ARIC Study)において,「眼底所見を有することが将来の腎機能障害の発症のリスク」であるかを6年間のコホートで検討した結果を報告した. 眼底の網膜毛細血管瘤や網膜出血, 軟性白斑などの網膜症所見を有する群は, 6年累積の腎機能障害(血清クレアチニン＋0.4 mg/dL以上, CKDや腎機能低下に起因する死亡や入院)のリスクが約2倍と, 有意に上昇していた(図2). また, 網膜細動静脈交叉といった軽度所見であっても, リスクが1.4倍と有意に上昇していた. 同様にCardiovascular Health Study(CHS)では, Edwardsら[6]が網膜出血や網膜症を有する群は, 4年間で推定糸球体濾過量(estimated glomerular filtration rate：eGFR)が20％以上減少するリスクが2倍以上高いことを報告している.

網膜血管径以外にも，糖尿病網膜症(1.20 〜 3.34 倍)，加齢黄斑変性(1.42 〜 3.05 倍)，白内障(1.22 〜 1.24 倍)などの眼疾患を有する患者では腎機能障害(eGFR < 60 mL/ 分 /1.73 m^2 もしくは微量アルブミン尿)の有病割合が高いことが報告されている[7]。Multi-Ethnic Study of Atherosclerosis(MESA)では Yau ら[8]が，観察開始時に eGFR ≧ 60 mL/ 分 /1.73 m^2 であったものが約 5 年後までに CKD ステージ 3 以上に進展するかを評価し，白人においては網膜細動脈径が細い群で多変量調整ハザード比 1.78 倍と有意にリスクが高かったが，その他の中国系アメリカ人，アフリカ系アメリカ人，ヒスパニックではその関連を認めなかったと報告している。

以上のように，CKD に伴う眼底所見として網膜血管径の変化がみられることに加えて，網膜症所見や眼科疾患がその後の腎機能障害に先立って認められることから，腎機能障害の予測因子や進行予測因子として眼底所見から得られる情報を応用できる可能性もあると考える。

糖尿病患者における網膜症と腎症

1. 糖尿病網膜症を有することはその後の糖尿病性腎症発症リスクを高める

日本人 2 型糖尿病患者を対象とした臨床研究である Japan Diabetes Complications Study(JDCS)において Moriya らは，微量アルブミン尿に加えて糖尿病網膜症を有すると，その後の腎症の発症や腎機能の悪化のリスクが高まっていたことを報告した。JDCS は，2 型糖尿病患者約 2,200 名を全国 59 カ所の糖尿病専門医・医療機関で登録して行われた前向き試験で，長期間の「ライフスタイル強化介入」を行うことによる血糖コントロールおよび合併症抑制効果を検討した研究である。介入効果は網膜症，腎症の発症率には有意な影響を及ぼさなかったが，日本人 2 型糖尿病患者がわが国の糖尿病専門機関で受けた治療を反映した前向き研究とし，ベースライン時に微量アルブミン尿を有することに加えて，糖尿病網膜症の有無によりその後の顕性アルブミン尿発症リスクを検討した。その結果，8 年間の追跡期間で微量アルブミン尿を有し網膜症を有しない群では顕性アルブミン尿の発症リスクが 10.4 倍であったのに対し，微量アルブミン尿と網膜症の両方を有する群では同じリスクが 11.6 倍とさらに高くなっていた(図 3)[9]。また，微量アルブミン尿と網膜症の両方を有する群で 8 年後の eGFR が最も低かった。

2. 糖尿病性腎症患者が網膜症を有すると末期腎不全のリスクが上昇

Zhang らは，同様に中国のコホート研究において，腎生検で確定診断された糖尿病性腎症患者 250 名において，糖尿病網膜症を有する群では糖尿病網膜症を有しない群に比べて，末期腎不全への進展が多変量調整ハザード比で 2 倍以上有意に高かった(図 4)[10]。

これらのことから，腎症患者において網膜症の状態を把握することは重要であるこ

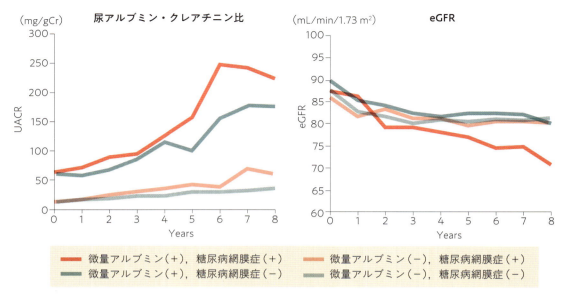

図3 糖尿病網膜症を有する患者はその後の腎機能低下のリスクが高い
（Moriya ら, 2013）[9]

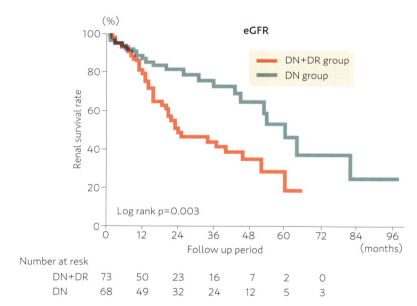

図4 糖尿病性腎症患者において，糖尿病網膜症を有する群で末期腎不全のリスクが上昇
（Zhang ら, 2018）[10]

と，また，腎症についても網膜症についても不可逆的な進行に至ると回復が難しいことから，糖尿病患者においては細小血管合併症の予防はいまだに重要であることが考察されている．

透析導入と糖尿病網膜症の治療

　透析治療の導入が，糖尿病網膜症やその治療にも大きな影響を与えることは臨床眼科医が日々感じていることである。しかしながら，そのような症例を多数集積して研究対象とすることは難しかった。そこで，近年研究の目的で使用できるようになってきた診療報酬データベースを用いて，透析導入と糖尿病網膜症の関連の解析を試みた。JMDC社が提供する医科診療レセプトデータベースを用いた。JMDCデータベースは複数の健康保険加入者全数をデータソースとする保険加入者レセプト〔医科入院，医科入院外，診断群分類包括評価（DPC），調剤〕をもとにしており，2005年より収集が開始され，現在まで約400万件の情報が登録されている。

　診療レセプトデータベース研究の強みとしては，病名と検査，手術，薬剤の組み合わせで臨床診断を推測できること，保険医療の範囲であれば悉皆性の高いデータ収集が可能であること，特に施設を越えた診療状況を把握できることなどがある。一方その限界としては，保険種別の変更により後期高齢者の登録が限定的であること，レセプト病名が登録され真の病名との差異がありうること，眼科では視力をはじめとした眼科検査結果は含まれていないこと，また，総合病院内の眼科，内科など複数科の受診区別が困難となることがある，などがあげられる。今回は病名に加えて，透析の実施と眼科治療の実施という明確な臨床情報をもって情報を定義して解析を行った。解析は初回透析導入を境に，その前後での糖尿病網膜症治療の頻度を比較する自己対照研究デザインとし，初回透析から網膜症治療までの期間，透析導入前後でのレーザー網膜光凝固，硝子体手術そして糖尿病黄斑浮腫に対する抗血管内皮増殖因子硝子体注射の頻度を比較した。その結果，透析導入後糖尿病網膜症の治療として，レーザー網膜光凝固までの平均期間は1.34年，硝子体手術までは1.90年，そして抗血管内皮増殖因子硝子体注射までは1.21年であった。糖尿病網膜症治療の新規導入頻度を透析導入前後の比〔透析導入後/透析導入前〕として算出すると，レーザー網膜光凝固では1.6倍，硝子体手術では1.4倍と透析導入後に新規治療を行った患者が多かったのに対し，抗血管内皮増殖因子硝子体注射については0.64倍と透析導入後に新規治療を行った患者が少なかった（図5）。このことは，臨床的に糖尿病黄斑浮腫の重症例や治療反応不良例が透析導入後に改善をみることがあり（図6），透析導入により網膜の浮腫や硬性白斑の軽減が反映されている可能性がある。ただし，網膜症そのものの活動性が必ずしも沈静化するとは限らず，透析導入後もレーザー網膜光凝固や硝子体手術を要していると思われる。

おわりに

　透析医療における眼疾患の見方として，CKDと眼，糖尿病患者における網膜症と腎

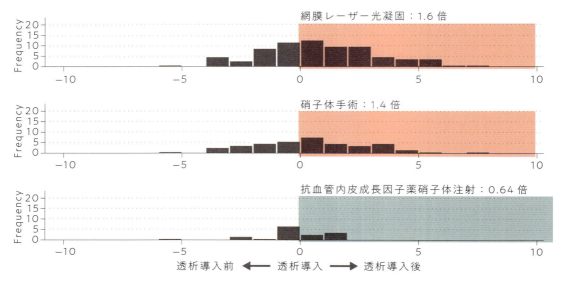

図5 医科診療レセプトデータにみる，透析導入前に比べて透析導入後に糖尿病網膜症治療を新規に導入した頻度の比（自己対照研究デザイン）

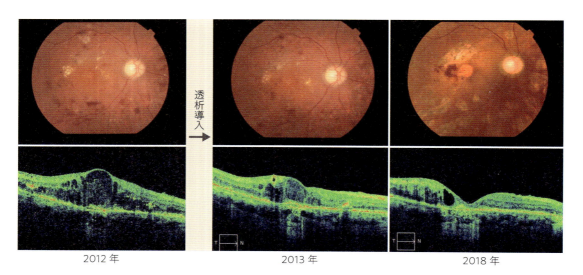

図6 糖尿病黄斑浮腫治療難渋例が透析導入後に改善をみた例
上：眼底写真，下：網膜光干渉計断層像
透析導入後に硬性白斑の縮小を認め，囊胞用黄斑浮腫の縮小を認める。2018年には浮腫は変わらないが，黄斑部の萎縮，出血の拡大を認める。　　　　　　　　　　　　　　　　　（大阪大学　原 千佳子先生，提供）

症，そして，透析導入と網膜症治療について自験例を交えて概説した。CKD群において網膜血管系に変化を認めるだけでなく，眼所見や眼疾患を有することがその後の腎機能低下やCKD，糖尿病性腎症においては末期腎不全に至るリスクなどを評価できる可

能性があり，「生体バイオマーカー」として活用できる可能性もある．特に眼底のイメージング機器の進歩は著しく，非侵襲で繰り返し，そして定量的に評価を可能とする機器の開発，普及が進んでいることから，新しい応用例として期待したい．2型糖尿病患者において，網膜症を有する患者では将来の顕性アルブミン尿・腎症の発症リスクが高い．また，透析導入後も糖尿病網膜症の治療は引き続き多く行われる．また，黄斑浮腫に対する抗血管内反増殖因子硝子体注射は，透析導入により網膜浮腫や硬性白斑が軽減していることを反映して頻度が低くなる可能性も示唆される．透析医療において，網膜所見，眼科疾患と腎機能の関係は深く多彩であり，眼科医と内科医，そして透析医との間での情報共有は重要であると考える．

正解は ….
- A1. 網膜の細動脈や細静脈が狭細化することが知られている
- A2. はい．網膜症を有することでその後の腎機能悪化や末期腎不全のリスクは上昇する
- A3. 透析導入後もレーザー治療や硝子体手術は多く行われていた．一方で，黄斑浮腫に対する抗血管内皮増殖因子硝子体注射は浮腫の軽減によって少なくなっている可能性が示唆されている

文献

1) Gunn RM. Opthalmocsopic evidence of (1) arterial changes associated with chronic renal diseases and (2) of increased arterial tension. Trans Ophthalmol Soc UK 1892；12：124-125.
2) 日本循環器病予防学会（編）．循環器病予防ハンドブック第7版．東京：保健同人社，2014.
3) Ooi QL, et al. The microvasculature in chronic kidney disease. Clin J Am Soc Nephrol 2011；6：1872–1878.
4) Daien V, et al. Retinal vascular caliber is associated with renal function in apparently healthy subjects. Acta Ophthalmol 2013；91：e283–e288.
5) Wong TY, et al. Retinal microvascular abnormalities and renal dysfunction：the atherosclerosis risk in communities study. J Am Soc Nephrol 2004；15：2469-2476.
6) Edwards MS, et al. Associations between retinal microvascular abnormalities and declining renal funciton in the elderly population：the Cardiovascular Health Study. Am J Kidney Dis 2005；46：214-224.
7) Wong CW, et al. Kidney and eye diseases：common risk factors, etiological mechanisms, and pathways. Kidney Int 2014；85：1290-1302.
8) Yau JWY, et al. Retinal arteriolar narrowing and subsequent development of CKD Stage 3：the Multi-Ethnic Study of Atherosclerosis (MESA). Am J Kidney Dis 2011；58：39-46.
9) Moriya T, et al. Diabetic retinopathy and microalbuminuria can predict macroalbuminuria and renal function decline in Japanese type 2 diabetic patients：Japan Diabetes Complications Study. Diabetes Care 2013；36：2803-2809.
10) Zhang J, et al. Diabetic retinopathy may predict the renal outcomes of patients with diabetic nephropathy. Ren Fail 2018；40：243-251.

読めば自ずと見えてくる！ 透析 × 腎臓病 の捉え方

う蝕と歯周病は糖尿病とIgA腎症の悪化要因
―口腔ケアではなく口腔管理が重要―

岸本　裕充，川邊　睦記，長澤　康行

Q1. 全身へも影響しうる2種類の歯周炎とは？
Q2. 「病巣感染説」での代表的な2次病変は？
Q3. 骨粗鬆症患者での顎骨壊死の発症頻度は？

▷正解は最後に！

key words ▶▶　う蝕，歯周病，歯周炎，顎骨壊死，糖尿病，IgA腎症

はじめに

　人工透析に至る疾患の割合として，糖尿病性腎症は増加傾向，慢性糸球体腎炎は減少傾向にあるものの，依然，2大原因であることに変わりない。慢性糸球体腎炎の40%以上はIgA腎症である。糖尿病とIgA腎症は，口腔の2大疾患といわれるう蝕（いわゆる「むし歯」）と歯周病にも関連が深い。う蝕と歯周病は，いずれも歯垢中の細菌に関連して発症し，歯みがきによる予防が重要であることや，治療の最終手段が抜歯であることも共通しているが，発症に関連する細菌，症状や治療法が異なる全く別の疾患であることは意外に認識されていない。

　顎骨には歯が植立しているため，骨吸収抑制薬〔ビスホスホネート（bisphosphonate：BP）や抗RANKL抗体のデノスマブ；「CKD5D患者における骨吸収抑制薬」p.102参照〕の影響を受け，顎骨壊死・顎骨骨髄炎を発症することが最近話題となっており，その予防にはう蝕と歯周病に関する理解が不可欠である。

　本稿では，う蝕と歯周病の相違点および全身への影響，骨吸収抑制薬による顎骨壊死・顎骨骨髄炎について解説する。

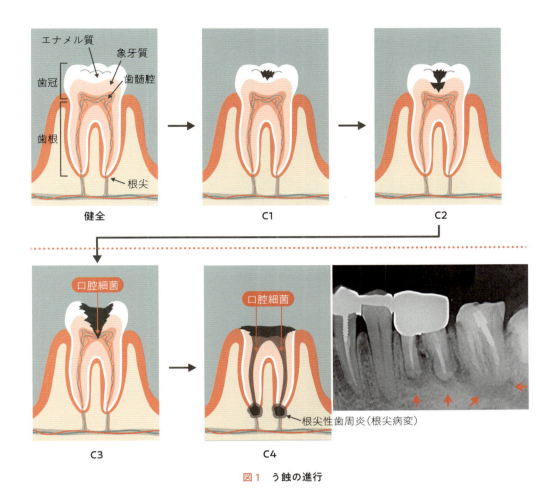

図1 う蝕の進行

■「歯が痛い」とは

　一般に「歯が痛い」と表現されるが，多くはう蝕や歯周病のいずれか（稀に両者が合併）による痛みで，実際には「歯そのもの」が傷害されて痛い場合と，歯肉や歯を支持する歯槽骨などの「歯周組織」が傷害されて痛い場合とがある．

1.「歯そのもの」が傷害されて痛い場合

　う蝕によって歯に穴が開いた状態による疼痛である．歯の最外層のエナメル質には知覚がなく，痛くない（C1）．う蝕が内部へ進行し象牙質へ達すると（C2），歯の知覚神経を含む「歯髄」（＝神経だけでなく血管も含む）への刺激で，「冷たいものや甘いものがしみる」に始まり，やがて歯髄に至り，急性歯髄炎による激烈な自発痛を生じる（C3）（図1）．
　非ステロイド系抗炎症薬（non-steroidal anti-inflammatory drug：NSAID）などの鎮痛薬は有効であるが，一般に抗菌薬は無効で，歯髄が壊死したり，抜髄処置（歯髄除去処

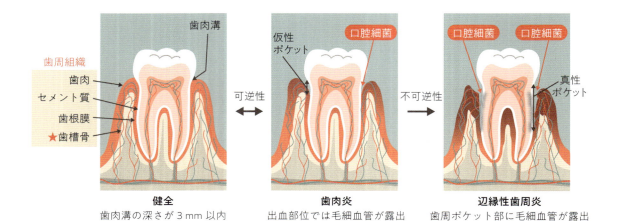

図2 歯周病の進行
歯周病は軽症で可逆性の歯肉炎と，不可逆性に進行した辺縁性歯周炎に分類できる。

置であるが，一般には「神経を取る」と表現される）や抜歯によって自発痛は急速に消失する。

2.「歯周組織」が傷害されて痛い場合

患者から「神経を取った歯が痛むのはなぜ？」と，よく質問される。これは，抜髄後の根管が感染し，根尖部の歯周組織である歯根膜，歯槽骨に炎症を生じたためで，歯そのものではなく，「歯周組織が痛い」のである（＝根尖性歯周炎，図1）。「歯が浮いた感じ」，「噛むと響く」というような症状を訴え，抗菌薬が有効である。

歯周組織に炎症を生じるのは，う蝕から継発する辺縁性歯周炎のほか，歯周病によるものがある。歯と歯肉の境界部には歯肉溝という深さ3 mm以内の溝が健康な状態でも存在するが，歯周病菌による炎症によって歯肉に腫脹を生じると（＝歯肉炎），溝が深くなり，歯周ポケット（もしくは，単に「ポケット」）とよばれる状態になる。歯肉炎は可逆的な病態で，歯垢や歯石の除去によって仮性ポケットは回復しうるが，ポケットでの炎症が持続すると，歯槽骨の吸収など不可逆的な変化を生じて真性ポケット，炎症が深部へ進行する（＝辺縁性歯周炎，図2）。

根尖性歯周炎にも共通するが，辺縁性歯周炎は無症状のうちに慢性炎症が持続し，歯周組織の破壊が進行することが珍しくなく，病中病後や過労など宿主の感染防御能の低下時などに急性化し，歯周組織に腫脹や疼痛を生じる。

3.「親知らず」が痛い場合

下顎の智歯（＝第3大臼歯。いわゆる「親知らず」）は正常方向に萌出しないことが多く，

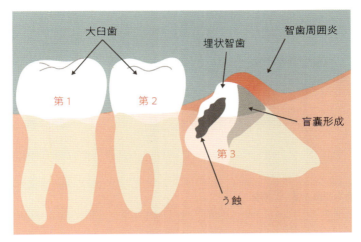

図3　下顎の水平埋伏智歯

20歳以降頃に痛むことが多い(図3)。智歯においても，う蝕から歯髄炎を生じて痛む場合と，智歯の周囲歯肉に炎症を生じて痛む場合(＝智歯周囲炎)とがある。抗菌薬は前者には無効であるが，後者には有効である。

透析患者はう蝕を生じやすい

う蝕は，細菌が産生する酸によってエナメル質，象牙質が溶解(＝脱灰)する疾患である。う蝕との関連ではミュータンス(*Streptococcus mutans*)が有名であるが，最近は次世代シーケンサーでの解析で，培養で増殖しない細菌でも検出可能となり，乳酸桿菌(*Lactobacillus*)をはじめ，多種の細菌が検出される。ミュータンスが検出されないう蝕もある。

世界保健機関(WHO)が「う蝕は非感染性の疾患」との見解を示しているように，う蝕は種々の要因が複雑に絡み合って発生する多因子性の疾患である。そのなかで食事や歯みがきなど生活習慣にかかわる要因が多く，透析患者が知っておくべき事項を述べる。

1. よくない例

最もよくない例は，透析中に「キャラメルなど糖質の多い粘着性の食品をダラダラと食べ，途中で居眠り」である。エナメル質は酸によって「脱灰」される一方で，唾液によって「再石灰化」という修復を受ける。この再石灰化が追いつかないと脱灰が優位となり，硬組織欠損としてのう蝕を生じる。細菌が糖質を分解して酸を生じるので，ダラダラと食べずに口の中に食べ物が入っていない時間をつくり，唾液によって修復する時間を確保することが必要である(図4)。

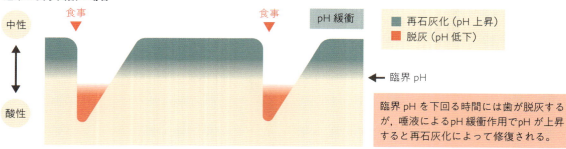
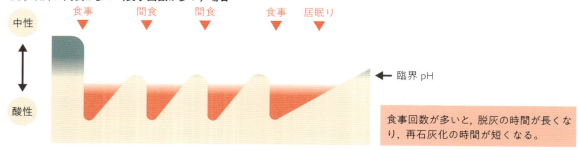

図4 ステファンカーブ（1日の推移）

2. う蝕予防のポイント

　糖質でも，代用糖とよばれるキシリトールやソルビトールなどは酸を産生しない。また，粘着性が低い食品であれば歯の表面に滞留しにくい。再石灰化の主役は唾液であるが，唾液の分泌を促す刺激は味覚とともに咀嚼であり，咀嚼の刺激のない睡眠中は唾液の分泌が著明に低下する。

　キシリトール配合のガムを噛むことは唾液の分泌を促し，ガムによる歯への付着物の除去（＝口腔の自浄性）を期待できる。

　脱水状態では唾液の分泌が低下するため，腎不全の患者では再石灰化の不良によってう蝕が発生し，進行するリスクも高い。脱灰を生じにくいよう，食生活と歯みがきという生活習慣に関する歯科での専門的なアドバイスを受けることを推奨する。

糖尿病患者は歯周病の治療を

　糖尿病患者では，糖尿病性腎症をはじめ種々の合併症を伴うが，歯周病は糖尿病の6番目の合併症ともいわれており，歯周病罹患率が高いという疫学研究が多数報告されている[1]。歯周病は，「レッドコンプレックス」とよばれる3大歯周病菌 *Porphyromonas gingivalis*, *Treponema denticola*, *Tannerella forsythensis* などの感染による慢性炎症

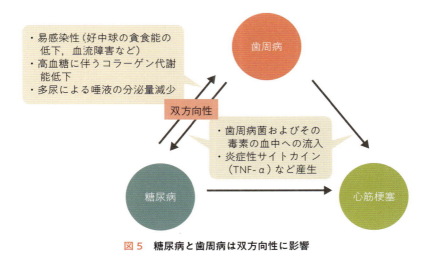

図5 糖尿病と歯周病は双方向性に影響
ともに心筋梗塞のリスク因子である。

である。このレッドコンプレックスは，症状の重症度に影響を与え，患者の約70%が感染している糖尿病患者では易感染性や代謝異常による組織修復力の低下，唾液分泌の減少などが複合して，歯周病が悪化しやすいと考えられている。

一方，歯周病が糖尿病を悪化させることが注目されている。以前から，歯周病で歯が少なくなって食べにくくなり糖尿病患者の血糖管理に悪影響を及ぼす，ということは認識されていたが，最近になって歯周病菌の内毒素がtumor necrosis factor(TNF)-αを産生し，インスリン抵抗性を惹起することが明らかになった(図5)。これは，患者の歯周病を放置したまま糖尿病治療をすることは効率が悪いことを意味する。重症の歯周病の治療をするとHbA1cが0.5%程度改善する，という研究もあることから，歯周病の状態を確認する意義は大きい。

IgA腎症の病因としての歯周炎

IgA腎症では，ヒンジ部分の糖鎖に異常を持ったIgA1が腎臓に沈着していることが知られている。IgA1が口腔・上気道で主として作られること，急性扁桃炎などで血尿をきたす症例がしばしばあることなどから，扁桃を含む上咽頭がIgA腎症の病因となっているIgAの産生の主たる場として考えられている。扁桃摘出を行った後，活性化している免疫を抑制するステロイドパルス療法を行うことで，IgA腎症が高率に寛解することが報告され[1,2]，積極的に行う施設も多くなっている。

慢性扁桃炎は，IgA腎症に限らず，掌蹠膿疱症や胸肋鎖骨過形成症との関連も疑われ，古くから「病巣感染(focal infection)」説として知られてきた。これは，「慢性感染病巣(原病巣)が原因となり，遠隔臓器の二次疾患を生じる」，というもので，原病巣の治療に

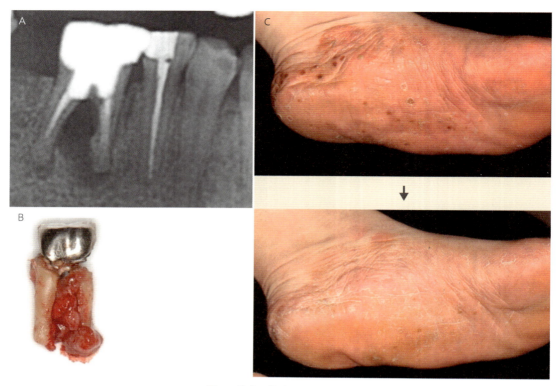

図 6　抜歯で掌蹠膿疱症が改善
A：下顎の第1大臼歯に歯周炎による骨吸収像を認める。
B：抜歯すると，歯根が破折していた部分に大量の不良肉芽を認める。
C：抜歯後，著明に改善している。

よって二次疾患が劇的に治癒することがある。原病巣として，慢性扁桃炎とともに，歯周炎も慢性感染病巣の1つとされている。歯周炎の治療（＝抜歯）で，二次疾患の掌蹠膿疱症が改善することも経験する（図6）。

興味深い研究として，IgA腎症患者から摘出した扁桃組織から歯周病菌である *Campylobacter rectus* や Treponema sp. が検出され，検出された患者では蛋白尿の寛解率が高いことが報告されている[3,4]。また，コラーゲン結合能が高いう蝕菌がIgA腎症患者で多く，蛋白尿が多いことも報告されている[5]。う蝕菌や歯周病菌の検出によって治療効果の予測が可能になり，将来，歯周病の治療がIgA腎症の治療効果を高めることに繋がるかもしれないと期待される。

骨吸収抑制薬関連顎骨壊死の病名の変遷

近年，BPによる重大な副作用の一つとして，難治性の骨露出を特徴とするBRONJ（BP-related osteonecrosis of the jaw）が問題視されてきた[4]（図7）。当初，

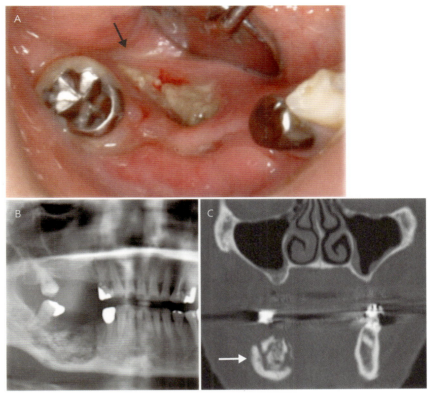

図7 典型的な BRONJ(bisphosphonate-related osteonecrosis of the jaw)
A：難治性の骨露出　B：腐骨分離像を認める。
C：左側に比較し，頬舌的に下顎骨が膨隆し，腐骨分離を生じている。

BRONJ は悪性腫瘍の骨病変に使用される BP 注射薬の高用量投与によって生じると考えられたが，骨粗鬆症に対する BP 経口薬の低用量投与でも少なからず発症することが明らかとなり，侵襲的歯科治療における休薬や発症後の対応，患者による BP 継続拒否など，さまざまな問題が浮上している。

また，BP とは異なる機序で骨吸収抑制作用を示すデノスマブによっても顎骨壊死が生じることが相次いで報告されている。そのため，顎骨壊死は BRONJ から ARONJ(antiresorptive agents-related osteonecrosis of the jaw)[5]，さらには血管新生阻害薬による顎骨壊死も含めた MRONJ(medication-related osteonecrosis of the jaw)[6] へと疾患概念が拡大されてきている(図 8)。

疫学調査による BRONJ 患者数の推移

BRONJ の頻度を調べるために，2006 〜 2008 年に日本口腔外科学会が行った全国調査では，160 施設から 263 例の報告があり，263 例中約 40％が骨粗鬆症関連であった[7]。

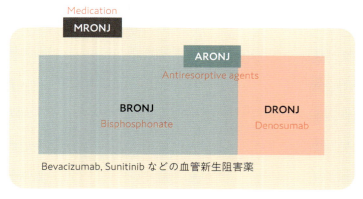

図8　MRONJ（medication-related osteonecrosis of the jaw）

この調査結果に基づき，2010年の5学会の合同検討委員会のポジションペーパーでは，BRONJの推定発症頻度について，BP注射薬では1〜2％，BP経口薬の場合は0.01〜0.02％と推定されている[4]。また，日本口腔外科学会と日本有病者歯科医療学会の2011〜2013年の再調査では4,797例の報告があり，約半数が骨粗鬆症関連であった[8]。

以上の結果から，BRONJの発症頻度は大幅に上昇しており，2010年のポジションペーパーで示された0.01〜0.02％とする発症頻度は，現在では0.1％程度まで増加していると推定している。

BRONJが急増する背景

増加の要因として，BPの長期使用により用量依存性にBRONJが増加したと考えられる。また，歯科医の判断よるBP投与中の患者への抜歯制限も一因と推察される。

薬剤の添付文書では，BP系薬剤の治療中の「顎骨壊死・顎骨骨髄炎」は，その多くが抜歯などの顎骨に対する侵襲的歯科処置と局所感染に関連して発現すると示されている。BP経口薬投与中の患者の抜歯が制限された結果，抜歯したことが原因と思われるBRONJは全体の30％までにとどまると思われる。逆に，抜歯していないにもかかわらず，歯周炎から顎骨骨髄炎に至ったBRONJ症例を多く経験している。

BP休薬に関する考え方

BP投与中の休薬の是非については，添付文書に「本剤投与中に歯科処置が必要になった場合には本剤の休薬等を考慮すること」と記載されていることから，休薬は必須ではないと解釈できる。また2010年のポジションペーパーには，経口のBP投与期間が3年以上あるいは3年未満でステロイド併用や糖尿病合併などのリスクファクターがある

場合は,「骨折のリスクが高くない場合」という条件付きで休薬が望ましいと記載されている[4]。BP 投与症例の多くは骨折のハイリスクと想定され,休薬可能な症例は大幅に限定される。このような解釈を歯科・医科で共有することが,不要な休薬の阻止につながると考えられる。

休薬で期待する効果には骨・歯肉の修復促進があるが,日常臨床での経験から,休薬しないと治癒を得られないわけではない。一方,休薬のデメリットとして,休薬中の骨折があげられるが,服薬を継続していても骨折が起こる可能性は否定できない。さらに,休薬中に歯性病変が悪化する可能性や,顎骨壊死の懸念から患者が治療再開を拒否することが問題である。

2016 年のポジションペーパーでは,侵襲的歯科治療前の BP 休薬についてはさまざまな議論があるとしたうえで,① BP の休薬が顎骨壊死発生を予防するか否かは不明,② BP は骨に長期間残留し強固に結合するため,短期間の休薬に BRONJ 発生予防効果があるか否かは不明,③日本骨粗鬆症学会の調査結果では,骨粗鬆症患者で BP を予防的に休薬しても顎骨壊死発生は減少していない,④ BP 休薬により骨粗鬆症患者での症状悪化,骨密度低下および骨折発生が増加する,⑤発生頻度に基づくと BRONJ 発生リスクより骨折予防のベネフィットが優っている,⑥ BRONJ 発生は感染を引き金とし,歯科治療前の十分な感染予防で BRONJ 発生は減少する,発生リスクが極めて高い癌患者においても,感染予防により新たな BRONJ は発生していない,⑦米国歯科医師会は,ARONJ は最大 0.1% 程度の発生頻度と推定し,骨吸収抑制薬の休薬はむしろ骨折リスクを高め負の効果をもたらす,といった見解を示している[5]。①〜⑦の背景を EBM の観点で考察すれば,侵襲的歯科治療前の BP 休薬を積極的に支持する根拠は乏しいと考えられる。一方で,「条件付きで休薬を協議・検討」も併記されており,侵襲的歯科治療前の休薬の可否について統一した見解は得られていない[5]。

BP 経口薬の休薬せずに抜歯する当科での前向き研究において,BP 投与期間が長期になるほど抜歯窩の治癒は遅れたものの,BRONJ の発症は 1 例もなかった[9]。

理想的な医科と歯科の連携

ARONJ への対応を考えると,骨吸収抑制薬(BP やデノスマブ)の開始前に口腔の専門的アセスメントを行い,侵襲的な歯科処置を済ませておくとともに,歯周炎により保存不可能な歯は事前に抜歯しておくことが推奨される。抜歯による BRONJ 発症のリスクも否定できないため,BP による治療をすぐに開始したい場合は,BRONJ が用量依存的であることを踏まえ,なるべく早期の歯科治療と BP 投与を並行すべきと考える。

私見として,予防的休薬の効果は非常に限定的で,抜歯以外の多くの歯科的治療は低リスクである。よって,歯科的治療を逡巡して慢性炎症から顎骨壊死を起こすことは,

患者にとって大きな不幸である。顎骨壊死の患者を減らすためにも，医師と歯科医師が互いの立場を尊重し，患者のためになる連携が推進されることを期待したい。

おわりに

　歯みがきは，う蝕と歯周病の予防に不可欠であるが，それだけで歯周炎に対する治療手段とはならない。根尖性歯周炎には歯内療法という根管内の汚染物を機械的に除去および消毒を行い，辺縁性の歯周炎には歯周ポケット内の汚染物の掻爬や抗菌薬の局所注入などを行う。

　歯周病の治療で糖尿病が改善し，糖尿病の治療で歯周病が改善するという「双方向性」は，好循環も悪循環も生じることを意味する。歯みがきに代表される口腔ケアだけではなく，歯周炎に対する歯科治療を含めた口腔管理が重要であることが伝われば幸いである。

正解は ....
- A1.　辺縁性歯周炎とう蝕に継発する根尖性歯周炎
- A2.　IgA 腎症や掌蹠膿疱症
- A3.　わが国では 0.1％程度と推定されている

文献

1) Kawamura T, et al. A multicenter randomized controlled trial of tonsillectomy combined with steroid pulse therapy in patients with immunoglobulin A nephropathy. Nephrol Dial Transplant 2014；29：1546-1553.
2) Hotta O, et al. Tonsillectomy and steroid pulse therapy significantly impact on clinical remission in patients with IgA nephropathy. Am J Kidney Dis 2001；38：736-743.
3) Nagasawa Y, et al. Periodontal disease bacteria specific to tonsil in IgA nephropathy patients predicts the remission by the treatment. PLoS One 2014；9：e81636.
4) Misaki T, et al. Campylobacter rectus in the Oral Cavity Correlates with Proteinuria in Immunoglobulin A Nephropathy Patients. Nephron 2018；139：143-149.
5) Misaki T, et al. Presence of Streptococcus mutans strains harbouring the cnm gene correlates with dental caries status and IgA nephropathy conditions. Sci Rep 2016；6：36455.
6) Ruggiero SL, et al. American Association of Oral and Maxillofacial Surgeons. American Association of Oral and Maxillofacial Surgeons position paper on medication-related osteonecrosis of the jaw-2014 update. J Oral Maxillofac Surg 2014；72：1938-1956.
7) Urade M, et al. Nationwide survey for bisphosphonate-related osteonecrosis of the jaws in Japan. J Oral Maxillofac Surg 2011；69：e364-e371.
8) Shibahara T, et al. National Survey on Bisphosphonate-Related Osteonecrosis of the Jaws in Japan. J Oral Maxillofac Surg 2018；76：2105-2112.
9) Shudo A, et al. Long-term oral bisphosphonates delay healing after tooth extraction：a single institutional prospective study. Osteoporos Int 2018；29：2315-2321.

読めば自ずと見えてくる！ 透析 × 腎臓病 の捉え方

透析患者の心不全：病態と治療

長谷　弘記，常喜　信彦，田中　友里

Q1. 血液透析(HD)患者の主な心不全の原因は？
Q2. HD患者に合併した心不全の診断方法には何がある？
Q3. HD患者に合併した心不全では，心不全と原疾患のどちらの治療を優先する？

▷正解は最後に！

key words ▶▶ 心不全，NYHA分類，虚血性心不全，弁膜症性心不全，過大血流シャント性心不全

はじめに

2017年に日本循環器学会と日本心不全学会が刊行した「急性・慢性心不全診療ガイドライン(2017年改訂版)」によると，「なんらかの心臓機能障害，すなわち，心臓に器質的および/あるいは機能的異常が生じて心ポンプ機能の代償機転が破綻した結果，呼吸困難・倦怠感や浮腫が出現し，それに伴い運動耐容能が低下する臨床症候群」を「心不全の定義」とした。また，これを一般向けには「心臓が悪いために，息切れやむくみが起こり，だんだん悪くなり，生命を縮める病気」などという。

また，従来複雑であった心不全分類は「左室駆出率(LVEF)が低下した心不全(HFrEF)」と「左室駆出率(LVEF)の保たれた心不全(HFpEF)」に簡略化された。HFrEFはLVEF 40%未満と定義し，半数以上の症例で左室拡大が認められることを特徴として多くの症例で左室拡張障害も伴うとしている。一方，HFpEFはLVEFが50%以上と定義する。HFpEFの原因としては，心房細動などの不整脈や冠動脈疾患，糖尿病，脂質異常症などがあげられるが，最も多いのは高血圧症である[1]。

最近のUnited States Renal Data System(USRDS)によると，2015年における血液透析(hemodialysis：HD)患者における心血管疾患(cardiovascular disease：CVD)の

	表　New York Heart Association (NYHA) 分類
I度	心疾患はあるが身体活動に制限はない。日常的な身体活動では著しい疲労，動悸，呼吸困難あるいは狭心痛を生じない。
II度	軽度の身体活動の制限があるが安静時には無症状である。日常的な身体活動で疲労，動悸，呼吸困難あるいは狭心痛を生じる。
III度	高度な身体活動の制限があるが安静時には無症状である。日常的な身体活動以下の労作で疲労，動悸，呼吸困難あるいは狭心痛を生じる。
IV度	心疾患のため，いかなる身体活動も制限される。心不全症状や狭心痛が安静時にも存在する。わずかな労作でこれらの症状は増悪する。

通常はIII・IV度が積極的治療の対象となる。

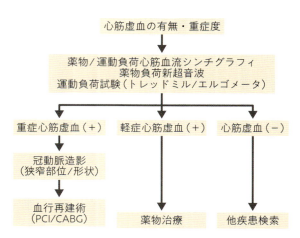

図1　透析患者に合併した心不全の診断フローチャート
PCI：percutaneous coronary intervention
CABG：coronary artery bypass graft surgery

合併率は70％であり，CVDのうち動脈硬化性心疾患 (atherosclerotic heart disease：ASHD) が42％，次いで心不全 (heart failire：HF) が40％となっている[2]。なかでも，HD患者における心不全の原因は極めて限定されている。本稿ではHD患者の心不全のうち95％以上を占める3つの原因について述べたい。

HD患者の心不全

HD患者は透析治療によって細胞外液量を調節することが容易であるため，心不全の診断が遅くなる傾向がある。心不全の重症度分類としてはNew York Heart Association (NYHA) 分類が最も一般的である (表)。

1. 心不全の原因

1) 虚血性心不全

まずは，HD患者に合併する心不全で最も高頻度である虚血性心不全を念頭に置いて原因診断を進める (図1)。

虚血性心不全は，HD患者における心不全の原因として最も高頻度であり，心不全の原因の70〜80％を占める。ASHDをベースに起こる心不全である。典型的な疾患として心筋梗塞があるが，心筋梗塞を起こしていなくても2枝病変以上のASHDで起こる。運動やストレスによって心筋酸素需要量が増加した際に，需要に応じた酸素を心筋に供給できないことが原因である (図2)。非心筋梗塞性心不全は数時間〜数日間の安静・酸素吸入・ドライウェイト (DW) の低下によって改善するが，同様の機序で再発すること

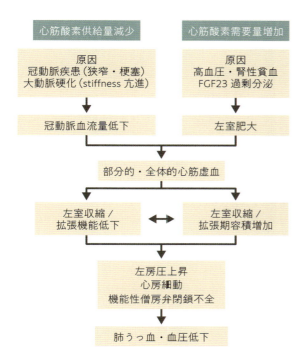

図2　虚血性心不全発症の病態

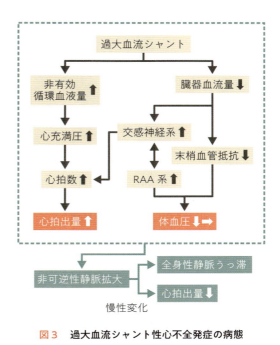

図3　過大血流シャント性心不全発症の病態

が特徴である。心筋梗塞は急激な症状（胸部痛・発作性夜間呼吸困難など）で発症するが，HD患者では無症状な無症候性心筋梗塞の発症も稀ではない。過去に認めなかった心尖部～第Ⅳ肋間胸骨左縁に放散する機能的僧帽弁閉鎖不全雑音は急性冠症候群を含めた急性虚血性心不全の特徴である。

2）弁膜症性心不全

　HD患者の心不全の15～20%を占める。過去にはリウマチ性弁膜症が多かったが，最近では加齢に伴う非リウマチ性弁膜症がほとんどである。弁膜症性心不全で最も重篤で進行が速いのが大動脈弁狭窄症である。発症からNYHA Ⅲ～Ⅳ度の心不全を呈するまでの期間は3～5年であるが，発症初期から心尖部～第2肋間胸骨右縁に放散する収縮期雑音を聴取する。収縮期雑音は左室-大動脈最大圧格差16 mmHg以上になって初めて聴取される。

3）過大血流シャント性心不全

　HD患者のバスキュラーアクセスとして内シャント増設が一般的であり，わが国では約90%の患者が内シャントを利用しており，約7%が人工血管シャントを利用している。一般に内シャント血流量＜400 mL/分が適切であるとされているが，シャント血流量が増加した場合に初期には高心拍出性心不全を発症する[3]（図3）。しかし，実際にはDWを減少することによって高心拍出量による影響は最小限とされることが多く，HFrEF

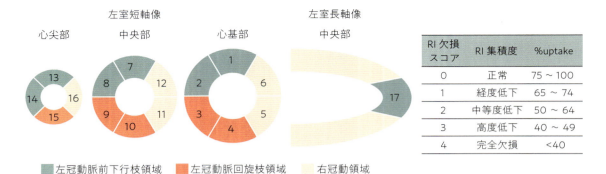

図4 左室心筋の17分割セグメントモデルと集積欠損のスコアリング

状態で紹介されることが多い．原因不明の心不全として扱われることが多いため，詳細な頻度は不明である．われわれの経験では心不全の5〜10%を占めていると想像している．

2．心不全の診断と原因診断

心不全はNYHA分類を中心とした臨床所見，心臓超音波検査による左室収縮/拡張機能評価・三尖弁閉鎖不全の圧格差測定・僧帽弁逆流症有無，胸部X線写真による肺うっ血/胸水貯留有無などを総合すれば比較的容易に診断が可能である．大動脈弁狭窄症では心不全症状がなくても，狭心症・失神・突然死をきたすことがあるのでより詳細な問診が必要となる．

1)心電図同期薬物/運動負荷心筋血流シンチグラフィ

原因診断を行うフローチャートを考える場合，心不全の約70〜80%が虚血性心不全であることが重要である．まずは，心筋虚血の有無を診断する．心筋虚血診断には心電図同期薬物/運動負荷心筋血流シンチグラフィが有用である．心筋虚血率・虚血部位(責任冠動脈診断)・左室壁運動を同時に視覚的に評価することが可能である(図4, 5)．

2)心臓超音波検査

次に心臓超音波検査を行う．心臓超音波検査では左室収縮/拡張機能，求心性/遠心性左室肥大有無，弁膜症有無，ドプラ法を用いた1回心拍出量測定，大動脈弁口面積測定，弁膜間の圧格差測定が可能である．大動脈弁狭窄症の重症度診断にはドプラ法を用いた大動脈弁口面積および平均大動脈-左室圧格差の測定が重要である．大動脈弁口面積の正常値は3〜4 cm^{2}であるが，大動脈弁口面積0.8〜1.0 cm^2，または平均圧格差25〜50 mmHgの中等症であっても心不全症状・狭心痛・失神などの症状を伴う場合には手術治療の適応となる．また，無症状であっても大動脈弁口面積＜0.6 cm^{2}または平均圧格差＞50 mmHgの場合には手術治療の適応となる[4]．また，大動脈弁狭窄症や急

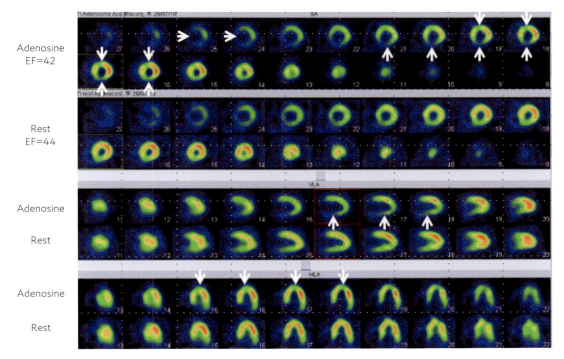

図5 60歳男性（糖尿病性腎症・HD導入後3年・NYHA III度の心不全）のアデノシン負荷タリウム心筋血流シンチグラフィ像
総コレステロール 150 mg/dL, non HDL コレステロール 90 mg/dL。心室中隔＋前壁＋心尖部＋下壁部虚血（矢印：虚血部位）。Summed Stress Score（SSS）=7, Summed Rest Score（SRS）=2, Summed Difference Score（SDS）=5, 虚血領域 7.4%，NT-proBNP 29,300 pg/mL（1年前：7,100 pg/mL）

性虚血性心筋症によって左室容積が拡大した場合に乳頭筋が伸びきってしまって機能性僧帽弁閉鎖不全症をきたすことがある点に注意すべきである（図6）[5]。この場合には平均大動脈-左室圧格差を過小評価することがあって，手術治療時期を逸することがある。

3）内シャント超音波検査

内シャント超音波検査は内シャントの管理を行ううえで必要な検査である。なかでもドプラ法を用いたシャント血流量の測定は過大血流シャント性心不全の診断には不可欠である。シャント肢にスチール症候群や静脈高血圧による腫脹を合併することが多いが，これらの症状がなくても原因不明の心不全に遭遇した場合にはシャント血流量の測定を推奨する。シャント血流量が1,500〜2,000 mL/分以上，もしくはシャント血流量／心拍出量が30〜35%以上を示す場合には，過大血流シャント性心不全と診断することができる[3]。

3. 心不全の治療

HD患者に合併した心不全に対しては，原因疾患の治療が優先される。原因疾患の治

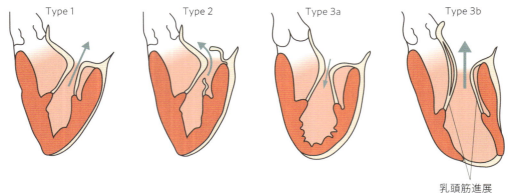

図6　僧帽弁閉鎖不全症のカーポンティア分類
Type 1：弁は正常で弁輪が拡大（心房細動など），Type 2：左室収縮期に弁尖が左房に逸脱
Type 3a：弁の変性によって弁尖の可動域制限（リウマチ）
Type 3b：左室拡大による乳頭筋進展（テザリング：虚血性心筋症，大動脈弁狭窄症，過大DW）(Carpentier, 1983)[5]

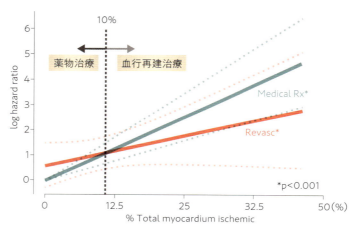

図7　負荷心筋血流シンチグラフィによる心筋虚血率と治療選択
(Hachamovitch ら, 2003)[6]

療後に心機能が十分に回復しない場合にはβ遮断薬（カルベジロール，ビソプロロール）を中心とした薬物治療や心臓再同期療法を併用するのが基本である。

1）虚血性心不全

　心筋梗塞を含む急性冠症候群と診断した場合には，直ちにカテーテルを用いた血行再建治療を行う。慢性虚血性心不全の場合には心電図同期薬物/運動負荷心筋血流シンチグラフィによる心筋虚血率10%を基準として薬物療法または血行再建療法を選択する（図7）[6]。薬物療法の基本は，1）冠動脈プラーク退縮を期待した強力なスタチン治療，2）心筋酸素需要量減少を期待したβ遮断薬治療，3）急性期対応のニトログリセリン舌下治療（屯用）である。冠血行再建術に関しての長期予後は外科的バイパス術がカテーテル治

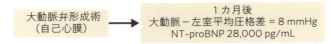

図8 自己心膜を用いた大動脈弁形成術 HD 患者の検査所見と短期予後
80 歳女性（慢性糸球体腎炎，HD 導入 3.5 年後，NYHA III 度の心不全）。心筋血流シンチグラフィ：虚血率 0%。総コレステロール 116 mg/dL，non HDL-C 60 mg/dL，NT-proBNP 82,600 pg/mL（1 年前：17,000 pg/mL）

療に比較して良好であるが，年齢，全身状態，病変枝数や心機能を考慮して選択することを推奨する。

2）大動脈弁狭窄症

大動脈弁狭窄症に対しては外科的治療の適応となる。弁置換術が一般的であるが，術後に抗血小板薬や抗凝固薬を使用する必要のない自己心膜を用いた弁形成術がより優れている[7]（図8）。経カテーテル大動脈弁置換術（transcatheter aortic valve implantation：TAVI）の院内死亡率は非 CKD 患者（3.8%）に比較して CKD 患者（4.5%），透析患者（8.3%）では有意に高率であることが報告されている[8]。

3）過大血流シャント性心不全

HD 患者にとってバスキュラーアクセスの存在は生命を維持するうえで絶対必要条件である。なかでも内シャントはグラフト・シャントや長期留置カテーテル患者に比較して生命予後の面から優れている。したがって，内シャントの閉塞や狭窄には過敏であるが，過大血流シャントに関しては比較的関心が低い。しかし，原因不明とされる心不全の原因として決して稀ではないことを認識する必要がある。過大血流シャント性心不全に対する治療として，バンディングやグラフトによるインターポジション，流入動脈の結紮術などが行われるが，根本的治療としての意義は決して高くはない。最も確実な治療法は対側への内シャント（またはグラフト・シャント）の作製である（図9）。

大動脈径	27 mm (18〜35)	左房径	44 mm (18〜40)
LV中隔壁厚	9 mm (6〜12)	LV後壁厚	10 mm (6〜12)
LV拡張末期容積	167 mL (90〜140)	LV収縮末期容積	47 mm (22〜44)
1回心拍出量	64 mL (50〜100)	左室内径短縮率	19% (25〜44)
LVEF	25% (55〜80)		
左室流入血流速度	99 cm/sec	E/Ea	17.7
中隔側僧房弁運動速度	5.6 cm/sec	MR	I度
心拍数	70 bpm	TR	25 mmHg

心拍出量 4,600 mL/分　シャント血流量 1,600 mL/分
シャント血流量/心拍出量 = 35%

過大血流シャントによるうっ血性心不全

AVF閉塞術 → 対側肢AVF増設 → 1カ月後
NT-proBNP 9,200 pg/mL
心嚢液消失
LVEF = 39%（1年6カ月：55%）

図9　過大血流シャント性心不全患者の検査所見と短期予後
38歳女性（原疾患不明のCKD, HD歴3年9カ月, NYHA IV度の心不全）。NT-proBNP 64,000 pg/mL（1年前：9,200 pg/mL）。アデノシン負荷タリウム心筋血流シンチグラフィ上虚血率0%

おわりに

　透析患者に合併した心不全は尿毒症による特別な心筋症と考えられた時期があった。一方、このようなブームが再来しようとする気配を感じることがあり、透析患者の循環器領域が20年前に逆戻りすることを非常に危惧している。適切な検査を適切な時期に行えば原因の約95%以上が前述の3疾患であることが実証されるであろう。心不全と診断した段階で「心電図同期薬物/運動負荷心筋血流シンチグラフィ」、「心臓超音波検査（ドプラ法）」、「内シャント血流超音波検査（ドプラ法）」という一連の検査を行うことも重要であるが、心雑音を自らの聴診で診断が可能であるように努力することが透析医として重要であることが伝われば幸いである。

正解は....
- A1.　虚血性心不全，弁膜症性心不全，過大血流シャント性心不全など
- A2.　心電図同期薬物/運動負荷心筋血流シンチグラフィ，心臓超音波検査，内シャント超音波検査
- A3.　原疾患を優先

文　献

1) 日本循環器学会，日本心不全学会(編). 急性・慢性心不全診療ガイドライン(2017年改訂版). http://www.asas.or.jp/jhfs/pdf/topics20180323.pdf

2) Chapter 8: Cardiovascular Disease in Patients with ESRD. 2017 USRDS Annual Data Report. Volume 2–ESRD in the United States. https://www.usrds.org/2017/download/2017_Volume_2_ESRD_in_the_US.pdf

3) 2011年版社団法人日本透析医学会　慢性血液透析用バスキュラーアクセスの作製および修復に関するガイドライン. 日透析医学会誌 2011；44：855-937.

4) 日本透析医学会. 血液透析患者における心血管合併症の評価と治療に関するガイドライン. 日透析医学会誌 2011；44：337-425.

5) Carpentier A. Cardiac valve surgery: the "French correction". J Thorac Cardiovasc Surg 1983；86：323–337.

6) Hachamovitch R, et al. Comparison of the short-term survival benefit associated with revascularization compared with medica. therapy in patients with no prior coronary artery disease undergoing stress myocardial perfusion single photon emission computed tomography. Circulation 2003；107：2900-2907.

7) Kawase I, et al. Aortic valve reconstruction with autologous pericardium for dialysis patients. Interact Cardiovasc Thorac Surg 2013；16：738-742.

8) Gupta T, et al. Association of chronic kidney disease with in-hospital outcomes of transcatheter aortic valve replacement. JACC Cardiovasc Interv 2017；10：2050-2060.

透析患者の心不全：病態と治療　**53**

読めば自ずと見えてくる！ 透析 × 腎臓病 の捉え方

慢性心不全の病態と治療
―最近の考え方―

内藤 由朗，増山 理

Q1. HFrEF，HFpEF とは？
Q2. HFrEF の治療薬は？
Q3. HFpEF の治療薬は？

▷正解は最後に！

key words ▶▶ 慢性心不全，HFrEF，HFpEF

はじめに

2018 年 3 月，日本循環器学会，日本心不全学会の「急性・慢性心不全診療ガイドライン（2017 改訂版）」が発表された[1]。そのなかで，一般向けのわかりやすい心不全の定義が次のように記載されている。「心不全とは，心臓が悪いために，息切れやむくみが起こり，だんだん悪くなり，生命を縮める病気です。」

医学的にいえば心不全は，「なんらかの心臓機能障害，すなわち，心臓に器質的および/あるいは機能的異常が生じて，心ポンプ機能の代償機転が破綻した結果，呼吸困難・倦怠感や浮腫が出現し，それに伴い運動耐容能が低下する臨床症候群」である。

本稿では，最近改訂された心不全診療ガイドラインに基づき，特に慢性心不全の病態と治療について概説する。

心不全パンデミック

近年人口の高齢化に伴い，高齢心不全患者数の増加が問題となっている。1997 年，現代循環器内科学の権威である Eugene Braunwald 博士は，New England Journal of Medicine 誌で「21 世紀に激増する重要な心血管系疾患は，心不全と心房細動の 2 つで

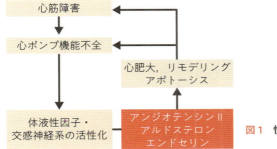

図1 慢性心不全における神経体液性因子の関与
（Braunwald ら，2000 より引用，改変）[3]

ある」と提言している。さらに、「心不全発症のリスクが高い患者として、今後さらに重要となるのは、①降圧薬の服用により脳卒中を免れた高血圧患者、②不整脈死を免れた陳旧性心筋梗塞患者である。」と述べている[2]。

それから約20年の歳月が経った現在、実際、心不全と心房細動患者数は増加の一途を辿っている。今後人口の超高齢化が進み、心不全患者数はさらに増加することが予想され、最近「心不全パンデミック」という言葉が唱えられるようになった。

心不全はあらゆる心疾患の終末像であり、その原因はさまざまである。その原因には、虚血性心疾患、心筋症、弁膜症、高血圧、不整脈などがあげられるが、心疾患だけでなく内分泌代謝疾患など心疾患以外の場合もある。これらの原因疾患を治療すれば心不全は予防、治療できると期待されるが、徐々に治療抵抗性となり、身体活動は低下し、心不全患者は入退院を繰り返すことになる。病状の安定した心不全患者を含めると、日本の心不全患者数は120万人と推定され、担癌患者数の100万人を超えることになる。2018年現在、心不全を含む心疾患は、日本人の死因第2位なのである。

心不全の病態には神経体液性因子が関与する

心不全は、急性と慢性に分類される。急性心不全は急激な心筋障害により、心拍出量を一定に維持しようとする「代償機構」が働かない状態である。一方、慢性心不全は心筋障害が徐々に進行し、心臓ポンプ機能の低下に対し、交感神経やアンジオテンシンⅡ、アルドステロン、エンドセリンなどの神経体液性因子による「代償機構」が働き、病状が安定している状態である（図1）[3]。

すなわち、慢性心不全では、心臓ポンプ機能を保つために神経体液性因子が活性化され、短期的には昇圧や心筋肥大が惹起され、長期的な活性化により左室拡大などの構造、形態変化、いわゆるリモデリングが起こるのである。しかし、この「代償機構」が破綻すると、心不全が増悪する悪循環が生じることになる。

以上のような諸家による心不全の病態解明により、心不全診療は今日までに大きく変

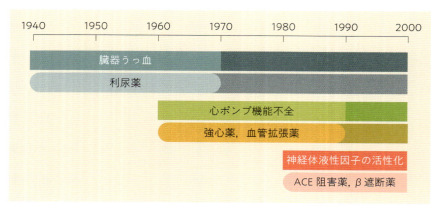

図2 慢性心不全の概念と治療の変遷

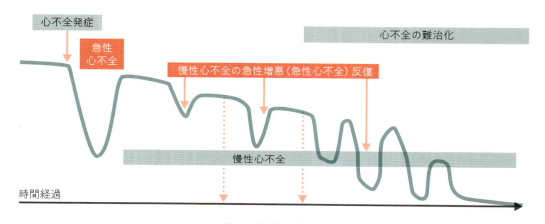

図3 心不全の進展ステージ
（日本循環器学会・日本心不全学会，2018 より引用，改変）[1]

化してきた。図2に，慢性心不全の概念と治療の変遷を示す。1960年以前は，「慢性心不全は臓器うっ血である」との概念より利尿薬が主に使用されていた。1960年以降は，心臓ポンプ不全の改善目的に，強心薬や血管拡張薬が使用されるようになった。そして，1980年以降，心不全における神経体液性因子の関与が明らかにされ，神経体液性因子を抑制するアンジオテンシン変換酵素（angiotensin-converting-enzyme：ACE）阻害薬，アンジオテンシンII受容体拮抗薬（angiotensin II receptor blocker：ARB），抗アルドステロン薬，β遮断薬が使用されるようになった。

　図3[1]に，心不全の進展ステージを示す。今日，これらの薬剤を用いて慢性心不全に対する治療が行われているが，徐々に治療抵抗性となり慢性心不全の急性増悪を繰り返すのが，典型的な心不全の経過である[1]。

表1 HFpEF の特徴

1．高齢者に多い	5．睡眠時無呼吸患者に多い
2．女性に多い	6．長期間の血液透析患者に多い
3．高血圧症，左室肥大例に多い	7．一過性心房細動を起こしやすい
4．糖尿病患者に多い	8．心筋梗塞例には少ない

左心室が大きくなる心不全，大きくならない心不全

心不全といえば，心臓が大きくなり，左室駆出率が低下しているイメージがあるかもしれないが，心不全患者は必ずしも心臓が大きく，左室収縮能が低下しているわけではない。心不全患者のなかには，左室収縮能は正常であるにもかかわらず，心不全症状を発症する症例が，実に約半数を占めている。

「急性・慢性心不全診療ガイドライン(2017改訂版)」では，左室駆出率(left ventricular ejection fraction：LVEF)40% 未満の左室収縮能が低下した心不全を，heart failure with reduced ejection fraction(HFrEF)と定義している。一方，LVEF 50% 以上で，左室収縮能は低下していないにもかかわらず心不全症状を発症する，いわゆる左室拡張能が低下した心不全を，左室収縮能の保たれた心不全(heart failure with preserved ejection fraction：HFpEF)と定義している。さらに詳細に，同ガイドラインでは，LVEF 40% 以上50% 未満の境界型心不全を，左室収縮能が軽度低下した心不全(heart failure with midrange ejection fraction：HFmEF)と定義している[1]。

心臓の大きさで説明すると，心臓が大きくなる(左心室が拡大する)のは HFrEF で，その基礎心疾患は拡張型心筋症や陳旧性心筋梗塞などで，心筋壊死や線維化などがその原因である。一方，心臓が大きくならない(左心室が拡大しない)のは HFpEF で，その基礎心疾患は肥大型心筋症や高血圧症などである。

心臓が大きくならない HFpEF 患者の臨床像はイメージしにくいかもしれない。HFpEF の特徴を表1に示す。HFpEF は，高齢者，女性に多く，長期間の血液透析(hemodialysis：HD)患者にも多くみられる。糖尿病や心房細動などの不整脈もその原因にあげられるが，最も多い原因は高血圧症である。

予後について考えると，左室収縮能が低下した HFrEF 患者の予後が悪いことはイメージしやすいかもしれないが，HFpEF 患者も HFrEF 患者と同等に生命予後や心不全再入院率は不良であることが疫学調査より明らかにされている(図4)[4]。今後，超高齢社会が進むにつれて，高齢者に多い HFpEF 患者数は増加することが考えられ，注意が必要である。

慢性心不全の診断のポイント(左心不全と右心不全)

さまざまな検査法があるが，慢性心不全の診断は，症状が基本である。症状は，大き

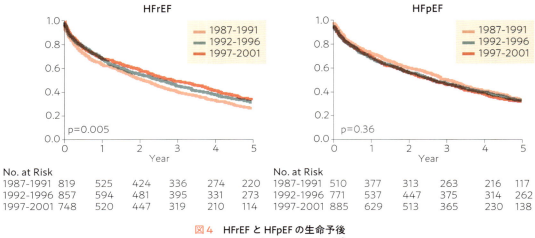

図4　HFrEFとHFpEFの生命予後
(Owan ら, 2006)[4]

く左心不全症状と左心不全症状の2つに分けられる。呼吸困難，労作時息切れ，起坐呼吸，発作性夜間呼吸困難などの左心不全症状，そして，食思不振，右季肋部痛，腹部膨満感などの右心不全症状である。

図5[1]に，慢性心不全の診断フローチャートを示す。①症状，②既往歴，③下腿浮腫，心雑音，などの理学所見に加え，④心電図，⑤胸部X線写真の検査所見のうち，1項目以上異常があれば，次に血中脳性ナトリウム利尿ペプチド(brain natriuretic peptide：BNP)，またはN末端プロBNP(NT-proBNP)を測定する。

①〜⑤で心不全を疑わせる場合は，血中BNP/NT-proBNP濃度にかかわらず心臓超音波検査を行う。心臓超音波検査で診断に至らない場合は，コンピュータ断層撮影(computed tomography：CT)，磁気共鳴像(magnetic resonance imaging：MRI)，心臓カテーテル検査を行い，心不全を確定診断していく。

心臓超音波検査による心不全の評価

心臓超音波検査を用いると，心機能の評価，血行動態評価，原因疾患の診断，治療効果判定や重症度評価を行うことができる。心臓超音波検査は心不全診療において非常に重要な診断検査であるため，ここでは心臓超音波検査による心不全の評価について概説したい。

心臓超音波検査では，LVEF，左室拡大，左室肥大，左房拡大，左室流入血流速波形，僧帽弁弁輪部運動，三尖弁逆流血流速度，下大静脈径を参考に心不全の状態を評価していく。

1. 左室収縮能の評価

左室収縮能の診断に役立つ心臓超音波の指標は，LVEFである。LVEFにより心不

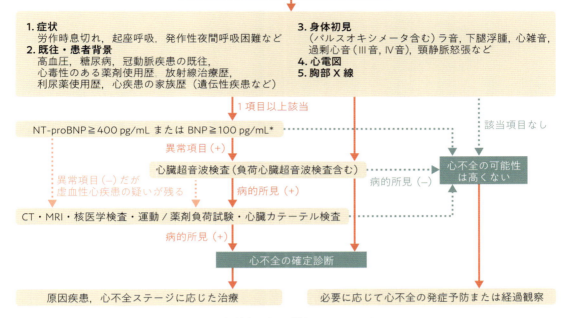

図5 慢性心不全の診断フローチャート

*：NT-proBNP が 125 ～ 40C pg/mL あるいは BNP が 35 ないし 40 ～ 100 pg/mL の場合，軽度の心不全の可能性を否定しえない．NT-proBNP/BNP の値のみ で機械的に判断するのではなく，NT-proBNP/BNP の標準値は加齢，腎機能障害，貧血に伴い上昇し，肥満があると低下することなどを念頭に入れて，症状，既往・患者背景，身体所見，心電図，胸部 X 線の所見とともに総合的に 勘案して，心臓超音波検査の必要性を判断するべきである．

（日本循環器学会・日本心不全学会，2018 より引用，改変）[1]

全は，HFrEF と HFpEF に分けられる（LVEF40% 未満：HFrEF，LVEF50% 以上：HFpEF）．ただし，LVEF は必ずしも左室収縮能を正確に表す指標ではなく，注意する必要がある．LVEF は脈拍などの影響を受けるため，頻拍時に測定された場合，その解釈に注意する．

2．左室拡張能の評価

左室拡張能の指標としては，①左室流入血流速波形（E/A），②僧帽弁輪部拡張早期波（E'），③ E/E'，④左房容積係数（left atrial volume index：LAVI），⑤三尖弁逆流血流速度（tricuspid regurgitation velocity：TRV）が用いられる（図6）[5]．心臓超音波検査にて，直接的に左室拡張能を評価することは困難であり，①〜⑤の指標を組み合わせて，左室拡張能，左房圧上昇を評価する．

①左室流入血流速波形（E/A）：パルスドプラ法で，左房から左室への血液の流入動態を評価すると，洞調律患者では拡張早期の流入血流速波形 E 波，心房収縮期の流入血流速波形 A 波が観察される（心房細動では，E 波のみ観察される）．この E/A 比を用いて，拡張障害を評価する．拡張能障害が進行した場合，左房圧が上昇し，E 波が増

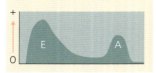
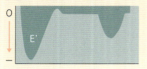
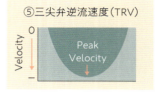

図6　心不全診断に役立つ4つの心臓超音波指標
（Andersenら，2017）[5]

高，E/A比が増加する。

② **僧帽弁輪部拡張早期波（E'）**：組織ドプラ法で観察される僧帽弁輪部運動の拡張早期E'波は，弛緩能の障害に伴い，低下する。

③ **E/E'**：左室流入血流速波形のE波と僧帽弁輪部速度波形のE'波のピーク速度の比E/E'は，LVEFの影響を受けず，左房圧と正相関する。E/E'＞14が，左房圧上昇のカットオフ値である。

④ **LAVI**：左房拡大は，拡張能障害に基づく慢性的な左房負荷を反映すると考えられる。LAVI＞34 mL/m^{2}が，左房圧上昇のカットオフ値である。

⑤ **TRV**：三尖弁逆流血流速度は，肺動脈性肺高血圧のない症例において左房圧上昇の指標となる。三尖弁逆流速度＞2.8 m/秒が，左房圧上昇のカットオフ値である。

慢性心不全の治療のポイント

最後に，慢性心不全の治療について述べたい。慢性心不全の治療目標は，大きく2つに分けられる。1つは，①予後改善，もう1つは，②症状（生活の質：QOLを含む）の改善である。

① 慢性心不全の予後改善目的に推奨される薬剤は，神経体液性因子を抑制するACE阻害薬，ARB，抗アルドステロン薬，β遮断薬である。これらの薬剤はHFrEF患者に対する予後改善効果が，大規模臨床試験にて示されている。一方，HFpEF患者に対しては，予後改善効果が前向き介入研究で示された薬剤はこれまでに存在せず，現在のところHFpEF患者に対する薬物療法は確立していない。HFpEF患者に対しては，併存症の治療と心不全症状を軽減させること（利尿薬）が治療の主目的になる。

② 症状（QOL）の改善目的として，うっ血症状には利尿薬が，末梢循環不全には強心薬や血管拡張薬が推奨される。

表2 HFrEF 患者の治療薬の推奨とエビデンスレベル

	推奨クラス	EL		推奨クラス	EL
ACE 阻害薬			**炭酸脱水酵素阻害薬・浸透圧利尿薬など**		
禁忌を除くすべての患者に対する投与（無症状の患者も含む）	I	A	ループ利尿薬，サイアザイド系利尿薬，MRA 以外の利尿薬	IIb	C
ARB			**ジギタリス**		
ACE 阻害薬に忍容性のない患者に対する投与	I	A	洞調律の患者に対する投与（血中濃度 0.8 ng/mL 以下に維持）	IIa	B
ACE 阻害薬との併用	IIb	B	頻脈性心房細動を有する患者に対するレートコントロールを目的とした投与	IIa	B
β 遮断薬					
有症状の患者に対する予後の改善を目的とした投与	I	A	**経口強心薬**		
無症状の左室収縮機能不全患者に対する投与	IIa	B	QOL の改善，経静脈的強心薬からの離脱を目的とした短期投与	IIa	B
頻脈性心房細動を有する患者へのレートコントロールを目的とした投与	IIa	B	β 遮断薬導入時の投与	IIb	B
MRA			無症状の患者に対する長期投与	III	C
ループ利尿薬，ACE 阻害薬がすでに投与されている NYHA 心機能分類 II 度以上，LVEF＜35％の患者に対する投与	I	A	**アミオダロン**		
			重症心室不整脈とそれに基づく心停止の既往のある患者における投与	IIa	B
ループ利尿薬，サイアザイド系利尿薬			**硝酸イソソルビドとヒドララジンの併用**		
うっ血に基づく症状を有する患者に対する投与	I	C	ACE 阻害薬，あるいは ARB の代用としての投与	IIb	B
バソプレシン V₂ 受容体拮抗薬			**その他**		
ループ利尿薬をはじめとする他の利尿薬で効果不十分な場合に，心不全における体液貯留に基づく症状の改善を目的として入院中に投与開始	IIa	B	カルシウム拮抗薬の，狭心症，高血圧を合併していない患者に対する投与	III	B
			VaughanWilliams分類I群抗不整脈薬の長期経口投与	III	B
			α 遮断薬の投与	III	B

EL：エビデンスレベル 　　　　　　　　　　　　　　　（日本循環器学会・日本心不全学会，2018 より引用，改変）[1]

　　表2[1]，3[1] に，HFrEF 患者，HFpEF 患者の治療薬の推奨とエビデンスレベルを示す。以下に，具体的な処方例を示す。

　　56 歳，男性。陳旧性心筋梗塞　LVEF40％，外来通院可能な HFrEF 患者。

①まず，ACE 阻害薬（エナラプリル，リシノプリル）あるいは，ARB（カンデサルタン）（ACE阻害薬とARBの併用について付加的な有効性は確認されていない）を投与する。

②次に，β 遮断薬を投与する。具体的には，肺うっ血などの明らかな体液貯留の徴候がなく，心不全の状態が安定していることを確認したうえで，カルベジロールあるいはビソプロロールをごく少量より開始し，徐々に増量していく。

③LVEF＜35％の場合，抗アルドステロン薬（スピロノラクトン，エプレレノン）を追加する。

④そして，体液貯留症状に対し，利尿薬（フロセミド，アゾセミド，トラセミド，トルバプタン，トリクロルメチアジド）を使用する。

慢性心不全の病態と治療 —最近の考え方— **61**

表3 HFpEF患者の治療薬の推奨とエビデンスレベル

	推奨クラス	EL
利尿薬		
うっ血に伴う自覚症状軽減目的での利尿薬投与	I	C
ループ利尿薬を選択する際には，長時間作用型を選択	IIb	C
急性心不全入院中に導入されたトルバプタンを，うっ血コントロールを目的として退院後も継続投与	IIa	C
ACE阻害薬/ARB		
臨床イベント発生抑制を目指してACE阻害薬/ARBを忍容性のあるなかでできるだけ増量	IIb	C
β遮断薬		
臨床イベント発生抑制を目指してβ遮断薬を忍容性のあるなかでできるだけ増量	IIb	C
MRA		
臨床イベント発生抑制を目指してMRAを忍容性のあるなかでできるだけ増量	IIb	C
硝酸薬		
予後改善や活動度の向上を目指して硝酸薬を投与	III	B

EL：エビデンスレベル　　　　　（日本循環器学会・日本心不全学会．2018より引用，改変)[1]

おわりに

　心不全は，治療により症状は改善するが，完治することはなく，改善，増悪を繰り返し，徐々に死に至る。その予後は不良であり，5年生存率は約50％である。

　今後超高齢化社会を迎え，高齢者心不全患者数は現在よりもさらに増加する。特に，高齢者は慢性腎臓病，フレイル，認知症，癌などさまざまな併存疾患を有することが多い。心不全に対する診療のみでなく，全身を診察し，多くの診療科，職種連携による総合的な管理が必要とされ，今後その対策が急務である。

正解は….

A1. 左室収縮能の低下した心不全，左室収縮能の保たれた心不全
A2. ACE阻害薬/ARB，β遮断薬が基本
A3. 併存症の治療と症状の軽減目的の利尿薬

文　献

1) 日本循環器学会・日本心不全学会．急性・慢性心不全診療ガイドライン（2017改訂版）．2018．https://www.mhlw.go.jp/file/05-Shingikai-10901000-Kenkoukyoku-Soumuka/0000202651.pdf
2) Braunwald E. Shattuck lecture--cardiovascular medicine at the turn of the millennium : triumphs, concerns, and opportunities. N Engl J Med 1997；337：1360-1369.
3) Braunwald E, et al. Congestive heart failure : fifty years of progress. Circulation 2000；102：V14- IV23.
4) Owan TE, et al. Trends in prevalence and outcome of heart failure with preserved ejection fraction. N Engl J Med 2006；355：251-259.
5) Andersen OS, et al. Estimating Left Ventricular Filling Pressure by Echocardiography. J Am Coll Cardiol 2017；69：1937–1948.

読めば自ずと見えてくる！ 透析 × 腎臓病 の捉え方

透析患者の血圧管理
―高血圧の機序から見た治療―

藤元　昭一

Q1. 透析患者の高血圧の主な原因は？
Q2. 血液透析患者の降圧目標値は？

▷正解は最後に！

key words ▶▶ 高血圧，ドライウェイト，降圧目標値，降圧薬

はじめに

　慢性維持透析患者では，高血圧の頻度が高いことはよく知られており，脳・心血管イベントに繋がり，最終的には死亡原因とも関連していると考えられている。その原因である動脈硬化と密接に関連する高血圧は，透析導入時には患者の約9割にみられる。2005年のわが国の慢性透析療法の現況報告によると，収縮期血圧 140 mmHg 以上の高血圧患者は全体の 74.5% を占め，拡張期血圧上昇を伴わない収縮期高血圧患者は 52.4% であったとされた。2016年の同現況報告では，非糖尿病透析患者の平均の血圧は 147 ± 23.4 / 78.4 ± 14.6 mmHg（糖尿病透析患者では 156 ± 24.8 / 77.6 ± 14.5 mmHg）と，収縮期血圧が高いことが示されている。
　本稿では，維持血液透析患者の高血圧の原因と血圧管理を中心に概説する。

高血圧と生命予後の関係

　一般集団においては，血圧と死亡率には正の線形関係があることが知られている。一方，透析前の血圧と生命予後を検討した多くのコホート研究で，血圧低値群が血圧高値群の患者よりむしろ生命予後が不良であることが示されている（reverse epidemiology）。ただし，透析前の収縮血圧が 180 mmHg を超えると有意に生命予後は

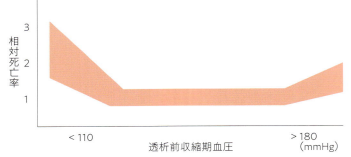

図1 透析前収縮期血圧と生命予後の関係
血圧は高くても,低くても生命予後が悪い。
(Lutherら,2008)[1]

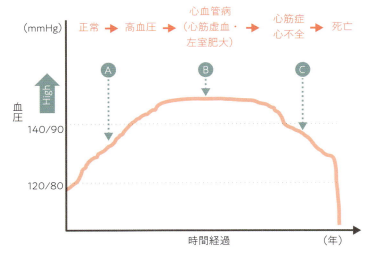

図2 透析患者における血圧と生命予後のパラドックス:心血管病の進展と血圧レベルの経時的変化の関連
どのタイミングで(A or B or C)透析療法が開始されたか,現在どの時点にいるのか(A or B or C)によって,血圧の管理目標値は変わる可能性がある。
(Lacsonら,2007)[2]

悪くなり,U字カーブ[1]の形を呈する(図1)[1]。血圧低値群における予後不良の原因として,慢性心不全の頻度が高いことや栄養不良が影響していることが考えられている。図2[2]に示されるように,透析療法を開始したタイミング,あるいは現在どの時点にあるのかによって(図2A〜C)[2]血圧レベルは異なる可能性があり,血圧と予後の関係も変わると考えられる。

透析患者では血圧の変動も大きいため(図3)[3],どの血圧値(測定時間・条件や測定法の差)が最も予後を予測できるのかについても異論がある。一般集団では,家庭血圧,24時間自由行動下血圧(携帯式血圧モニタリング,ambulatory blood pressure monitoring:ABPM)などが外来受診時における血圧値より予後評価の点で優れていることも指摘されている。血液透析(hemodialysis:HD)患者において,家庭血圧の1週間平均値が週中日の透析翌朝の血圧値と一致することや[4],透析間のABPM値と透析後の血圧値によい相関があること[5],などが報告されている。HD患者では,透析後の血圧がU字カーブの形で死亡リスクと強く関連することも報告されており[6],透析関連

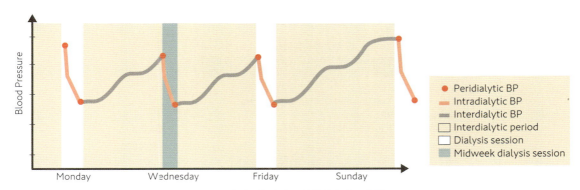

図3　血液透析患者に特徴的な血圧変動
血圧は透析終了後に徐々に上昇する。約10時間ごとに4±2.5 mmHg上昇し，48時間後にはプラトーに達する。透析開始とともに最初の1時間で血圧は急速に低下し（−25.5±1.5 mmHg），その後ゆっくりと低下する（−5.8±0.5 mmHg）。このように，どの時点の血圧値を見ているのかによって，血圧レベルにはかなりの差がある。　　　　　（Hanら，2016）[3]

低血圧のリスクも念頭におく必要がある。

高血圧の原因

　血圧は，心拍出量と末梢血管抵抗によってほとんど決まっている。心拍出量は心筋収縮力，心拍数，循環血液量（体液量）により，一方，末梢血管抵抗は動脈壁の弾性（血管硬度），血管床の面積，末梢血管収縮などにより規定される。透析患者の高血圧のタイプは体液量依存性高血圧が主体であるが，交感神経活性の亢進，レニン・アンジオテンシン（RAS）系の異常（容量負荷に対する不適切なアンジオテンシンⅡの反応性）も関与しており，末梢血管抵抗の上昇した高血圧が並存していることもある。実際，体液量の是正により，60％以上の患者では血圧を正常化できるとされている。一方，最近，透析患者の治療抵抗性高血圧に対してカテーテルアブレーションによる腎神経除神経を行い，筋交感神経活動の低下に加えて平均ABPMや診察室血圧の低下が認められたと報告されている[7]。

血液透析患者の降圧目標値

　透析患者においても，血圧管理は単なる降圧目的ではなく，臓器保護（脳梗塞や心筋梗塞などの血管合併症の予防）という観点から行うことが重要である。前述のように，血圧と生命予後の関係にはU字カーブ現象，あるいは，reverse epidemiologyがみられることより，画一的な血圧管理基準は設定できず，降圧目標値の決定にはその対象と目的の明確化が重要である。例えば，冠血流に及ぼす拡張期血圧の影響を考えると，虚血性心疾患や進展した大動脈壁硬化（aortic stiffnessの増大）を合併したHD患者での過

表1　降圧目標値

1. **Peridialytic BP**
    心血管病のない若い患者：透析前血圧　＜140/90 mmHg
    心血管障害のある高齢者：140/90 mmHg より高くてもよい
2. **Interdialyitc BP**
    家庭収縮期血圧　　　　　　125～145 mmHg
    24 時間収縮期血圧（ABPM）　115～125 mmHg
3. **Intradialytic BP**
    透析中の血圧低下　−30～0 mmHg，かつ　最低 SBP >90～100 mmHg

（Han ら，2016 を参考に作成）[3]

度の降圧（特に拡張期血圧の低下）はかえって危険であり，注意を要する。また，左室駆出率や拡張機能の低下が疑われる症例では，心臓超音波などで心機能を正しく評価したうえで，総合的に血圧の目標値を決定すべきである。

また，図3[3]で示したように，透析患者の血圧値の変動は大きく，どのタイミングの血圧値を指標とすべきかについても必ずしも結論は得られていない。日本透析医学会は「血液透析患者における心血管合併症の評価と治療に関するガイドライン」において，「心機能低下がない，安定した慢性維持透析患者における降圧目標値は，週初めの透析前血圧で 140/90 mmHg 未満とする」ことを提唱している。K-DOQI は，透析前血圧 140/90 ＜ mmHg 未満，透析後血圧＜ 130/80 mmHg を推奨している。

しかし，K-DOQI の目標値を目指した治療では，透析中の低血圧が有意に多くなるとの報告[8]や，透析前血圧は 140/90 mmHg より高い 130 ～ 159 mmHg が最も予後が良かったとの観察研究（DOPPS 研究[9]）もある。透析時の急な血圧低下や透析終了後の起立性血圧は予後不良の危険因子であることが知られており，避けなければいけない。以上のことを踏まえ，透析前後，透析中，透析間ごとに降圧目標値を述べている報告もある（表1）。

最近では，一般集団と同様に，外来時血圧（透析室血圧）よりも家庭血圧や ABPM が心血管イベントや死亡の予測に有用であることが示されてきている。ERA-EDTA & ESH は，透析患者の高血圧の診断は家庭血圧あるいは ABPM 測定により定義されるべきであるとし，透析患者の目標値として，家庭血圧の平均値＜ 135/85 mmHg を推奨している[10]。

■ 高血圧の治療

個々の患者により，目標血圧値は異なる可能性はあるものの，通常，高血圧は放置することなく治療すべきと考える。今までの多くの報告が，降圧により心血管イベントや心血管死が減少することを示している。Heerspink らによるメタアナライシスでは，降圧薬により収縮期血圧を 4.5 mmHg，拡張期血圧を 2.3 mmHg 低下させることにより，

表2　体液量の評価
・理学所見：浮腫，高血圧 ・心胸郭比(CTR)：評価時は，体液量以外の因子(肥満，心肥大，心障害など)を考慮する。 **定量的指標として，** ・心房性ナトリウム利尿ペプチド(hANP)：DW達成時基準50～100 pg/mL ・下大静脈径：透析終了後の吸気時6～10 mm ・クリットラインで得られる血管内容量の変化 ・Body impedance analysis による細胞内外体液量

バイオインピーダンス法(body impedace analysis：BIA)

（日本透析医学会，2011を参考に作成）[12]

表3　ドライウェイトの設定
ステートメント 1. 血液透析患者の体液管理は重要で，最大透析間隔日の体重増加を6%未満にすることが望ましい。 2. 平均除水速度は，15 mL/kg/時以下を目指す。 3. 体液増加の管理には，適正な塩分制限と水分制限を指導する。 4. DWの適正な設定は，透析患者のQOLと予後を左右する。

（日本透析医学会，2013）[13]

心血管障害発生の risk reduction（RR）は 0.71（95% CI0.55-0.92, p=0.009），死亡では RR 0.80（95%CI0.66-0.96, p=0.014），心血管障害死は RR 0.71（95%CI0.50-0.99, p=0.044）であったと報告している[11]。

1. 薬物療法

高血圧に対する治療の第一歩は，食事中の塩分制限で口渇を抑えることにより，透析間の水分摂取量(体重増加)を減らし，適正なドライウェイト(dry weight：DW)を達成することである。透析医学会のガイドラインでは，DW を次のように定義している。

「体液量が適正であり，透析中に過度の低血圧を生じることなく，かつ長期的にも心血管系への負担が少ない体重」

また，設定の指標として下記のようにあげている。

①透析中の著明な血圧低下がない

②透析終了時血圧は開始時血圧より高くなっていない

③末梢に浮腫がない

④胸部X線で胸水や肺うっ血がなく，心胸比が50%以下(女性では53%以下)

上記以外の体液量評価法として，例えば，透析終了時の心房性ナトリウム利尿ペプチド(human atrial natriuretic peptide：hANP)50～100 pg/mL以下が，DW達成時の指標とされている。hANP は，体液量過剰，心房圧上昇，心房進展により心房で合成・分泌され，体液量の変化とともに変動し，左房径と相関するとされている。心房細動・上室性頻脈や器質的な心疾患など心房圧や左室圧が上昇する疾患では，hANP は体液量と関係なく上昇するため，DW の指標とはならないことに注意を要する。その他，超音波検査による下大静脈径，クリットラインやバイオインピーダンス法(body impedace analysis：BIA)を用いた血管内用量や細胞内外の体液量評価法なども利用されることがある(**表2**)[12]。

一方，DW の設定に関しては，**表3**[13]のように示されている。まず，最大透析間隔日の体重増加量に関しては，体重の2%以下と6%以上で予後不良とのデータがあること

表4 降圧薬の分類と注意点

分類	代表的薬剤	減量の必要性	備考
ARB	ミカルディス®, オルメテック®	なし	高カリウム血症に注意
ACE 阻害薬	レニベース®, エースコール®	あり	陰性荷電の透析膜*使用時は不可, 高カリウム血症に注意
Ca 拮抗薬	ノルバスク®, アダラート LA®	なし	非ビヒドロピリジン系** では伝導障害の誘発
β 遮断薬	インデラール®, ケルロング®, セロケン®	水溶性***ではあり	心機能抑制, 末梢循環不全, 喘息の悪化
α 遮断薬	カルデナリン®, エブランチル®	なし	起立性低血圧
α, β 遮断薬	アーチスト®, アルマール®	一般になし	心機能抑制

* ポリアクリロニトリル膜, デキストラン硫酸セルロース膜,
** ジルチアゼム(ヘルベッサー ®)など, *** アテノロール(テノーミン ®)など

より, 体重増加は 6% 未満が望ましいとしている。中 2 日での体重増加 6% は, 体重を 50 kg とした場合, 塩分摂取量 8.2 g/ 日に相当する値である。平均除水速度に関しては, 体重を 50 kg とした場合, 15 mL/kg/ 時のスピードで 4 時間透析すると体重 6% 除水したことに相当することより, 平均除水速度は 15 mL/kg/ 時以下を目指すとしている。

体液量是正のみで目標血圧値となるときの体重(DW)を達するまでには, 通常 4 〜 8 週間が必要で, 症例によっては 6 〜 12 カ月を要することが知られている(Lag phenomenon)。DRIP trial では, 最初の 4 週間で DW を 0.9 kg 下げた群は DW を変更しなかったコントロール群と比べて, ABPM による平均血圧が収縮期 6.9 mmHg, 拡張期 3.1 mmHg 有意に低下していたと報告している[14]。

また, 透析時間が短いと適切な DW を維持することは難しく, 長時間あるいは頻回透析により, より少ない降圧薬で適切な血圧コントロールが得られることも知られている。European Best Practice Guideline(EBPG)では, 最低でも週 3 回, 1 回 4 時間以上の透析を勧めている。

2. 薬物療法(降圧薬の選択)

適切な DW を設定し, それが達成されても降圧が得られない場合に降圧薬投与を考慮する。透析患者における降圧薬選択についてのエビデンスは乏しいが, 非透析例で得られた成績を参考にして適応することになる。作用時間の長短, 透析性とともに, 透析患者において注意すべき各薬剤の特徴を考慮のうえ, 薬剤を選択する(表4)。

アンジオテンシン受容体拮抗薬(ARB)やアンジオテンシン変換酵素(ACE)阻害薬などの RAS 阻害薬は左室肥大抑制効果など心血管系保護効果が明らかで, 透析患者についても第一選択薬となる降圧薬である(図4)。特に ARB は胆汁排泄が主体で透析性もなく, 咳嗽などの副作用もないので投与しやすい。しかしながら, ARB あるいは ACE 阻害薬が透析患者の心血管イベント・心血管死を抑制するか否かについては相異なる報告があり, 厳密には今後も大規模な検討が必要である。カルシウム(Ca)拮抗薬の降圧効果は優れており, いくつかの前向き観察研究で, 全死亡や心血管死亡を有意に減少さ

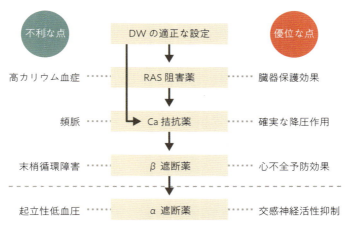

図4 段階的な高血圧治療の概略

表5 アテノロールとリシノプリルによる治療後のイベント比較

	アテノロール 患者数(n)	発生率*	リシノプリル 患者数(n)	発生率*	発生率比** (95%CI)	p値
全イベント	58	172.4	70	253.6	1.47(1.18〜1.84)	<0.001
すべての原因による入院	37	89.9	59	144.3	1.61(1.18〜2.19)	0.002
心血管イベント	16	24.6	28	58	2.36(1.36〜4.23)	0.001
複合イベント	10	13.5	17	31	2.29(1.07〜5.21)	0.02
低血圧による入院	6	9.9	5	6.7	0.69(0.18〜2.39)	0.53

*イベント/100患者・年, **リシノプリル/アテノロール　　　(Agarwalら, 2014より引用, 作成)[16]

せた。透析患者では交感神経活性の亢進も存在し，各種の降圧薬で管理できない場合はα遮断薬も考慮される。しかし，起立性低血圧など，副作用も多いことから二次的選択薬となる。

　最近注目されているのが，β遮断薬の有用性である。本薬は，心筋梗塞の既往例や有意な冠動脈疾患を有する例で積極的な適応となる。さらにDOPPS研究では，β遮断薬使用群の生存率が最も良好であったと報告されている[15]。また，最近の海外のランダム化比較試験(randomized controlled trial：RCT)では，β遮断薬群での心血管イベントや心血管死がACE阻害薬群より有意に低かったことも示されている(表5)[16]。

おわりに

　透析患者においても，血圧管理は臓器保護という観点から行うべきであるが，画一的な血圧管理基準は設定できず，降圧目標値の決定にはその対象と目的の明確化が重要である。また，透析患者の血圧値の変動は大きく，どのタイミングの血圧値を指標とすべ

きかについても必ずしも結論は得られていない。現時点でも，日本透析医学会が提唱した「心機能低下がない，安定した慢性維持透析患者における降圧目標値は，週初めの透析前血圧で 140/90 mmHg 未満とする」を基本として，望むことが必要であろう。

　治療の基本は，食事中の塩分制限で口渇を抑えることにより，透析間の水分摂取量（体重増加）を減らし，適正な DW を達成することである。それでも血圧高値が続けば，個々の患者の特性に合わせた降圧薬を選択し，透析中や透析間の低血圧に注意して治療を行うことが基本と考えられる。

正解は ….
A1.　塩分と水分摂取による体液量増加
A2.　安定した患者では，透析前血圧 140/90 mmHg 以下

文献

1) Luther JM, et al. Blood pressure targets in hemodialysis patients. Kidney Int 2008；73：667-668.
2) Lacson E Jr, et al. The association between blood pressure and mortality in ESRD-not different from the general population? 2007；20：510-518.
3) Han YC, et al. The influence of time point of blood pressure measurement on the outcome in hemodialysis patients. J Am Soc Hypertens 2016；10：962-973.
4) Moria H, et al. Aortic stiffness, left ventricular hypertrophy and weekly averaged blood pressure (WAB) in patients on haemodialysis. Nephrol Dial Transplant 2007；22：1198-1204.
5) Kooman JP, et al. Blood pressure during the interdialytic period in haemodialysis patients：estimation of representative blood pressure values. Nephrol Dial Transplant 1992；7：917-923.
6) Zager PG, et al. "U" curve association of blood pressure and mortality in hemodialysis patients. Medical Directors of Dialysis Clinic, Inc. Kidney Int 1998；54：561-569.
7) Hoye NA, et al. Endovascular renal denervation in end-stage kidney disease patients：Cardiovascular protection-a proof-of-concept study. Kidney Int Rep 2017；2：856-865.
8) Davenport A, et al. Achieving blood pressure targets during dialysis improves control but increases intradialytic hypotension. Kidney Int 2008；73：759-764.
9) Robinson BM, et al. Blood pressure levels and mortality risk among hemodialysis patients in the Dialysis Outcomes and Practice Patterns Study. Kidney Int 2012；82：570-580.
10) Sarafidis PA, et al. Hypertension in dialysis patients：a consensus document by the European Renal and Cardiovascular Medicine (EURECA-m) working group of the European Renal Association–European Dialysis and Transplant Association (ERA-EDTA) and the Hypertension and the Kidney working group of the European Society of Hypertension (ESH). Nephrol Dial Transplant 2017；32：620-640.
11) Heerspink HJ, et al. Effect of lowering blood pressure on cardiovascular events and mortality in patients on dialysis：a systematic review and meta-analysis of randomised controlled trials. Lancet 2009；373：1009-1015.
12) 日本透析医学会. 血液透析患者における心血管合併症の評価と治療に関するガイドライン. 第 2 章 血圧異常. 透析会誌 2011；44：358-368.
13) 日本透析医学会. 維持血液透析ガイドライン：血液透析処方. ドライウエイトの設定. 日透析医学会誌 2013；46：606-609.
14) Agarwal R, et al. Dry-weight reduction in hypertensive hemodialysis patients (DRIP)：a randomized, controlled trial. Hypertension 200；53：500-507.
15) Nakao K, et al. Beta-blocker prescription and outcomes in hemodialysis patients from the Japan Dialysis Outcomes and Practice Patterns Study. Nephron Clin Pract 2009；113：c132-139.
16) Agarwal R, et al. Hypertension in hemodialysis patients treated with atenolol or lisinopril：a randomized controlled trial. Nephrol Dial Transplant, 2014；29：672-681.

読めば自ずと見えてくる！ 透析 × 腎臓病 の捉え方

透析患者の血圧管理
—ガイドラインを中心に—

正木　崇生

Q1. 透析患者の降圧に最も重要なことは？
Q2. 体液貯留の目安となりうるバイオマーカーは？
Q3. 透析患者の目標血圧は？

▷正解は最後に！

key words ▶▶ 高血圧，低血圧，降圧薬

はじめに

　透析患者の血圧の管理は，心血管病の予防ならびに生命予後の観点から非常に重要である。特に心血管病は，高血圧とのかかわりが強く血圧管理は最重要といえる。透析患者は多くの場合，透析導入前から既に高血圧を呈して降圧治療を受けているが，残腎機能の低下に伴い体液貯留をきたしやすいことや，血液透析(hemodialysis：HD)において除水を行うこと，透析日の間隔が空くことなどから血圧の変動が大きく，他の疾患と血圧管理において異なる。このため，他疾患とは別にガイドラインを策定する必要があるといえる。

　日本透析医学会による血圧関連のガイドラインは2011年の「血液透析患者における心血管合併症の評価と治療に関するガイドライン」[1]が，また，KDOQIのガイドライン[2]においては2015年にupdateされたものが最新である。これらのガイドラインでは，高血圧だけでなく低血圧に関して触れられていることが，他の血圧関連ガイドラインと大きく異なる点であり，透析患者の血圧変動が大きく不安定であることを指摘している。透析患者の血圧が大きく変動する要因として，体液量，透析液中電解質，塩分摂取，レニン・アンジオテンシン系，自立神経系，内皮依存性血管拡張障害，血中バソプレシン濃度，尿毒素，遺伝要因，貧血・エリスロポエチン，心機能，透析液温度，透析時間・

透析法など，さまざまな因子の関与が指摘されており，非透析患者とは大きく異なる。本稿では，現在の透析患者の血圧管理について，高血圧および低血圧の2つのパートに分け，わが国のガイドラインを中心に述べる。

透析患者の血圧測定

血圧測定をするにあたり，場所(待合室，透析ベッド上，家庭)，時期〔透析開始時・終了時，穿刺直前か否か，家庭血圧，24時間血圧計(ABPM)，終了時は返血前か後かなど〕，体位(座位，臥位)，血圧計(自動血圧計，アネロイド計など)，安静，食事の状況などを考慮する必要がある。

1. 測定法

測定法として，アネロイド計を用いた聴診法，あるいは聴診法と同程度の精度を有するオシロメトリック法自動血圧計を用いる。血圧測定時の注意点として，通常，非シャント側上肢で測定する。上肢での測定が困難な場合には下肢で測定を行うが，一般に下肢血圧は上肢血圧よりも高いため注意を要する。ただし下肢の動脈硬化が強い場合には低くでる場合もある。

2. 体位

血圧測定の体位は通常の測定であれば座位である。しかし透析患者の場合はベッド上において臥位で測定されることも多いため，わが国のガイドラインにおいて，測定時の体位は問われていない。測定条件を一定にしたうえで評価することが推奨されている。

3. 測定時間

穿刺に伴うストレスの影響を回避するため，透析開始5分以上前に5分以上の安静の後，測定することとされている。透析中は定期的に少なくとも1時間に1回は測定し，透析終了時の血圧は返血直前と抜針止血後5分以内の測定とされている。またドライウェイト(DW)設定後や設定変更後は，起立性低血圧の確認のため立位での血圧測定が推奨されている。家庭血圧の測定では起床時，就寝時の2回が推奨されているが，ABPMについては，非シャント肢での測定から身体に制限のかかる可能性があり，また透析日，非透析日での変動も大きいため，積極的な測定は推奨されていない。

透析によって体液貯留し，透析日の間隔が中1日か2日かによっても異なるため，非透析日も含め1週間単位での評価を考慮することが推奨されている。

表1　透析患者の血圧管理ガイドライン　高血圧

透析患者における血圧は，透析室における血圧のみならず家庭血圧を含めて評価すべきである（1B）
心機能低下がない，安定した慢性維持透析患者における降圧目標値は，週初めの透析前血圧で 140/90 mmHg 未満とする（オピニオン）
目標血圧の達成にはドライウェイト（DW）の適正な設定が最も重要である（1B）
DW の達成／維持後も降圧が不十分な場合に降圧薬を投与する（1B）

（日本透析医学会, 2011）[1]

4. 体重増加と血圧変動

　血圧の変動に関与する要因として，透析方法〔HD，HDF（hemodiafiltration：HDF），腹膜透析（peritoneal dialysis：PD）など〕，残腎機能の有無，DW の設定，薬剤の選択，食事などが重要なものとしてあげられる。残腎機能のない HD においては，透析ごとに除水を行うため，当然のことながら体液の変動は大きくなり，血圧は変化しやすい。透析間での体重増加は 2% 未満と 6% 以上で生命予後が不良であると報告されているため，中1日で 3%，中2日で 5% 未満の体重増加に収めることが推奨されている。DW の設定が上方であれば体液は貯留傾向となり，血圧は上昇傾向となる。逆に下方に設定されれば体液は減少し，血圧は低下しやすい。薬剤も降圧薬の強さ，効果の持続時間により血圧は変動し，降圧薬以外にも赤血球造血刺激因子（ESA）製剤なども循環血漿量に影響を与えるため，血圧に変動をきたす可能性がある。まずは体液貯留による高血圧の原因を除くため，適正 DW（PD 患者においては適正体重）にすることが最も重要である。適正 DW を設定することが第一であるということは，わが国のガイドラインに記載されている（表1）[1]。体重増加の多い場合や血圧が不安定な場合などでは，透析時間の延長や透析回数の増加の検討についてが KDOQI のガイドラインに記載されている（表2）。わが国のガイドラインでは透析時間の延長のみの記載（表3）[1]であるが，臨床上透析時間の延長や透析回数の増加は，施設によっては行われている。しかし，どちらのガイドラインについても，主に HD を想定して書かれたものであり，PD についての記載は乏しい。

血圧管理をするにあたり，ガイドライン踏まえてどのように行うか

　透析方法の選択が重要である。体液過剰は生命予後不良の危険因子として報告されているため[3]，HD，HDF，PD などいずれかを選択した後，適切な DW もしくは適正体重の設定が最重要である。

　PD の場合には，多くは体液貯留傾向にあることが示されている[4]。また，PD 患者の体液貯留は生命予後不良因子であることも報告されている[5]。これは，過去に PD 患

表2　KDOQI Clinical Practice Guideline Hemodialysis Update 2015

毎週3回の血液透析を受けている残存腎機能の低い患者（<2 mL/分）は，セッション当たり最低3時間の透析を推奨する（1D）
大規模な間歇的な体重増加，高い限外濾過率，血圧のコントロール不良，DWの達成困難，または（高リン血症，代謝性アシドーシス，および/または高カリウム血症などの）代謝管理の乏しい患者の血液透析治療時間の延長または追加の血液透析の検討）（Ungraded）
高血圧症，および左室肥大を管理するために，食事中のナトリウム摂取量を減らすことと，血液透析による適切なナトリウム/水分除去の両方を推奨する（1B）
血行力学的不安定性および透析治療の症状を最小限に抑えながら，血圧の達成，適切な血圧コントロールおよび溶質クリアランスの最適なバランスを可能にする，各血液透析の限外濾過率を規定する（Ungraded）

表3　透析患者の血圧管理ガイドライン　低血圧（日本透析医学会 2011）

透析関連低血圧は，透析中の血圧低下〔透析低血圧（intradialytic hypotension：IDH）〕，起立性低血圧（orthostatic hypotension），常時低血圧（chronic sustained hypotension）に分けられる（オピニオン）
透析時の急な血圧低下や透析終了後の起立性低血圧は予後不良の危険因子である（B）
低栄養（低アルブミン血症）は plasma refilling rate を低下させて血圧維持が困難となる要因となる（オピニオン）
最近生じた急激な透析中の血圧低下では，心臓超音波検査などで心機能を評価し，循環器医へ相談すべきである（オピニオン）
透析中の血圧低下を避けるためには時間当たりの除水量を軽減することが必要で，そのためには透析時間の延長も考慮されるべきである（1B）

（日本透析医学会，2011）[1]

者において体液貯留のある場合，残腎機能が保たれる可能性を指摘されたことが原因の一つかもしれない。しかし，体液貯留によって残腎機能が保たれる明らかなデータは示されておらず，体液貯留による血圧上昇，心血管病の増加，生命予後不良が懸念されるため，適正体重であることが望ましいといえる。

　PDの場合，多くは残存腎機能が保たれているが保存期腎不全の場合と異なり，透析で検査データは修飾されるため，塩分過剰摂取は推定しにくい傾向にあるといえる。このため，塩分摂取は体液貯留によって推定されることになり注意を要する。

　食事の管理により，減塩（日本高血圧学会で1日6g未満，KDOQIガイドラインで1日5g未満）を行うことは，HDにおいてもPDにおいても重要であり，残腎機能がある場合でも体液貯留が顕著な場合には水分制限が必要となることもある。残腎機能がある場合には利尿薬の使用も可能であるが，残腎機能は廃絶していくため，減塩の指導を行っていくべきである。

　透析方法・食事管理を行った後，降圧薬を決定していく。季節によっても体重・食事

の変化があるため，その都度，適正 DW を設定する必要がある。

その他，透析液の塩分濃度を下げることで血圧が下がる報告もみられるため，個人用透析コンソールを使用する場合にはオプションとして考慮しうる。

1. 体液貯留の評価

体液貯留の評価として，浮腫の存在と高血圧(透析時・家庭血圧)は理学的に評価できる最も鋭敏な指標である。胸部 X 線画像による心胸郭比(cardio thoracic ratio：CTR)測定，心電図は古くから行われており参考となりうるが，個人差があること，貧血，腹水，肥満，心肥大，弁膜症，心筋梗塞，心房細動，シャントの過剰血流，心嚢水貯留なども影響するため注意を要する。超音波では下大静脈径の測定や心嚢水などが参考になる。脳性ナトリウム利尿ペプチド(BNP)，ヒト心房性ナトリウム利尿ペプチド(HANP)は優れたバイオマーカーであるが，心不全の場合に濃度が上昇するほか，心房細動の影響を受ける。体液貯留のバイオマーカーとしては，透析後の HANP 測定が推奨されている。また NT-proBNP も同様に心不全の影響を受けるが，腎機能に左右されるデータであるため，経過をみるうえで参考になる。バイオインピーダンス(bioelectric impedance analysis：BIA)法も通常の診療で使用されている。これも個々の経過をみていくうえで参考となりうる。これ以外にも，体液貯留時の参考となるバイオマーカーとして，ヘモグロビン(Hb)，ヘマトクリット(Ht)，血清アルブミン値，血清ナトリウム(Na)値，血清コレステロール値がある。これらは体液貯留に伴い低下するため参考となりうる。特に透析前血清 Na 値の低下は，透析時の体重増加に比例し，生命予後との関連も指摘されている[6]。

2. 透析患者の降圧薬至適血圧

一般に透析患者に使用される降圧薬としてアンジオテンシン II 受容体拮抗薬，アンジオテンシン変換酵素阻害薬(ACEI)，カルシウム(Ca)拮抗薬，α遮断薬，β遮断薬，αメチルドーパなどがある。適正 DW または適正体重に設定したうえでの降圧薬使用が原則である。アンジオテンシン II 受容体拮抗薬，ACEI の使用により，左室肥大抑制効果や心血管保護の働くという報告もあるため，第一選択となりうる降圧薬である。しかし，透析患者の生命予後を改善するデータや心血管イベントを抑制するデータは十分に示されておらず，心不全に伴うβ遮断薬などを使用するような場合を除いて，現時点では降圧薬の種類は問われていない。多くの降圧薬は蛋白結合率も高く透析性も低いため，腎機能の低下していない患者と同様に使用できるが，一部の腎排泄性のβ遮断薬の使用や，透析で除去される ACEI の使用には，副作用の発現や効果不十分であることに注意を要する。

3. 至適血圧

生命予後の観点から指摘血圧は，透析前収縮期血圧で130 〜 160 mmHg[3]，透析時110 〜 120 mmHg で家庭血圧120 〜 130 mmHg など諸説ある。目標となる血圧値を示すにはエビデンスが不足しており，十分な降圧目標を示すことは困難である。わが国のガイドラインでは，一般的なところで週初めの透析前収縮期血圧140 mmHg 未満(オピニオン)とされている。合併症がなく低血圧のリスクの少ない患者であれば，さらに低い血圧のほうがよいとする報告もあるため，現時点ではオピニオンを参考に個々の患者に対応すべきと考える。

■ 透析関連低血圧

KDOQI ガイドラインにおいて，透析中に収縮期血圧20 mmHg 以上の低下，あるいは症状を伴った平均血圧10 mmHg 以上の低下を透析中低血圧(intradialytic hypotension：IDH)と定義しており，わが国のガイドラインにおいてもこれをもってIDH と定義しているが，その根拠については不明である。しかし，透析中の急激な血圧低下は臓器・組織への血液灌流低下を伴い，致死的な合併症を引き起こす可能性があると考えるべきであり，生命予後不良因子としての報告も多数あるため対処する必要がある。

病態として最も大きな要因はDW の下方設定や，透析による除水量が多いことである。次に心機能低下，自律神経障害，透析液温度(高温)，貧血，栄養障害，透析中の食事摂取，薬剤・透析膜・滅菌に用いられるエチレンオキサイドガス(ethylene oxide gas：EOG)の影響，アセテート透析液なども重要である。

なお，透析関連低血圧は，透析中，起立性，常時の3 つに分類することが，わが国のガイドラインで推奨されている。透析中や起立性低血圧は予後不良の危険因子とされており，低栄養，心機能評価も重要である。また，透析中低血圧を避けるために，除水量の調節，透析時間延長，透析方法の変更，体位変換，降圧薬調整，細胞外液・昇圧薬投与などが行われる。現在，透析導入の平均年齢は70 歳近くになり，透析導入患者の半数近くは糖尿病を合併していることから，高度の動脈硬化を合併する透析患者が増加し，IDH が問題となりやすい。

■ 透析関連低血圧への対処

1. 心拍出量の維持

心拍出量の維持にかかわるものとして，心拍数，心拍出量，前負荷・静脈還流，自律神経，バソプレシン，プラズマリフィリングなどがあげられる。脈拍数の増加などの徴候

がみられる場合には，早めに対処する参考となる。

2. IDH への対処

適正 DW，透析時間延長，頻回透析，透析方法変更(PD，オンライン HDF，iHDF)，栄養状態の改善，昇圧薬の使用，低温透析液の使用，心機能評価などがあげられる。透析液温度を下げることにより，血圧の上昇が認められるとする報告[7]も多くあるため考慮される手段である。しかし，透析患者の寒気や震えなどの副作用もあり，極端に透析液温度を下げることは現実的ではない。

IDH が急にみられるようになった場合には，心血管病の合併を考慮し，心機能を評価することは重要である。

3. 低血圧に効果のありうる薬剤

循環血漿量増加が期待されるものとして，フルドロコルチゾン，エリスロポエチン製剤，デスモプレシン，交感神経刺激としてジヒドロエルゴタミン，α2刺激としてミドドリン，ノルアドレナリン再吸収阻害薬としてアメジニウム，ドロキシドパ，心不全改善からβ遮断薬などの使用が考慮される。一般的には昇圧薬としてアメジニウム，ドロキシドパの使用が多い。

4. 起立性低血圧と常時低血圧

透析患者において，IDH 以外にも起立性低血圧と常時低血圧は認められる病態である。起立性低血圧は糖尿病患者に頻度が高いといわれ，自律神経障害の関与が推測されている。DW を上方に設定することや，昇圧薬の使用により対処することが多い。常時低血圧は，透析前収縮期血圧で 100 mmHg 未満であり，ときに 60 mmHg 程度のこともある。原因は明らかではないが，除水不全から体液過剰に陥りやすく予後不良の病態であることが多い。栄養状態・心機能の評価が重要といえる。

5. その他

近年透析のコンソールに blood volume(BV)計が装着されるようになっており，既に臨床応用されている。BV 計により適正に除水を行うことで，IDH を防げるという報告も多数認められるが，BV 計を使用しても必ずしも IDH を防ぐことができるわけではないとする報告[8]もあり，心疾患などの合併も考慮し使用すべきである。

おわりに

透析患者は，高血圧・低血圧ともに，生命予後の悪化との関連が指摘されており，適

切な血圧管理を行うことが，心血管病の予防ならびに生命予後の観点から非常に重要である。最も重要なことは，適正DW，適正体重の設定である。やみくもな投薬による血圧コントロールは推奨できるものではない。体液貯留を評価するためには，バイタル，身体所見，血液検査，画像などから総合的に判断する必要があるため，煩雑にならないよう注意が必要である。血圧管理を行うことで，透析患者の心血管イベントの抑制や生命予後の改善につながる可能性は高く，透析において最も重要な管理の一つである。

正解は ....
A1. 適正な DW または適正体重の設定
A2. BNP，HANP，NT-proBNP，透析前血清 Na など
A3. 週初めの透析前 140/90 mmHg 未満（日本透析医学会ガイドライン）

文 献

1) 日本透析医学会. 2011 年版　血液透析患者における心血管合併症の評価と治療に関するガイドライン. 透析会誌 2011；44：337-425.
2) National Kidney Foundation. KDOQI Clinical Practice Guideline for Hemodialysis Adequacy：2015 update. Am J Kidney Dis 2015；66：884-930.
3) Zoccali C, et al. Chronic Fluid Overload and Mortality in ESRD. J Am Soc Nephrol 2017；28：2491-2497.
4) Ronco C, et al. Baseline hydration status in incident peritoneal dialysis patients：the initiative of patient outcomes in dialysis（IPOD-PD study）. Nephrol Dial Transplant 2015；30：849-858.
5) Jotterand Drepper V, et al. Overhydration Is a Strong Predictor of Mortality in Peritoneal Dialysis Patients - Independently of Cardiac Failure. PLoS One 2016；11：e0158741.
6) Hecking M, et al. Dialysate sodium concentration and the association with interdialytic weight gain, hospitalization, and mortality. Clin J Am Soc Nephrol 2012；7：92-100.
7) Mustafa RA, et al. Effect of Lowering the Dialysate Temperature in Chronic Hemodialysis：A Systematic Review and Meta-Analysis. Clin J Am Soc Nephrol 2016；11：442-457.
8) Leung KCW, et al. Randomized Crossover Trial of Blood Volume Monitoring-Guided Ultrafiltration Biofeedback to Reduce Intradialytic Hypotensive Episodes with hemodialysis. Clin J Am Soc Nephrol 2017；12：1831-1840.

読めば自ずと見えてくる！ 透析 × 腎臓病 の捉え方

これからの腎性貧血治療

秋澤　忠男，吉川　央子，渡辺　誠

Q1. 透析患者の腎性貧血治療薬として初めて認可された薬剤は？
Q2. 低酸素誘導因子（HIF）が貧血を改善する機序は？
Q3. HIF分解酵素阻害薬に懸念される有害作用は？

▷ 正解は最後に！

key words ▶▶ 腎性貧血，赤血球造血刺激因子製剤（ESA），低酸素誘導因子（HIF），HIF分解酵素阻害薬

はじめに

　腎性貧血は透析患者の最も頻度の高い合併症の一つであるばかりでなく，腎不全に併発する多くの徴候・症状の原因ともなり，患者の予後と密接に関連することが広く知られている。このような重要な合併症である貧血を是正するために多くの試みが繰り広げられてきたが，現在もその完全な克服には至っていない。本稿では，慢性腎臓病（chronic kidney disease：CKD）患者の貧血に対するこれまでの代表的な対応を振り返り，今後の腎性貧血治療，特に低酸素誘導因子（hypoxia inducible factor：HIF）分解酵素阻害薬への期待と課題を概説する。

これまでの腎性貧血治療

1. 赤血球造血刺激因子製剤（ESA）登場以前

　腎性貧血は透析医療の黎明期から深刻な合併症であった。人工透析研究会の1971年6月末の調査結果では，患者のヘマトクリット（Ht）は10～31％に分布し，最頻値は20％である（図1）[1]。同年12月末の1,661名の調査結果でも，平均Ht値は20.9％で，なおかつ10～12月の3カ月間の月当たりの平均輸血量は1.54本であったという。平均Ht

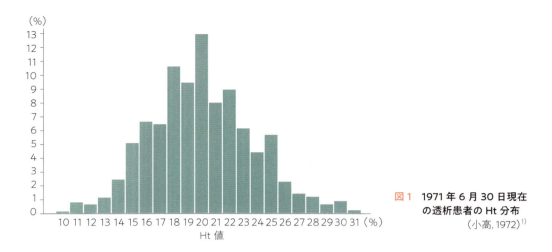

図1 1971年6月30日現在の透析患者のHt分布
(小高, 1972)[1]

値21%の維持にも輸血を要していたことになる。この時期には中空糸型透析器(HFK)は開発されておらず，透析効率も除水性能も低い，コイル型やキール型の透析器が用いられ，これらの透析器は透析中に大量の血液リークを頻発した。また，ごく初期には血液回路の充填にも輸血製剤が用いられていたという。こうした輸血製剤の多用は肝炎の多発につながり，血清肝炎とよばれた透析患者の肝炎既往率は当時20.6%と報告されている。この時期の貧血対策は，現在は禁止されている空気返血を用いた回路内残血の徹底的な削減や分離採血，ヒスチジン療法，透析量と蛋白摂取量の増加などで，低い透析効率は透析時間の延長で補われていた。

1983年，初の透析施行中の患者の腎性貧血治療薬として蛋白同化ホルモン剤メピチオスタンが認可された。本剤は現在でも使用可能であるが，長期使用により男性化，面皰，筋肉量増加，肝機能障害などの有害事象が出現し，その限られた効果からより優れた治療薬の実用化が強く求められていた。

2. ESAの実用化とその問題点

期待に応えて1990年に登場した遺伝子組換えヒトエリスロポエチン製剤(rHuEPO)は腎性貧血に著しい効果を発揮した。血液透析(hemodialysis：HD)患者の平均ヘモグロビン(Hb)値は1988年末の8.3 g/dL(Ht 3%をHb 1g/dLに換算)から，2015年末には10.75 g/dLへと飛躍的な上昇を遂げ，この上昇には赤血球造血刺激因子製剤(erythropoiesis stimulating agent：ESA)と総称される長時間作用型を含むエリスロポエチン(EPO)製剤の実用化が大きな貢献を果たした。現在わが国で使用可能なESAは5種類に拡大し，さらに増加すると予想されている。貧血の是正はCKD患者の多くの合併症に改善をもたらし，貧血が患者の生活の質(quality of life：QOL)の大きな阻害因子として作用していた実態が明らかになった一方，ESAにより貧血を生理的レベルまで是正し，より高い効果の実現を試みた大規模介入研究では，Hbの正常化は患者の

表1 ESAによる大規模介入研究とそのリスク，ベネフィット

名称	Normal Ht	CHOIR	CREATE	TREAT
対象	血液透析患者	保存期CKD	保存期CKD	保存期DKD
目標Hb(g/dL)	10 vs. 14	11.3 vs. 13.5	11 vs. >13	9（プラセボ）vs. >13
高Hbのリスク/ベネフィット	死亡，非致死性心筋梗塞増加の傾向	死亡，心筋梗塞，心不全，ストロークによる入院増加	有益性なし	有益性なし
その他の所見	血栓症増加傾向		QOL改善	ストローク増加

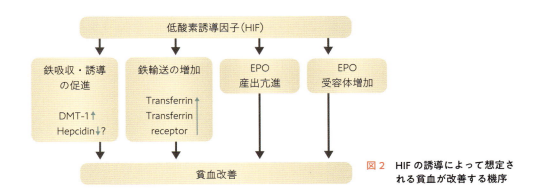

図2 HIFの誘導によって想定される貧血が改善する機序

予後を改善しないばかりでなく，心血管疾患などの発症を促進する可能性が強く指摘され（表1），ESA自体の安全性や適切な使用法についての深刻な議論が展開されるに至った。

これからの腎性貧血治療

前述の状況から，ESAの問題点を払拭すべく新しい腎性貧血治療薬が模索され，EPOの機能的アナログであるpeginesatideは2012年FDAの承認を受けたものの，市販後の有害事象から2014年に承認を返上した。こうした経験から外因性にEPO受容体を刺激する従来の薬剤ではなく，内因性のEPO産生賦活を介して貧血の改善を図る新たな薬剤の開発が進行している。

1．HIF分解酵素阻害薬

HIFは低酸素下にその作用を発揮し多くの標的遺伝子群を賦活化するが，正常酸素下ではHIF分解酵素（HIF prolyl hydroxylase：HIFPH）により分解され，その作用を発揮できない。HIF分解酵素阻害薬（HIF-prolyl hydroxylase inhibitor：HIF-PHI）はこの分解酵素活性を阻害し，正常酸素下でもHIFの作用を保持する薬剤である。HIFの下流にはEPO産生，鉄の吸収や輸送を促進する遺伝子群が存在し，これらは貧血の是正をもたらす（図2）。ただし，鉄代謝上重要な因子であるhepcidinに対する阻害

表2　HIF 分解酵素阻害薬国内での開発状況

薬剤名	roxadustat	daprodustat	vadadustat	molidustat	enarodustat	
メーカー	Fibrogen, アステラス製薬, アストラゼネカ	GlaxoSmithKline	Akebia, 田辺三菱製薬, 大塚製薬	バイエル薬品	日本たばこ産業	大正製薬
開発コード名	FG-4592	GSK1278863	AKB-6548	Bay85-3934	JTZ-951	TP0463518
進行状況	第三相	第三相	第三相	第三相	第三相	第二相

作用に関しては，直接的阻害作用と造血に伴うエリスロフェロンを介する二次的阻害作用の2論が想定されている。本剤については HIF-PHI のほか，HIF stabilizer，HIF stimulator，HIF activator などと呼称される場合がある。

　HIF-PHI を透析患者に最初に用いた報告では，薬剤投与後血漿 EPO 濃度は健常者でも透析患者でも上昇し，無腎の透析患者でも程度は軽度ながら EPO は上昇したことから，本剤は肝臓などからの腎外性の EPO 産生も促進することが示された[2]。

　現在，経口投与可能な数種類の HIF-PHI について各地域で開発が進んでおり，わが国での開発状況を表2に示す。多くは透析期，保存期腎性貧血患者を対象とした第二相試験が終了し，第三相試験が継続中であるが，まず諸外国を含む第二相試験結果を要約する。

1）貧血改善効果と血中 EPO 濃度

　いずれの HIF-PHI も保存期，透析期患者で貧血改善効果が報告されている。最も開発の進んでいる roxadustat では，保存期 CKD 患者に体重1 kg 当たり 0.7, 1.0, 1.5, 2.0 mg とプラセボを週3回，26日まで投与した結果，Hb の上昇はプラセボ群に比べて実薬群で有意に高く，改善効果はほぼ投与量に依存し，薬剤中止後も2週間に渡り，貧血改善は維持されたという[3]。本薬剤投与時の EPO 濃度は1 mg/kg を投与後8～10時間にピークの100～120 IU/L に達し，ベースラインより高値は約48時間持続し，この血中濃度の推移は26日の継続投与後も不変であった。この EPO 濃度の推移をエポエチンアルファ静注後と比較してみると，静注後早期に EOP 濃度は急速に上昇し，徐々に低下するのに対し，roxadustat 服用時は10時間後をピークに上昇，以降の低下はエポエチン静注時と近似していたが，最大濃度には10倍近い差がみられたという[4]。つまり，EPO の AUC（area under the curve）は rHuEPO 静注に比し HIF-PHI 投与時には圧倒的に低値であることが示された。これらの結果から HIF-PHI では，血中 EPO 濃度を生理的範囲に保ちつつ，正常 Hb を維持することが可能であると期待されている。

　貧血についてはその改善効果のみならず，ESA により是正された Hb の維持効果についても検討されている。HD 患者を対象として daprodustat を用いた検討では，ESA により11 g/dL まで上昇していた Hb を daprodustat 5 mg/日の連日投与で ESA と同様に維持可能であったという[5]。同様の貧血是正，維持効果は他の HIF-PHI にも報告されている[6～8]。

2）鉄の変化

HIF-PHI 投与による鉄関連因子の変化も各薬剤ともほぼ同様の結果が報告されている。先の roxadustat 服用時には貧血の改善とともにフェリチン，トランスフェリン飽和度（TSAT），hepcidin の減少と総鉄結合能（TIBC）の増加がみられ，特に hepcidin の減少には dose-dependent な関連が認められたという[3]。TIBC の増加は鉄輸送能力の増加を，フェリチンと hepcidin の低下は造血亢進の結果と考えられる。こうした所見は生体貯蔵鉄の有効な利用を伺わせるが，鉄剤補充が貧血改善効果に与える影響も検討された。この試験では鉄投与を行わない HD 患者，経口鉄，あるいは静注鉄投与下の HD 患者，または経口鉄服用の腹膜透析患者に roxadustat を投与して Hb の上昇を比較した。その結果 7 週までは 4 群同様に Hb は上昇したが，それ以降上昇速度は鉄を投与しない HD 患者群のみで減少したという[9]。この所見から HIF-PHI 投与下においても，絶対的な鉄欠乏は貧血改善の阻害因子になると考えられる。

3）炎症の影響

ESA 抵抗性貧血の原因の一つに炎症が知られており，その主因は炎症が hepcidin の産生を促進し，hepcidin が造血への鉄の有効な利用を阻害するためと説明されている。もし HIF-PHI に hepcidin をより効果的に抑制する作用があれば，炎症下でも造血効果は維持されるはずである。そこで，roxadustat 投与時のベースライン C 反応性蛋白（CRP）と Hb 上昇との関連が検討された。その結果，両者に関連はみられず，炎症の存在下でも HIF-PHI は貧血改善効果を発揮する可能性が示された[9]。

4）コレステロール低下作用

HIF-PHI の予期せぬ作用としてコレステロールの低下が報告されている。roxadustat 投与に伴い総コレステロールの減少が認められ，投与終了後には前値に回復した[10]。わが国の保存期 CKD 患者を対象とした daprodustat 投与でも同様の所見がみられ，低下は LDL，HDL コレステロールともほぼ投与量に依存していた[11]。これらのコレステロール低下はスタチン服用患者でも非服用患者でも観察されたことから，その低下にはスタチンとは異なる機序が想定されているが，その詳細，そしてこの臨床的意義については明らかではない。また，本作用は一部の HIF-PHI では認められないとの報告もあり，今後のさらなる検討が必要である。

5）安全性への懸念

HIF は EPO や鉄関連遺伝子の調節を行うだけでなく，広範な標的遺伝子群を持つ。そのなかには血管内皮増殖因子（vascular endothelial growth factor：VEGF）があり，HIF の活性化により，VEGF の活性も増し，腫瘍の発生や増殖，網膜症悪化などの有害事象発生の懸念が指摘されている。これまでの報告で臨床使用量下での血中 VEGF 濃度の顕著な上昇はみられず，また 6 カ月の観察での網膜病変の特異的悪化や，最長 3 年までの観察での悪性腫瘍の発生に ESA 投与群と差はみられなかった，などの指摘が

これからの腎性貧血治療　**83**

なされているが，今後の長期投与試験で十分に検討されるべき重要な課題である。

6）最近の第三相試験結果

　前述の第二相試験に加え，最近いくつかの第三相試験の結果が報告されている。わが国で行われた，ESA で貧血が改善されている HD 患者を対象に，darbepoetin alfa（DA）週 1 回投与と roxadustat 週 3 回投与の貧血改善維持効果を 6 カ月間ダブルダミー法で検討した報告では，貧血改善維持効果についての DA に対する非劣性が roxadustat 群で証明された。また，本試験では両剤が同等の Hb 維持効果を示したにもかかわらず，DA 群では CRP 高値群で高用量を要し，roxadustat 群では CRP 値の投与量への影響は認められなかった。さらに眼科医の観察下に網膜病変の変化を比較したが，両群間で変化に差はみられなかった[12]。同様の対象に DA 週 1 回と daprodustat 連日投与を 1 年間ダブルダミー法で比較検討した報告でも，貧血改善維持効果について daprodustat の DA に対する非劣性が証明されたのみならず，眼科的病変についての安全性にも両群間に差はみられなかったという（GSK 社 HP press release, 2018 年 10 月 31 日）。日本を除く 26 カ国，2,771 例の保存期 CKD 患者を対象とした roxadustat 週 3 回とプラセボを用いた 1 年間の貧血改善を比較する 2 重盲検試験（OLYMPUS 試験）では，roxadustat の貧血改善効果が検証され，同じく 18 カ国，2,133 名の HD 患者を対象とし，roxadustat 週 3 回投与とエポエチンアルファの貧血改善維持効果を比較する 1 年間のオープン試験（ROCKIES 試験）でも，roxadustat の効果が検証されたと報告されている（アストラゼネカ社 HP press release 2018 年 12 月 20 日）。

7）中国での承認と HIF-PHI の今後

　日本をはじめとする諸国で第三相試験が継続するなか，roxadustat は透析施行中の CKD 患者に限り，2018 年 12 月に世界で初めて中国で承認を取得した。わが国でも既に透析患者を対象に承認が申請されている。一方，欧米では有効性と安全性についてより大規模な臨床試験が求められている。先の OLYMPUS 試験や ROCKIES 試験もその一環で，他にもより長期の大規模介入研究が各社で企画・進行している。西欧諸国における HIF-PHI の承認には，少なくとも ESA に対する効果と安全性両面での非劣性の検証が必須で，この過程で，HIF-PHI に ESA にはみられなかった VEGF などの関与が疑われる新たな有害事象が検出されるか，また逆に ESA に報告された心血管病変などへの悪影響が HIF-PHI で払拭されるのか，などが注目されている。一方，CKD 患者の広範な合併症と関連して，HIF-PHI には基礎的な面からの懸念も指摘されている。HIF の誘導は鉄の効果的な利用のみならず FGF-23 の産生を促す，さらには血管石灰化を促進するなどの報告である。これらが CKD の病態にどれだけ関与するか不明であるが，HIF-PHI の臨床応用に際しては留意すべき事項ではあろう。

表3 HIF-PHI への期待と課題
期待
・経口投与が可能
・持続的，生理的 EPO 濃度の保持
・無腎でも効果を発揮（腎外性 EPO 産生刺激）
・ヘプシジンの減少
・鉄の有効な利用
・炎症の存在下でも造血を達成
・ESA 抵抗例への効果
・脂質低下などの随伴効果
・現 ESA の有害作用を払拭？
課題
・VEGF など他の HIF 関連因子が影響する懸念
・血管石灰化促進？
・FGF-23 上昇とその程度？
・ADPKD の嚢胞成長促進？
・薬剤間で差異は？

表4　HIF の主要な target gene

HIS

Erythropoiesis	**Angiogenesis**
EPO	VEGF, EGF, VEGFR1
Iron metabolism	**Proliferation**
TRF, ceruloplasmin	IGF2, cyclin D1
Extracellular Matrix	**Cell survival**
PAI-1, MMP2	ADM, TGFα
Apoptosis	**Vascular tone**
NIX, BNIP3	BNP, ADM
Mitochondrial function	**Glucose metabolism**
PDK, LON	GLUT1, PGK, ENO1

おわりに

　腎性貧血治療のこれまでの歩みの概要を振り返るとともに，今後の腎性貧血治療を担う可能性のある薬剤として HIF-PHI を取り上げ，紹介した。HIF-PHI の特徴（表3）は，経口薬で保存期や腹膜透析期の CKD 患者には利便性がある一方，HD 患者ではポリファーマシーを助長させる可能性がある。HIF-PHI は内因性 EPO の持続的産生を促し，生理的 EPO レベル下で生理的な Hb 濃度を保持できると考えられる。これは ESA による外因性の EPO 受容体刺激による生理的レベルまでの貧血改善が予期した効果を発揮できず，逆に有害事象をもたらした苦い結果を覆す特徴となる可能性がある。HIF-PHI は鉄の有効な利用を促進し，鉄蓄積の懸念を払拭するとともに，炎症状態など ESA 抵抗忄病態にも効果を発揮すると期待される。また，コレステロール低下作用など ESA にはみられなかった作用も有する。一方，HIF の下流に存在する多くの標的遺伝子領域（表4），特に VEGF などの刺激が悪影響を及ぼさないかについては厳重な監視が必要で，坦癌患者や活動性の網膜病変など，一部の患者へは少なくとも当初は慎重に投与されるべきであろう。また，血管石灰化，FGF-23 への影響なども今後十分な検討が必要となろう。現在多種の HIF-PHI が開発途上にあるが，薬剤間でどのような差異があるのかについても，今後の興味深い課題である。

　CKD 診療上最難のテーマの一つであった腎性貧血治療が完結されるよう，HIF-PHI 開発の進行に朞待したい。

正解は ....
A1. mepitiostane（メピチオスタン）
A2. EPO の産生促進，鉄の有効利用
A3. 悪性腫瘍の進展，糖尿病性網膜症の悪化

文 献
1) 小高通夫. 全国アンケート調査報告. 人工透析研究会会誌 1972；5：92-97.
2) Bernhardt WM, et al. Inhibition of Prolyl Hydroxylases Increases Erythropoietin Production in ESRD. J Am Soc Nephrol 2010；21：2151–2156.
3) Besarab A, et al. Randomized placebo-controlled dose-ranging and pharmacodynamics study of roxadustat (FG-4592) to treat anemia in nondialysis-dependent chronic kidney disease (NDD-CKD) patients. Nephrol Dial Transplant 2015；30：1665–1673.
4) Provenzano R, et al. Roxadustat (FG-4592) Versus Epoetin Alfa for Anemia in Patients Receiving Maintenance Hemodialysis：A Phase 2, Randomized, 6- to 19-Week, Open-Label, Active-Comparator, Dose-Ranging, Safety and Exploratory Efficacy Study. Am J Kidney Dis 2016；67：912-924.
5) Holdstock L, et al. Four-Week Studies of Oral Hypoxia-Inducible Factor-Prolyl Hydroxylase Inhibitor GSK1278863 for Treatment of Anemia. J Am Soc Nephrol 2016；27：1234-1244.
6) Pergola PE, et al. Vadadustat, a novel oral HIF stabilizer, provides effective anemia treatment in nondialysis-dependent chronic kidney disease. Kidney Int 2016；90：1115-1122.
7) Macdougall IC, et al. Effects of Molidustat in the Treatment of Anemia in Chronic Kidney Disease. Clin J Am Soc Nephrol 2019；14：28-39.
8) Akizawa T, et al. A placebo-controlled, randomized trial of enarodustat in patients with chronic kidney disease followed by long-term trial. Am J Nephrol 2019；49：165-174.
9) Besarab A, et al. Roxadustat (FG-4592)：Correction of Anemia in Incident Dialysis Patients. J Am Soc Nephrol 2016；27：1225-1233.
10) Provenzano R, et al. Oral Hypoxia–Inducible Factor Prolyl Hydroxylase Inhibitor Roxadustat (FG-4592) for the Treatment of Anemia in Patients with CKD. Clin J Am Soc Nephrol 2016；11：982–991.
11) Akizawa T, et al. Effects of Daprodustat, a Novel Hypoxia-Inducible Factor Prolyl Hydroxylase Inhibitor on Anemia Management in Japanese Hemodialysis Subjects. Am J Nephrol 2017；45：127-135.
12) Akizawa T, et al. Phase 3, randomized, double-blind, active-comparator (darbepoetin alfa) conversion study of oral roxadustat in CKD patients with anemia on hemodialysis in Japan. ASN Kidney Week 2018, abstract.

読めば自ずと見えてくる！ 透析 × 腎臓病 の捉え方

Reno-Skeletal syndrome（腎骨症候群）

風間　順一郎

Q1. 骨粗鬆症とCKD-MBDの骨病変の違いは？
Q2. 透析患者の副甲状腺機能と骨折リスクの関係は？
Q3. 尿毒症性骨粗鬆症って何？

▷正解は最後に！

key words ▶▶　CKD-MBD，骨粗鬆症，副甲状腺機能異常，大腿骨近位部骨折

■ はじめに

　哲学とは，古代ギリシャでは学問一般を，近代においては諸科学の基礎づけを目指し問題の明確化，概念の明晰化，命題の関係の整理など概念的思考を通じて多様な主題を検討する学問とされている。すべての科学分野において学問体系確立の第一歩は用語の定義である。使用される用語や概念の定義を曖昧にしたまま論を進めても論理的な解答は導き出せない。医学もまた，その例外ではないのである。

■ CKD-MBDとは何か？

　「chronic kidney disease-related mineral and bone disorder（CKD-MBD）」は「骨や心血管の異常を呈しうる慢性腎臓病に伴う全身性のミネラル代謝異常」と定義される2005年に提唱された比較的新しい概念である[1]。この定義から明らかなように，その本態は「ミネラル代謝異常」であり「骨や心血管の異常を呈しうる慢性腎臓病に伴う全身性の」はミネラル代謝異常を形容している文言に過ぎない。

　全身のミネラル代謝は，単一の臓器ではなく，複数の臓器がフィードバックループで制御しあって形成されるネットワークによって営まれている。腎臓はこのミネラル代謝

ネットワークの主要な構成員であり，その機能が失われるとフィードバック機構は欠落や暴走を起こしネットワークのシステムは制御不能に陥る。このときに生じるミネラル代謝ネットワーク構成臓器の障害の総称がCKD-MBDである。その障害は，ミネラル代謝異常の原因とも，結果とも，また同時に両者となることもあろう。ミネラル代謝障害の結果として生じる症候の一群は，一見とりとめのないように見えてもすべてミネラル代謝に治療介入することで改善が見込まれるので，これを一括りの概念にすることは臨床的に意義がある。特に近年は，活性型ビタミンD製剤，経口リン（P）吸着薬，カルシウム（Ca）感知受容体作動薬など，全身のミネラル代謝に介入する薬剤の進歩が著しく，これによって症状を改善させるというコンセプトが俄然現実味を帯びてきた。そこで本稿ではこの「慢性腎臓病に伴う全身性のミネラル代謝異常の結果引き起こされた諸症候」を「狭義のCKD-MBD」と定義する。一方，慢性腎臓病（chronic kidney disease：CKD）に伴う全身性ミネラル代謝障害を修飾したり増悪させたりする因子は，ミネラル代謝への介入治療で軽快が望める「狭義のCKD-MBD」とは一線を画しているが，しかしミネラル代謝に深い関係を持っていることは間違いない。そこでこれらを含めた概念を「広義のCKD-MBD」とした。一般的には「広義のCKD-MBD」もCKD-MBDと認識されている。むしろ「狭義のCKD-MBD」に含まれない領域のほうが病態生理学的に興味深いという意見に賛同はできるものの，ミネラル代謝に全く関係ない症候までをCKD-MBDの一部分症状と考えることは無理がある。それを認めてしまったら論理性が根本から崩壊し，もはや学問ではなくなる。

透析患者の骨脆弱性

わが国の透析患者の大腿骨近位部骨折リスクは一般人口の数倍で[2]，国際的にもほぼ似たような値が提示されており，明らかに易骨折性が高い。一般に脆弱性骨折とは転倒以下のレベルのエネルギーによって発症する骨折と解釈されるため，透析患者の転倒頻度がいくら高いとしてもこれだけ骨折が多ければ骨が脆弱であると考えざるをえない。

骨粗鬆症は「骨強度が減弱し骨折の危険が高まっているという特徴を持つ骨格の疾患」と定義される臨床概念である[3]。病態生理概念ではないのでその原因は問わない。そのため，骨粗鬆症には原因不明の「原発性骨粗鬆症」や基礎疾患を持つ「続発性骨粗鬆症」というサブカテゴリーが存在しうるのである。

骨粗鬆症とCKD-MBDの骨病変の考え方の違いを表に示す。かつては前述の骨粗鬆症の定義に「低骨量や骨組織の微細構造劣化に特徴づけられ，その結果……」という形容が加えられていた。これは純然たる臨床概念ではなく，一部に病態生理の概念が加わっていることを意味する。この定義では対象が狭くなるため，今日では病態生理が関与する前振りの形容は取り払われ，物理的強度が減弱した骨格一般を指すスッキリした定義

病名	概念	原因は？	骨はどうなる？
骨粗鬆症	臨床概念	問わず	折れやすくなる
CKD-MBD の骨病変	病態生理概念	CKD に伴う全身のミネラル代謝異常	問わず

表　骨粗鬆症と CKD-MBD の骨病変の考え方の違い

になっている。前述のように，透析患者の骨は脆弱であると強く推測される。これはすなわち，透析患者の骨粗鬆症罹患率は高いと強く推測されることと同義である。

　問題はその骨脆弱性の原因である。KDIGO は CKD-MBD の概念を提唱するに当たって，この病態を治療することで望みうるベネフィットの一つに骨折の予防をあげた[1]。裏を返せば，KDIGO は CKD-MBD は脆弱性骨折の原因であると考えているということだ。厳密にいえばこの時点で既に論理が破綻している。CKD-MBD とは全身のミネラル代謝異常であり，病態生理概念である。その結果として骨がどうなるかが規定されるような性格の概念，すなわち病態の概念ではない。したがって，「CKD-MBD の治療で骨脆弱性が改善する」という文言は，可能性はあるものの「改善する」と言い切ることは論理の飛躍となる。その前に「CKD-MBD で骨が脆弱化する」というテーゼを証明しておかなければならない。ところが，腎臓病学のアカデミアではなぜか「CKD-MBD で骨が脆弱化する」ことは自明であって今更検証する必要などないという風潮が支配的である。哲学者からは思いっきりダメ出しを食らうだろう。

副甲状腺機能と骨強度

　一般に副甲状腺機能亢進症は続発性骨粗鬆症を引き起こす原疾患である。そのため，透析患者でも副甲状腺機能亢進症は骨脆弱性を亢進させているに違いないと，多くの学者たちに今も信じられている。腎機能が障害されると副甲状腺ホルモン（parathyroid hormone：PTH）の骨への作用は著しく減弱するという事実[4]は，おそらくあまり顧みられていない。

　もちろん，透析患者の骨代謝に PTH が影響を及ぼさないと主張するつもりはない。透析医療の黎明期から 1970 年代にかけて，透析患者の副甲状腺に対する治療介入はほとんど手つかずの状況だった。当時の少なからぬ透析患者は激烈な副甲状腺機能亢進症に苛まれ，脆弱性骨折，骨格変形，異所性石灰化などが多発した。これらは PTH による骨への影響の結果生じたものだろう。ところが，1980 年代以降に全身のミネラル代謝に介入する診療が進歩すると，このような激烈な骨格疾患はすっかり影を潜めてしまった。実際に，今日では典型的な salt and pepper 所見や rugger jersey 所見を呈する患者をみることすらも稀になり，学生教育に苦労しているほどである。この事実は，逆にこれらの激烈な骨格病態が「全身性ミネラル代謝異常への治療介入で改善できる病態」

Reno-Skeletal syndrome（腎骨症候群）　**89**

すなわち「CKD-MBD の症候」であったことの証左であるともいえよう。

　もちろん，今日の透析患者の骨にも PTH は確かに影響を与えている。骨組織をみれば，その影響は明らかである。骨代謝回転，正確にはリモデリング頻度は副甲状腺機能に依存しており[5]，骨吸収が亢進すれば骨は破壊されやすく，逆に無形成骨症でも微小損傷が蓄積するためやはり骨折に至りやすい。また，視点をもう少しマクロのレベルに上げると，副甲状腺機能亢進症は皮質骨の菲薄化を促進し[6]，それが骨強度の低下を招く。

　これらの見解は一つずつ取り上げてみればそれぞれに正しそうにも聞こえる。しかし，だからといって，副甲状腺機能異常が今日の透析患者の骨脆弱性の主因だとする意見には決定的な不備がある。実際の臨床データがこれを支持していないのだ。2000 年以降，世界各地から報告された臨床研究で，副甲状腺機能が大腿骨近位部骨折の決定的規定因子であることを示唆した報告は 1 例もない[7〜10]。PubMed で論文のタイトルだけ眺めていると騙されてしまうかもしれないが，副甲状腺機能が高いと骨折リスクが高かった，いや低いと骨折リスクが高かった，いやいやリスクはU字カーブを示していた，などさまざまな報告があり，リスクのピークのトレンドすら一致しない。しかもどの報告をみても副甲状腺機能で層別化された群間のリスク比は最大でも 1.5 倍程度にしか達していない。透析患者であることだけで骨折リスクが一般人口の数倍に上がってしまう事実を勘案すれば，最もリスクが低いと考えられる副甲状腺機能を持つ透析患者でも一般人口を遥かに凌駕する骨折リスクを持つと試算されてしまう。

　このようなデータを示されても，なお透析患者の脆弱性骨折の主因は副甲状腺機能障害であると信じ続ける人たちは多い。その根拠は病態生理からの推論である。アウトカムに裏付けられていない病態生理など机上の空論以外の何物でもなく，筆者は辟易している。

■ 尿毒症性骨粗鬆症

　透析患者の骨が物理的に脆弱である理由はわからない。わかっていることは，透析患者を含む CKD 患者の骨が脆弱であることと，その主因を副甲状腺機能異常に代表される全身性のミネラル代謝異常，すなわち CKD-MBD に求めることは難しいということの 2 点だけである。この 2 点から，CKD 病態ではミネラル代謝異常以外の原因で発症する骨粗鬆症が多い，と結論付けることはできる。これを尿毒症性骨粗鬆症と命名しよう[11]。

　確かなことはここまでである。尿毒症性骨粗鬆症は一般の骨粗鬆症から対象を絞った概念であり，その病態生理メカニズムは未検証である。したがって，以下の論考は多分に推察を含んでおり，多くの間違いが含まれている可能性があることを最初にお断りしておく。

骨はなぜ折れるのか，という問いに対し，「固いから折れる」という回答は一つの正解である。こんにゃくは決して折れないのだ。固い骨は ceramic bone と称され，折れやすい。「透析患者の骨は固い」という意見をしばしば耳にするが，それが本当に正しければ骨脆弱性の有力な要因となる。これは骨を形成する細胞外基質の材質が変性していることを示唆している。実験動物でこの現象は確認されている。腎機能の低下に従って，長管骨弾性力学特性はミネラル代謝とは独立して劣化する[12]。平たくいえば，しなやかさがなくなり固くなるのである。その本態は酸化ストレスの亢進による骨材質特性の変性であり，加齢に伴ってみられる現象と本質は変わらない。ただし，腎障害動物の場合は尿毒物質が酸化ストレス源として働くところが加齢現象とは異なっている[13]。

　このような尿毒物質に由来する骨の加齢加速現象が尿毒症骨粗鬆症の発症メカニズムではないかと筆者は考えている。ただし，繰り返すがこれはまだ証拠が出揃っておらず，現段階では筆者の妄想に過ぎない。確かなことは，透析患者の脆弱性骨折の主因は全身性ミネラル代謝の異常をその原因としない骨粗鬆症，すなわち，尿毒症骨粗鬆症は存在する，というところまでである。

CKD 患者にみられるその他の骨の異常

　透析患者に認められる骨の異常は CKD-MBD や尿毒症性骨粗鬆症だけではない。骨の内分泌機能の主体をなす骨細胞は，FGF23, sclerostin, osteoprotegerin などの液性因子を分泌するが，その分泌量はいずれも腎機能が障害されると増加傾向を示す[14〜16]。これらは結果として，骨ミネラル代謝を含む全身の内分泌環境にさまざまな変調をきたすと考えられる。なかでも FGF23 は FGF1R-Clotho ヘテロダイマーへの結合を介する古典的標的臓器以外にも FGF4R を介して心血管などに病的作用を引き起こしうるという意見が提唱され[17]，それから数年経過した今でも完全には信用されずホットな論争が続いている。

　この骨細胞の内分泌機能の促進反応は，早ければ CKD ステージ G2 の時期にも現れる可能性があり，CKD ステージ G3 の時期には明らかに確認できる。この時期に骨細胞に形質変換を促されるメカニズムはわかっておらず，世界各地の研究者たちが血眼になってその未知の媒体を追い求めている。ただ，細胞外液の Ca や P である可能性は低いように思われる。もし，媒介する因子が Ca や P ではないならば，この骨細胞の形質変換現象は「広義の CKD-MBD」であっても「狭義の CKD-MBD」であるとはいえなくなる。さらに CKD 病態では骨細胞のアポトーシスが多発することも特徴であるが，これもまた「狭義の CKD-MBD」ではないかもしれない。また，骨細胞の形質変換とアポトーシスの誘導が連続した現象であるのか独立した事象であるのかもわからない。骨細胞は謎だらけであるが，CKD 病態で何か不穏な動きを見せていることは確かである。

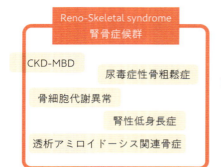

図　Reno-Skeletal syndrome＝腎骨症候群の概念図
その病態生理メカニズムを考慮せず，尿毒症性骨粗鬆症，骨細胞の形質変化，透析アミロイドーシス関連骨症，腎性低身長症などCKDに特異的に認められる骨の症候を羅列した考え方．CKD-MBDは骨外症状を含むので，Reno-Skeletal syndromeの部分集合ではなく交わり（＝CKD-MBDの骨病変）を共有する集合と考えられる．

透析患者の骨関節障害の主要な原疾患の一つに透析アミロイドーシスがある．β2-ミクログロブリン（MG）を前駆蛋白とするAβ-2Mアミロイド線維が大関節の滑膜などに沈着し，そこで炎症や狭窄症状を起こしたり炎症性骨吸収を誘発したりすることで症状が起こる．ここで，β2-MGに点変異を持つ家系では腎機能が正常でもAβ-2Mアミロイド線維による全身性アミロイドーシスが発症するのだが[18]，この家族性Aβ-2Mアミロイドーシスは透析アミロイドーシスに頻発する運動器症状があまりみられない．すなわち，透析アミロイドーシスによる骨関節障害の発症進展には腎機能の喪失もまた深く関与しているようなのである．そのメカニズムはわかっていないが，少なくともミネラル代謝は関連していない．

小児腎臓病患者における骨の最大の問題点は成長障害・低身長症である．このうち小児クル病は明らかなミネラル代謝障害の結果である．しかし，低身長のすべてがクル病によるものではない．むしろ腎性低身長症に対してはヒトリコンビナント成長ホルモン（hrGH）が著効することがよく知られており，尿毒症によるホルモン抵抗性の増強がその主因であると認識されるようになった．

Reno-Skeletal syndrome＝腎骨症候群

以上からみえてくる，CKD病態における骨には多彩な異常が認められ，そのすべてが「ミネラル代謝異常」によって引き起こされるわけではなかった．むしろ「ミネラル代謝異常」によって引き起こされる症候のほうが少数派なのではないかとすら思われる．そこを吟味せず，CKD-MBDという用語を本来の定義から逸脱した病態にまで無闇に適用してはいないだろうか．筆者はCKD-MBDを，現在誤解されがちであるように，CKD患者の骨に認められる病態全体に拡大して適用できるよう定義を変更することには賛同できない．CKD-MBDという括りには「ミネラル代謝に治療介入することで改善が見込まれる症候の集合」という希望に満ちた意義が込められているからである．

その一方で，CKD患者にみられる多彩な骨の病態を一括りにする概念も，実際の診

療にあたっては有用であろう。その一つひとつの発症メカニズムは解明できていない。とにかく腎機能が低下するというだけで起こってくるさまざまな症候の集団，すなわちsyndromeである。それでよいのではないだろうか。病態生理の解明や整理は後回しにして，単に病態を羅列するsyndromeと捉えて全体像を俯瞰するにとどめておくことのほうが，今日のわれわれの理解に見合う姿なのではないだろうか。このような思いで提唱した新たな概念が「Reno-Skeletal syndrome = 腎骨症候群」である（図）。

正解は ....
A1. 骨粗鬆症は臨床概念，CKD-MBDの骨病変は病態生理概念
A2. 今日ではあまりない
A3. CKDに特異的なミネラル代謝異常以外の原因で発症する骨粗鬆症

文献

1) Moe S, et al ; Kidney Disease : Improving Global Outcomes (KDIGO). Definition, evaluation, and classification of renal osteodystrophy : a position statement from Kidney Disease : Improving Global Outcomes (KDIGO). Kidney Int 2006 ; 69 : 1945-1953.
2) Wakasugi M, et al. Increased risk of hip fracture among Japanese hemodialysis patients. J Bone Miner Metab 2013 ; 31 : 315-321.
3) Osteoporosis prevention, diagnosis, and therapy. NIH Consens Statement 2000 ; 17 : 1-45.
4) Fukagawa M, et al. Skeletal resistance to parathyroid hormone as a background abnormality in uremia. Nephrology (Carlton) 2003 ; 8 Suppl : S50-52.
5) Kazama JJ. Bone histology in chronic kidney disease-related mineral and bone disorder. Ther Apher Dial 2011 ; 15 Suppl 1 : 23-25.
6) Nickolas TL, et al. Bone mass and microarchitecture in CKD patients with fracture. J Am Soc Nephrol 2010 ; 21 : 1371-1380.
7) Stehman-Breen CO, et al. Risk factors for hip fracture among patients with end-stage renal disease. Kidney Int 2000 ; 58 : 2200-2205.
8) Coco M, et al. Increased incidence of hip fractures in dialysis patients with low serum parathyroid hormone. Am J Kidney Dis 2000 ; 36 : 1115-1121.
9) Danese MD, et al. PTH and the risks for hip, vertebral, and pelvic fractures among patients on dialysis. Am J Kidney Dis 2006 ; 47 : 149-156.
10) Jadoul M, et al. Incidence and risk factors for hip or other bone fractures among hemodialysis patients in the Dialysis Outcomes and Practice Patterns Study. Kidney Int 2006 ; 70 : 1358-1366.
11) Kazama JJ, et al. Uremic osteoporosis. Kidney Int Suppl (2011) 2013 ; 3 : 446-450.
12) Iwasaki Y, et al. Altered material properties are responsible for bone fragility in rats with chronic kidney injury. Bone 2015 ; 81 : 247-254.
13) Iwasaki Y, et al. Accumulated uremic toxins attenuate bone mechanical properties in rats with chronic kidney disease. Bone 2013 ; 57 : 477-483.
14) Shigematsu T, et al. Possible involvement of circulating fibroblast growth factor 23 in the development of secondary hyperparathyroidism associated with renal insufficiency. Am J Kidney Dis 2004 ; 44 : 250-256.
15) Pelletier S, et al. The relation between renal function and serum sclerostin in adult patients with CKD. Clin J Am Soc Nephrol 2013 ; 8 : 819-823.
16) Kazama JJ, et al. Increased circulating levels of osteoclastogenesis inhibitory factor (osteoprotegerin) in patients with chronic renal failure. Am J Kidney Dis 2002 ; 39 : 525-532.
17) Faul C, et al. FGF23 induces left ventricular hypertrophy. J Clin Invest 2011 ; 121 : 4393-4408.
18) Valleix S, et al. Hereditary systemic amyloidosis due to Asp76Asn variant β2-microglobulin. N Engl J Med 2012 ; 366 : 2276-2283.

読めば自ずと見えてくる！ 透析 × 腎臓病 の捉え方

骨と異所性石灰化

稲熊 大城

Q1. 異所性石灰化とは？
Q2. 異所性石灰化の原因は？
Q3. 異所性石灰化はどうして問題なの？

▷正解は最後に！

key words ▶▶ 血管石灰化，弁膜石灰化，リン，カルシウム，CKD-MBD，FGF23

はじめに

　腎臓と骨は密接な関連にあることは古くから知られ，腎性骨異栄養症（renal osteodystrophy：ROD）と呼称されてきた．時代の変遷とともに，透析を含む慢性腎臓病（chronic kidney disease：CKD）患者に発症する骨・ミネラル代謝異常は，生命予後に影響する重要な病態であると認識され，CKD mineral and bone disorder（CKD-MBD）という概念が確立した[1]．この概念の根本には，骨・ミネラル代謝異常と心血管病との密な関連があって，血管石灰化を含む異所性石灰化がそれをつなぐ病態である．
　異所性石灰化とは，本来は石灰化しない組織が石灰化する病態を総称するものであり，病的な状態で発生する．そのなかで，透析患者で問題となる異所性石灰化は，①血管石灰化，②心臓弁膜石灰化，③筋肉内あるいは関節周囲の腫瘤状石灰沈着症である．なかでも，心血管イベントならびに生命予後と関連するのは，①と②である．

最近の透析患者における骨・ミネラル代謝の特徴

　二次性副甲状腺機能亢進症に対する治療戦略が，今よりも不十分だった時代，透析患者の骨X線は，頭蓋のsalt and pepper所見，rugger jersey椎骨あるいは手指骨の骨膜

下吸収像を典型とした線維性骨炎を呈していることが，しばしば観察された。しかしながら，近年それらの所見をみる機会は皆無に等しく，その代わりに，椎骨はX線透過性が亢進した骨粗鬆症の所見を有し，さらに特筆すべきは，単純X線においても大中血管の輪郭を確認できることが特徴である。場合によっては，骨と血管が同様の密度で観察され，いわゆる血管の骨化という現象が起こっている。

■ 透析患者と骨粗鬆症

　透析患者における骨粗鬆症が注目されている。骨粗鬆症は，2000年NIHコンセンサス会議において，骨強度の低下を特徴とし，骨折リスクが増大しやすくなる骨格疾患と定義づけられている。原発性骨粗鬆症の他にさまざまな疾患ならびに病態に続発し，なかでも慢性腎不全は二次性骨粗鬆症の代表的な疾患の一つである。骨粗鬆症の代表的な骨折である大腿骨頸部骨折に関しては，一般人口に比して，透析患者では性別に関係なく5倍以上の発生率があり，骨折した場合の生命予後に関しても極めて不良である[2]。

　透析患者に発生した骨粗鬆症の病態は非常に複雑であり，一般的な要因に加え，二次性副甲状腺機能亢進症ならびに低栄養などの因子も重要と考えられている。その裏付けとして，低リン血症，高リン血症および高副甲状腺ホルモン血症が高い大腿骨頸部骨折発症率と関連していることが，日本透析医学会から報告されている[3]。

■ 異所性石灰化の原因

1. 動脈内膜の石灰化

　石灰化する血管は全身の動脈であるが，動脈は一般的に内膜，中膜ならびに外膜の3層構造となっている。このなかで主として石灰化するのは，内膜と中膜である。内膜が石灰化するメカニズムは，一般的な動脈硬化の過程であり，糖尿病，脂質異常症，高血圧ならびに喫煙などの危険因子と深く関連している。これらのリスクを持った患者は，さらに慢性炎症，レニン・アンギオテンシン系亢進あるいは酸化ストレスが関与し，血管内皮障害を引き起こし，粥腫の形成に至る。それらの刺激が持続することで，粥腫が進展し，ときとして破綻し血栓形成を招く。粥腫内では，中膜から遊走してきた平滑筋がアポトーシスに陥り，線維化と石灰化をもたらす。以上の動脈内膜の石灰化は透析患者に限らず，高齢者，糖尿病あるいは保存期CKD患者に共通する病態である。

2. 保存期CKDおよび透析患者におけるリン（P）調節のメカニズム

　腎機能が低下するにつれ，MBDに関連するさまざまな血清マーカーが変動する（図）[4]。そのなかで最初のトリガーは，体内へのP負荷である。糸球体濾過率

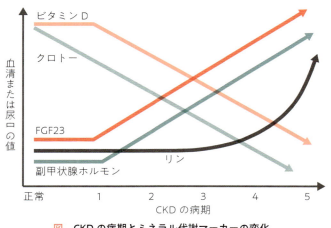

図 CKDの病期とミネラル代謝マーカーの変化
（Johnら，2011）[4]

表1 血管石灰化に影響を与える因子

誘導因子	抑制因子
カルシウム	アディポネクチン
副甲状腺機能亢進症	フェチュインA
炎症性サイトカイン	Klotho
オステオカルシン	マグネシウム
リン	MGP
TGF-β	オステオポンチン
尿毒症中毒	PTH
ビタミンD	ビタミンD

（Razzaque，2011より引用，改変）[6]

（glomerular filtration rate：GFR）の低下した状態で，食物などからのPが負荷されると，Pの体内への貯留を避けるために，骨（骨細胞―部骨芽細胞）からの線維芽細胞増殖因子23（fibroblast growth factor23：FGF23）ならびに副甲状腺ホルモン（parathyroid hormone：PTH）の分泌が亢進し，P利尿が促進され，血清リン濃度の上昇が避けられている（トレードオフ）。PTHの上昇は腎での活性型ビタミンDの産生を促進するが，一方でFGF23は，腎での活性型ビタミンDの産生を阻害するという相反した作用を持っている。CKDが進行しステージ4以降になると，FGF23とPTHのさらなる上昇にもかかわらず，血清P濃度の上昇が顕著となる。

3．透析患者における血管石灰化

透析患者に比較的特有の血管石灰化は，動脈中膜の石灰化である。動脈中膜には，平滑筋細胞が存在するが，CKD，糖尿病あるいは加齢の影響で，骨芽細胞様平滑筋細胞に形質転換することが知られている[5]。さらに透析患者においては，P，カルシウム（Ca）あるいは過剰なPTHなどの血管石灰化促進因子の増強とKlothoやフェチュインAなどの血管石灰化抑制因子の減弱により，血管石灰化がますます進行していく（表1）[6]。血管石灰化促進因子のなかで，特にPの役割は重要であることがわかっている。活性型ビタミンDは，血管石灰化抑制因子の一つであるマトリックスグラ蛋白（matrix Gla protein：MGP）の産生を増加させるなど，血管石灰化を抑制する作用を持っているが，サプリメントあるいは薬剤として補充あるいは投与した結果，血清CaあるいはP濃度の上昇を引き起こすと血管石灰化を助長させる可能性がある。マグネシウム（Mg）は，Ca感知性受容体あるいはTransient receptor potential channels melastatin 7（TRPM-7）に結合し，直接的あるいは血管平滑筋の骨芽細胞様平滑筋細胞への転換抑制を介して間

接的に血管石灰化を抑制する。血清 FGF23 濃度が高い患者において，血管石灰化が強いとする報告はあるが，直接的な因果関係は不明である。以上のように，体内には血管石灰化の促進因子と抑制因子とが存在するが，透析患者においては，圧倒的に促進因子が優勢な環境となっている。

透析患者に対するワーファリンは，その有効性についてのエビデンスが不足していることから，原則禁忌である。ワーファリンは，ビタミン K 依存の Gla 蛋白の産生を抑制するが，血管石灰化抑制因子の一つである MGP の産生を抑制するなど，血管石灰化には促進的に作用する。

4. 心臓弁膜の石灰化

最近，透析患者に心臓弁膜，殊に大動脈弁石灰化をしばしば認め，それによる大動脈弁狭窄症(aortic valve stenosis：AS)が増加している。本来，心臓弁膜は血管同様，内皮細胞で内張りされており，内皮下組織は間質細胞ならびに線維組織で形成される。一般的な動脈硬化の危険因子と同様，加齢，高血圧，糖尿病，脂質代謝異常ならびにシェア-ストレスが加わると，興味深いことに弁膜間質細胞も骨芽細胞様に形質転換することがわかっている[7]。血管石灰化の機序同様，さらに P や Ca の負荷があると石灰化が発生，進展するものと考えられる。最近，骨細胞で産生，分泌されることがわかったスクレロスチンは，骨芽細胞のアポトーシスを誘導することで骨量を減らす。また，石灰化した心臓弁膜あるいは血管に局所的にスクレロスチンの発現が増加していることが示されたが，詳細な機序は不明である[8]。

5. 腫瘍状石灰沈着症

血清 Ca × P 積の上昇により，主として筋肉内や関節周囲などの軟部組織内に塊状の腫瘤を形成することがある。臨床的には，腫瘤部に疼痛を自覚することがあり，また発熱を伴うこともある。組織学的には，巨細胞，白血球，組織球を伴う P 酸 Ca で構成されている。血管ならびに心臓弁膜の石灰化と異なり，血清 Ca，P および PTH の管理により消失することも稀ではない。

■ 透析患者の予後

1. 血管石灰化と予後

一般的な動脈硬化を生じた動脈は，突然のプラークの破綻により急速な血栓形成がもたらされ，臓器の梗塞を起こす。心筋梗塞や脳梗塞はその典型例である。しかしながら，石灰化した血管は異なった病態を引き起こす。血管(動脈)の石灰化により，血管は弾力性を失い，末梢組織に有効な血流を供給できなくなる。プラークが破綻する急性期病態

骨と異所性石灰化　**97**

とは異なり，慢性的な臓器虚血による機能低下を引き起こす。以上のことから透析患者における，血管石灰化は生命予後に大きくかかわっている。

2. 血清P・Ca濃度と予後

　血管石灰化に大きくかかわっているのが，先述したように血清PならびにCa濃度である。また，血清PとCa濃度は生命予後と深くかかわっている[9]。すなわち，高リン血症と高カルシウム血症はいずれも血管石灰化を進行させ，高い死亡率に関与していることが，多くの研究から示されている。しかしながら，血清P濃度の上昇は，血管石灰化促進以外にも，血管内皮機能障害を招くことや血清FGF23濃度を上昇させることで，予後を悪化させている可能性がある。

3. FGF23と予後

　食事に含まれるPは小腸から吸収されると，主に骨細胞からFGF23が分泌され，P利尿が促進される。それ以外にFGF23は腎における1αビタミンD水酸化酵素の活性を阻害することで，活性型ビタミンDの産生を抑制する。また，腎遠位尿細管でナトリウム（Na）再吸収を促進することがわかっている。最近の研究では，FGF23はKlothoとは無関係に直接心筋細胞に作用し，心肥大を引き起こすことや炎症性サイトカインの産生を刺激することが示されている。もちろん腎機能が正常な場合，体内への過剰なP貯留を避ける意味でFGF23は不可欠であるが，CKD患者とりわけ透析患者のFGF23の血中濃度は極めて高値であるため，心臓に対する作用ならびに炎症を惹起する可能性については懸念されるところである。以上の背景を反映して，高い血清FGF23濃度は，保存期および維持透析期のいずれにおいても高い死亡率と関連していることが示されている。血清FGF23濃度と骨折が関連しているとの報告はあるが，直接的な因果関係は不明である。

4. 大動脈弁狭窄症（AS）と予後

　以前から，ASは心不全症状，胸痛あるいは失神などの自覚症状が出現した時点で，かなり進行しており死亡率の高い疾患とされてきた。透析を含むCKD患者のASの主たる原因の一つに大動脈の石灰化がある。日本のみならず世界で，透析患者におけるAS罹患率については十分なデータがないのが現状である。予後に関しては，わが国のCURRENT-AS研究の結果をみると，透析患者は非透析患者と比較して，無症候性ASで約7.8倍，症候性ASで約3.9倍の死亡リスクがあると報告されている[10]。また，透析患者におけるASの進行に高い血清Ca濃度が関与しているとする報告がある。

異所性石灰化に対する管理

1. 異所性石灰化に対する治療に関する基本的な考え方

　　異所性石灰化のなかで，血管石灰化と弁膜石灰化は基本的には不可逆性であるというスタンスが必要である。したがって，異所性石灰化の進行を抑える，理想的には異所性石灰化を発症させないという考えが重要である。そのためには，透析導入前の保存期の段階から，異所性石灰化抑制を意識し，そのステージに合わせた管理ならびに治療が求められる。

2. 一般的な管理

　　血管石灰化のうち，内膜石灰化に関連が深いのは，先述したように一般的な動脈硬化にかかわる危険因子である。したがって，目標血圧の達成，糖尿病管理の徹底，脂質プロファイルの是正ならびに禁煙などの基本的な治療を継続する。

3. MBD に対する治療

　　血管あるいは弁膜石灰化に最も強く関与する P，Ca ならびに PTH を管理目標内に収めるように十分な透析，食事療法および薬物療法を実践する。

　　わが国で実施される最も一般的な透析条件(週3回1回4時間，血流200 mL/分，透析液量500 mL/分，ダイアライザ膜面積1.8 m^2)において，1回の透析での P 除去量は約1,000 mg とされるため，残腎機能が0の血液透析(hemodialysis：HD)患者では，透析のみでの除去は不可能である。また腹膜透析(peritoneal dialysis：PD)においても残腎機能がないと同様である。したがって，食事による P の制限に加え，P 吸着薬の使用が必要となる。透析液の影響は無視できない。現在，HD 液 Ca 濃度に関しては，2.5，2.75および3.0 mEq/L，また PD 液に関しては，2.5 と 3.5 mEq/L の製剤が，主に使用されている。Ca の過負荷は避けたいため，低 Ca 濃度の透析液使用を選択するケースが多いが，その際，PTH レベルの上昇を招きやすいため十分なモニタリングが必須である。

1)食事によるリン摂取制限

　　一般的に P はたんぱく質に多く含まれるため，P 制限＝たんぱく質制限と考えられがちである。しかしながら，P はさまざまな食品に含まれるととも清涼飲料水ならびに食品添加物にも含まれる。これらに含まれる無機 P は，小腸からの吸収率が約90％と高く，透析患者にとって可能な限り避けたい。食品添加物は味の調整あるいは保存に使用され，すでに調理された惣菜などに含まれているが，P 含有量に関しては，Na やカロリーとは異なり表示されていない。一方，たんぱく質に含まれる有機 P は，無機 P と比較し吸収率が低く，50～70％とされる。吸収に影響する因子の一つに食材の種類があげられる。種子などの植物性たんぱく質に含まれる P はフィチン酸として存在する。

骨と異所性石灰化　**99**

表2　リン/たんぱく質比

リン/たんぱく質比	食品
＜5 mg/g	卵白
5〜10 mg/g	仔羊の肉，鶏もも肉，牛肉，牛ひき肉，鶏むね肉，豚肉，鱈
10〜15 mg/g	大豆，鮭，カニ，ベーグル，コッテージチーズ，ヒラメ，ツナ，ニジマス，豆腐，ビーフジャーキー，ピーナッツバター，全卵
15〜25 mg/g	ピーナッツ，枝豆，クリームチーズ，カマンベールチーズ，ブルーチーズ，アーモンド，くるみ，卵黄，小豆
＞25 mg/g	ソーセージ，牛乳，クリーム

(Kalantar-Zadeh ら，2010)[11]

　ヒトにはフィチン酸を分解するフィターゼがないため，植物性たんぱく質に含まれるP は吸収率が低い。したがって，P制限の観点からは，植物性たんぱく質の摂取が有利であるが，動物性たんぱく質は良質であり，患者ごとに指導することが望ましい。また，P/たんぱく質比が低い食品，すなわちたんぱく質の割に，含まれているPが少ない食品である（表2）[11]。これらの食材を利用することで，栄養状態を保ちながらPを制限できる可能性がある。

2）P吸着薬

　先述したように，残腎機能がない透析患者においては，食事によるP制限が厳守されていても，透析療法のみでPの除去は不可能でありP吸着薬を必要とする。現在，わが国においては，炭酸Ca，塩酸セベラマー，ビキサロマー，炭酸ランタン，クエン酸第二鉄ならびにスクロオキシ水酸化鉄の6剤が高リン血症の適応がある。これらを大きく分けると，Caを含有している炭酸Caとその他の非含有になる。さまざまな臨床研究データにより，Ca含有P吸着薬の使用は，血管石灰化を惹起することが認められ，可能な限り避けるべきである。

3）ビタミンD受容体作動薬（vitamin D receptor activator：VDRA）

　VDRA自体が，臨床的に血管石灰化を引き起こすというエビデンスはなく，基礎的な研究からはむしろ血管石灰化を抑制する方向に作用することが認められている。しかしながら，漫然と使用することは，血清PあるいはCa濃度を上昇させ，間接的に血管ないし心臓弁膜の石灰化を惹起する可能性がある。したがって，血清PならびにCa濃度の変化に合わせて，きめ細かい用量調整が必要である。

4）カルシミメティクス

　カルシミメティクスは，副甲状腺細胞に存在するCa感知性受容体に作用し，PTHの合成ならびに分泌を抑制する薬剤であり，現在わが国においては，シナカルセト，エテルカルセチドならびにエボカルセトが使用できる。カルシミメティクスは血清PTH濃度を下げるだけでなく，それによる骨からのPとCaの溶出抑制による結果，血清PならびにCa濃度を低下させる。シナカルセトを使用した研究で，血管ならびに心臓弁

膜の石灰化進行を抑制した結果が報告されている。

おわりに

　　透析患者の高齢化ならびに糖尿病などの生活習慣病をベースとした病態の増加により，すでに透析導入前から，血管あるいは心臓弁膜の石灰化をきたしているケースが少なくない。透析導入後はCKD-MBDの病態がさらに大きくかかわることになるため，異所性石灰化の病態を十分理解し，現時点でできる限りの管理をすることが必要である。残念ながら，血管あるいは心臓弁膜の石灰化を改善させる方法はないが，進行を防ぐためには，一分な原疾患(糖尿病ならびに高血圧など)の管理，P摂取制限，透析量の確保，Ca非含有P吸着薬の使用，またPTHの高いケースについてはカルシミメティクスの使用を検討するなど，包括的な管理ならびに治療が要求される。

正解は ....
A1. 血管，心臓弁膜の石灰化あるいは筋肉内関節周囲の塊状石灰化
Q2. 血清PあるいはCa濃度の上昇
Q3. 生命予後を悪化させるため

文 献

1) Moe S, et al. Kidney Disease：Improving Global Outcomes (KDIGO). Definition, evaluation, and classification of renal osteodystrophy：a position statement from Kidney Disease：Improving Global Outcomes (KDIGO). Kidney Int 2006；69：1945-1953.
2) Wakasugi M, et al. Increased risk of hip fracture among Japanese hemodialysis patients. J Bone Miner Metab 2013；31：315-321.
3) 日本透析医学会．わが国の慢性透析療法の現況 2009年12月31日現在．2010. https：//docs.jsdt.or.jp/overview/index2010.html
4) John GB, et al. Role of Klotho in aging, phosphate metabolism, and CKD. Am J Kidney Dis 2011；58：127-134.
5) Moe SM, et al. Mechanisms of vascular calcification in chronic kidney disease. J Am Soc Nephrol 2008；19：213-216.
6) Razzaque MS. The dualistic role of vitamin D in vascular calcifications. Kidney Int 2011；79：708-714.
7) Hulin A, et al. Advances in Pathophysiology of Calcific Aortic Valve Disease Propose Novel Molecular Therapeutic Targets. Front Cardiovasc Med 2018；5：21.
8) Brandenburg VM, et al. Relationship between sclerostin and cardiovascular calcification in hemodialysis patients：a cross-sectional study. BMC Nephrol 2013；14：219.
9) Taniguchi M, et al. Committee of Renal Data Registry of the Japanese Society for Dialysis Therapy. Serum phosphate and calcium should be primarily and consistently controlled in prevalent hemodialysis patients. Ther Apher Dial 2013；17：221-228.
10) Taniguchi T, et al. Sudden Death in Patients With Severe Aortic Stenosis：Observations From the CURRENT AS Registry. J Am Heart Assoc 2018；7. pii：e008397.
11) Kalantar-Zadeh K, et al. Understanding sources of dietary phosphorus in the treatment of patients with chronic kidney disease. Clin J Am Soc Nephrol 2010；5：519-530.

読めば自ずと見えてくる！ 透析 × 腎臓病 の捉え方

CKD5D 患者における骨吸収抑制薬

今西　康雄

Q1．CKD5D 患者において骨代謝マーカーの測定は有用？
Q2．CKD5D 患者において骨吸収抑制薬は有用？

▷正解は最後に！

key words ▶▶　骨代謝マーカー，骨作動薬，ビスホスホネート，デノスマブ

はじめに

　透析導入早期より骨脆弱性が認められ，骨折リスクが上昇することが知られている。その一因として，従来，二次性副甲状腺機能亢進症(secondary hyperparathyroidism：SHPT)の関与が示されてきた。しかし近年，リン(P)吸着薬による血清 P 濃度の改善，ビタミン D 受容体アゴニストやカルシウム(Ca)感知受容体作動薬による副甲状腺ホルモン(parathyroid hormone：PTH)の分泌抑制により「CKD に伴う骨・ミネラル代謝異常(CKD-MBD)」が改善されてきた。それに伴い，骨折リスクも低下している。しかし，SHPT が十分に制御できている状態においても，骨質低下による骨脆弱性を呈する症例が多く存在すると考えられる。このような症例に対しては，骨作動薬の効果が期待されるものの，多くの骨粗鬆症治療薬は，腎機能が低下している患者に対し，添付文書上禁忌・慎重投与となっている。本稿では，ビスホスホネート，デノスマブなどの骨吸収抑制薬の，CKD5D 患者に対する有用性について概説する。

慢性腎臓病(chronic kidney disease：CKD)患者における骨脆弱性

　CKD 患者では，原発性骨粗鬆症と比較し骨密度と骨折率との間には弱い相関しか認められないことから[1]，脆弱性骨折において骨質の低下が重要視されてきた。骨質低下

の原因としては，CKD に伴う高ホモシステイン血症により，骨組織中の I 型コラーゲンの非生理的架橋であるペントシジン架橋の増加が一因である[2]。

CKD において，骨密度が骨折リスクを反映しにくい要因として，骨密度測定装置（DXA）の技術的な問題点もあげられる。末梢骨用高分解能 CT（high resolution peripheral quantitative CT：HR-pQCT）は，高解像度の末梢骨用の定量的 CT 装置であり，DXA と比較して皮質骨骨粗鬆症を鋭敏に評価可能で，SHPT による皮質骨の骨粗鬆症化をよく検出する[3]。皮質骨の骨粗鬆症化は，従来の DXA では捉えにくいことから，いわゆる骨質の一つと考えられる。

■ CKD 患者における骨密度・骨代謝マーカー測定の有用性

CKD 患者においては，骨密度が骨折の予測に有用ではないとの報告が多かったため，骨密度測定の有用性については，「KDIGO（Kidney Disease：Improving Global Outcomes）ガイドライン 2009 年度版」では否定的であった[1]。しかし近年，骨密度測定の有用性を示す報告が相次いで発表され，2017 年度版では「CKD-MBD を示す所見，骨粗鬆症の危険因子のいずれかまたは両方を有する CKD ステージ G3a-G5D 患者において，その結果が治療法の選択に影響を与える場合は，骨密度検査を骨折リスク判定のために行うことが望ましい」とされた[4]。

骨粗鬆症患者の診断と治療効果の判定においては，骨密度とともに骨代謝マーカーの測定が推奨される。CKD は血清クレアチニン（Cr）濃度や尿中 Cr 排泄量に影響するため，尿中 Cr で補正する必要のある骨代謝マーカーの解釈には，注意が必要である。

腎機能の影響を受けない骨代謝マーカーとしては，骨形成マーカーでは骨型アルカリホスファターゼ（BAP）と I 型プロコラーゲン-N-プロペプチド（P1NP），骨吸収マーカーでは骨特異的酒石酸抵抗性酸ホスファターゼ（TRACP-5b）が存在する（表1）[5]。そのなかでも，骨折予測における BAP の有用性が報告されている。わが国での報告では，総大腿骨・大腿骨頸部・橈骨遠位端 1/3 のいずれの部位の骨密度も全骨折に対する予測能を有していたが，そのなかでも BAP は，いずれの部位の骨密度よりも予測能が高いと報告されている（図1）[6]。

血清 PTH 濃度も骨折と密接な関係があることが，以前より知られている。KDIGO ガイドライン 2017 年度版において，「CKD ステージ G3a-G5D 患者において，血清 PTH 濃度または骨型アルカリホスファターゼ活性を骨病変の評価に用いるのが望ましい。その理由は，著明に高いか低いこれらの値は，骨病変の根幹にある骨代謝回転を予測しうるからである」と記載されている[4]。一方，同ガイドラインによれば，I 型コラーゲン架橋テロペプチド，クロス・ラプス，ピリジノリン，デオキシピリジノリンについては，否定的な扱いとなっている。

CKD5D 患者における骨吸収抑制薬　**103**

表1 骨代謝マーカーの腎機能に対する影響の有無

マーカー	腎機能低下の影響
骨形成マーカー	
アルカリホスファターゼ（ALP）	−
骨型アルカリホスファターゼ（BAP）	−
オステオカルシン（OC）	＋
Ⅰ型プロコラーゲン-C-プロペプチド（P1CP）	−
Ⅰ型プロコラーゲン-N-プロペプチド（P1NP）	−
骨吸収マーカー	
酒石酸抵抗性酸ホスファターゼ（TRACP）	−
骨特異的酒石酸抵抗性酸ホスファターゼ（TRACP-5b）	−
ピリジノリン（PYD）	＋
デオキシピリジノリン（DPD）	＋
Ⅰ型コラーゲン-C-テロペプチド（1CTP）	＋
Ⅰ型コラーゲン架橋 C-テロペプチド（CTX）	＋
Ⅰ型コラーゲン架橋 N-テロペプチド（NTX）	＋

腎機能低下：CKD ステージ G3 以上を指す。
（＋）：影響を受けやすい，（−）：影響を受けにくい
（日本骨粗鬆症学会, 骨粗鬆症の予防と治療ガイドライン作成委員会, 2015)[5]

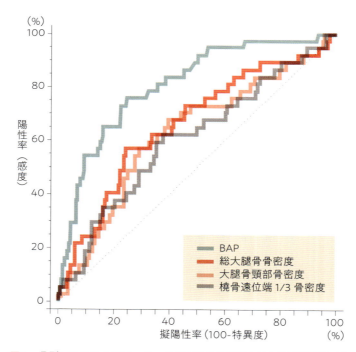

図1 骨型アルカリホスファターゼ（BAP）は骨密度よりも骨折予測能が高い
全骨折の予測因子に対する ROC 曲線。BAP は，総大腿骨・大腿骨頸部・橈骨遠位端 1/3 のいずれの部位の骨密度よりも予測能が高かった。
(Iimori ら, 2012 より引用, 改変)[6]

表2　骨粗鬆症治療薬の CKD 患者への投与上の注意

薬物		保存期腎不全		透析(CKD-5D)
		eGFR≧35 mL/分	eeGFR< 35 mL/分	
L-アスパラギン酸カルシウム		使用回避	使用回避	慎重投与 (要 Ca 濃度チェック)
アルファカルシドール，カルシトリオール		病態に応じ使用量を変更		
エルデカルシトール		血清 Ca 濃度上昇に特に注意		
SERM(ラロキシフェン，バゼドキシフェン)		慎重投与		
ビスホスホネート薬	アレンドロネート	慎重投与	使用回避	慎重投与 (eGFR<35 は使用回避)
	リセドロネート	慎重投与	慎重投与 (eGFR<30 は使用回避)	使用回避
	ミノドロン酸	慎重投与		
	エチドロネート	使用回避		
	イバンドロネート	慎重投与		
エルカトニン		通常投与量可能		
デノスマブ		慎重投与(重度の腎障害患者は低カルシウム血症を起こす恐れが強い)		
副甲状腺ホルモン薬(PTH)		慎重投与		

※その他の薬物は注意情報なし　　　（日本骨粗鬆症学会,骨粗鬆症の予防と治療ガイドライン作成委員会,2015)[5]

CKD 患者における骨作動薬の使用基準

　CKD 患者に対する骨作動薬投与については，「骨粗鬆症の予防と治療ガイドライン 2015 年版」において，多くの注意点が指摘されている(表2)[5]。ほぼすべての骨作動薬が慎重投与，または使用回避となっていることに注意が必要である。アルファカルシドール，カルシトリオールなどの活性型ビタミン D 製剤は，血清 Ca や P 濃度を上昇させる危険性があり，腎石灰化による腎機能低下や，異所性石灰化を惹起する危険性がある。選択的エストロゲン受容体モジュレーター(selective estrogen receptor modulator：SERM)は骨組織への蓄積性はないものの，CKD 進展に伴い半減期が延長する。

　KDIGO ガイドライン 2017 年度版では，CKD のステージと CKD-MBD の状態に応じた骨作動薬の使用基準が提示されている(表3)[4]。CKD ステージ G3a-G5D 患者が生化学的異常を呈している場合には，組織型を確認するために骨生検を考慮するように勧められている。また，CKD は骨吸収抑制薬による顎骨壊死の頻度を軽度上昇させることが報告されており，注意が必要である[7]。

ビスホスホネート

　ビスホスホネート，特に静注ビスホスホネートは CKD 患者において腎障害や蛋白尿

表3　ビスホスホネート，その他の骨粗鬆症治療薬による骨病変の治療

4.3.1. 骨粗鬆症もしくは骨折リスクが高い（WHO 診断基準に基づく）CKD ステージ G1-G2 の患者に対しては，非 CKD 患者と同様の骨粗鬆症治療を推奨する（1A）。
4.3.2. PTH 濃度が正常範囲である CKD ステージ G3a-G3b 患者において，骨粗鬆症もしくは骨折リスクが高い（WHO 診断基準に基づく）場合，非 CKD 患者と同様の骨粗鬆症治療が望ましい（2B）。
4.3.3. CKD ステージ G3a-G5D 患者が生化学的異常と低骨密度，脆弱性骨折のいずれかまたは両方を伴う場合，治療法の選択のために，生化学的検査異常の重症度と可逆性，CKD の進行度，および骨生検の適応を考慮することが望ましい（2D）。

（　）：エビデンスレベル
（KDIGO ガイドライン 2017 年度版「Chapter 4.3：ビスホスホネート，その他の骨粗鬆症治療薬，成長ホルモンによる骨病変の治療」より抜粋）[4]

を悪化させるとともに，骨代謝の過剰抑制により無形成骨の頻度を上昇させることが知られている[8]。また，ビスホスホネートは主として腎排泄であるため，CKD では半減期が延長することも危惧される。進行した CKD においては，ビスホスホネートは骨に集積することも報告されている[9]。そのため，KDIGO ガイドラインでは，血清 Ca，P 濃度などの生化学的パラメータの異常を呈する CKD ステージ G3a-G5D においては，無形成骨を除外するための骨生検が推奨されている[4]。

　CKD5D 患者における 6 カ月にわたるプラセボ対照試験では，アレンドロネートは有意に大腿骨ワード三角の骨密度の低下を抑制したが，その抑制率はわずかであった[10]。また，大腿骨頸部，腰椎においては，その効果は認められなかった。一方，16 人の CKD5D 患者に対して，48 週間にわたり，イバンドロネート 2 mg/4 週を投与したところ，有意に腰椎骨密度を増加させた[11]。CKD5D におけるビスホスホネート投与の報告は少なく，また小規模であるため，ビスホスホネートの有効性・安全性については今後さらなる検討を要する。

■ デノスマブ

　デノスマブは，receptor activator of nuclear factor κB ligand（RANKL）を標的としたヒト型モノクローナル抗体製薬で，強力に破骨細胞を抑制することでその効果を発揮する。そのため，デノスマブの投与により骨から血中への Ca 動員が阻害され，血清 Ca 濃度が一過性に低下する。CKD ステージ 3 までの骨粗鬆症患者に対するデノスマブ 60 mg の投与では，投与後 7 日目に最も血清 Ca 濃度が低下し，その後上昇した（図2）[12]。また，血清 Ca 濃度の低下も限定的であり，有害事象共通用語規準（Common Terminology Criteria for Adverse Events：CTCAE）の最も軽症であるグレード1に至った症例は 10.4% であり，それ以上の血清 Ca 濃度の低下は認められなかった。また，2

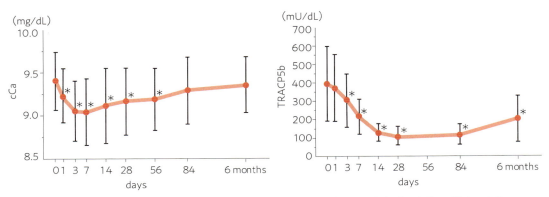

図2 CKDステージ3までの骨粗鬆症患者に対するデノスマブ60 mg投与時の血清Ca濃度の変化
デノスマブ投与により骨吸収マーカーであるTRACP5bの低下に伴い，血清Caが低下する。血清Ca濃度は投与7日後に最も低下し，その後上昇に転じる。
(Miyaokaら, 2019より引用，改変)[12]

回目のデノスマブ投与では，血清Ca濃度の低下は1回目と比較して有意に減少した[12]。

デノスマブ皮下注60 mgの単回投与では，腎機能によりデノスマブの薬物動態に変化はなかったものの，腎機能低下に伴い低カルシウム血症の発症頻度は上昇した[13]。腎機能低下による低カルシウム血症の発生は，デノスマブの代謝障害によるものではないと考えられる。CKDによるビタミンD活性化障害や，SHPTによる骨代謝亢進，骨におけるPTH抵抗などが，低カルシウム血症の発生にかかわると考えられる。

台湾からの報告では，骨代謝回転が亢進しているCKD5D患者に対してデノスマブ皮下注60 mgを投与したところ，33%の患者が低カルシウム血症を呈した[14]。また投与初月には，低カルシウム血症に対して，平均約16 μg/週のカルシトリオールが投与されている。興味深いことに，投与6カ月後には副甲状腺体積の減少が認められた。デノスマブ投与に伴う低カルシウム血症により，大量のカルシトリオールが投与され，副甲状腺腫瘍がアポトーシスにより退縮したと考えられている。

わが国からも，CKD5D患者に対してデノスマブを投与した報告があり，やはり投与後の血清Ca濃度の低下と，血清PTH濃度の上昇が認められている[15]。本報告では，腰椎，および大腿骨頸部骨密度の有意な上昇が認められている。今後，CKD5D患者において，デノスマブ投与で生じた骨密度上昇が，骨折リスクの低下につながるのか検討の必要がある。

おわりに

CKD5D患者に対する骨吸収抑制薬の投与は，骨密度が増加したという報告があるものの，いまだ骨折発生抑制効果については報告されていない。また，ビスホスホネートにおいては無形成骨，デノスマブにおいては低カルシウム血症といった副作用があり，

今後骨吸収抑制薬のリスクとベネフィットを十分勘案していく必要がある。

正解は....
A1. BAP の測定は，骨密度測定よりも骨折予測能が高い
A2. いまだ確たるエビデンスがなく，今後検討していく必要がある

文献

1) KDIGO clinical practice guideline for the diagnosis, evaluation, prevention, and treatment of Chronic Kidney Disease-Mineral and Bone Disorder (CKD-MBD). Kidney Int Suppl 2009；76：S1-130.
2) Saito M, et al. Raloxifene ameliorates detrimental enzymatic and nonenzymatic collagen cross-links and bone strength in rabbits with hyperhomocysteinemia. Osteoporos Int 2010；21：655-666.
3) Nickolas TL, et al. Rapid cortical bone loss in patients with chronic kidney disease. J Bone Miner Res 2013；28：1811-1820.
4) KDIGO 2017 clinical practice guideline update for the diagnosis, evaluation, prevention, and treatment of chronic kidney disease-mineral and bone disorder (CKD-MBD). Kidney Int Suppl 2017：1-59.
5) 日本骨粗鬆症学会，骨粗鬆症の予防と治療ガイドライン作成委員会(委員長，折茂 肇). 骨粗鬆症の予防と治療ガイドライン 2015 年版. 東京：ライフサイエンス出版，2015.
6) Iimori S, et al. Diagnostic usefulness of bone mineral density and biochemical markers of bone turnover in predicting fracture in CKD stage 5D patients--a single-center cohort study. Nephrol Dial Transplant 2012；27：345-351.
7) Campisi G, et al. Epidemiology, clinical manifestations, risk reduction and treatment strategies of jaw osteonecrosis in cancer patients exposed to antiresorptive agents. Future Oncol 2014；10：257-275.
8) Amerling R, et al. Bisphosphonate use in chronic kidney disease：association with adynamic bone disease in a bone histology series. Blood Purif 2010；29：293-299.
9) Goldenstein PT, et al. Fractures in chronic kidney disease：pursuing the best screening and management. Curr Opin Nephrol Hypertens 2015；24：317-323.
10) Wetmore JB, et al. Effects of short-term alendronate on bone mineral density in haemodialysis patients. Nephrology (Carlton) 2005；10：393-399.
11) Bergner R, et al. Treatment of reduced bone density with ibandronate in dialysis patients. J Nephrol 2008；21：510-516.
12) Miyaoka D, et al. Impaired residual renal function predicts denosumab-induced serum calcium decrement as well as increment of bone mineral density in non-severe renal insufficiency. Osteoporos Int 2019；30：241-249.
13) Block GA, et al. A single-dose study of denosumab in patients with various degrees of renal impairment. J Bone Miner Res 2012；27：1471-1479.
14) Chen CL, et al. Effects of Denosumab and Calcitriol on Severe Secondary Hyperparathyroidism in Dialysis Patients With Low Bone Mass. J Clin Endocrinol Metab 2015；100：2784-2792.
15) Hiramatsu R, et al. Denosumab for low bone mass in hemodialysis patients：a noncontrolled trial. Am J Kidney Dis 2015；66：175-177.

糖尿病性腎臓病（DKD）の進行予防と治療におけるトピックス

叶澤　孝一，小川　智也，長谷川　元

Q1. 糖尿病性腎臓病（DKD）には，糖尿病性腎症（DN）とどのような疾患とのオーバーラップが含まれる？
Q2. 糖尿病性腎症重症化予防プログラムでは，いずれの連携体制が重要？
Q3. 腎臓専門医・専門医療機関への紹介基準では，年齢・蛋白尿を問わず，どの程度の腎機能の症例を推奨している？

▷正解は最後に！

key words ▶▶ 糖尿病性腎臓病，糖尿病性腎症，重症化予防，SGLT2阻害薬，GLP-1受容体作動薬

はじめに

　最近では「糖尿病性腎症（diabetic nephropathy：DN）」という用語より，糖尿病の腎病変をより広く捉えた「糖尿病性腎臓病（diabetic kidney disease：DKD）」という用語が用いられるようになってきた。
　現在までDKDに対する特効薬はなく，レニン・アンジオテンシン系抑制薬の使用にても多大な残余リスクが残ることから，より厳格な予防におけるシステムの構築も重要である。一方で，近年DKDに対する既存薬の適応拡大の動きや新薬の開発が相次いでおり，治療という面でも大きな期待が寄せられている。
　本稿では，DKDの概念，重症化予防，既存薬による治療に関する最新の知見について言及したい。

糖尿病性腎臓病（DKD）

　2型糖尿病患者の高齢化や肥満の増加に伴い，糖尿病患者の腎病変は多様化しており，

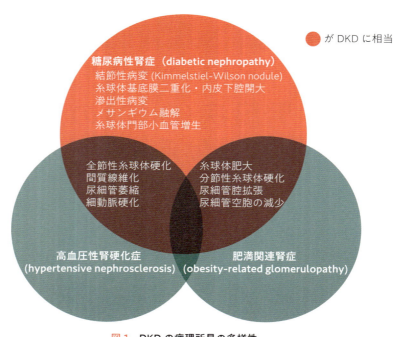

図1 DKDの病理所見の多様性
（糖尿病性腎症と高血圧性腎硬化症の病理診断への手引き，2015より作成）[1]

　腎病理所見においても従来のDNにおける結節性病変（Kimmelstiel-Wilson nodule），糸球体基底膜二重化・内皮下腔開大，滲出性病変，メサンギウム融解，糸球体門部小血管増生といった病変のほかに，全節性糸球体硬化，間質線維化，尿細管萎縮，細動脈硬化といった病変は高血圧性腎硬化症と[1]，糸球体肥大，分節性糸球体硬化，尿細管腔拡張，尿細管空胞の減少といった病変は肥満関連腎症（obesity related glomerulopathy：ORG）とそれぞれオーバーラップし，明確な境界がなくなってきた（図1）。一方で，臨床的にも典型的なDNの経過と異なり，顕性アルブミン尿を伴わないまま糸球体濾過量（GFR）が早期に低下する患者の存在が認識され[2]，このような背景から欧米では，「糖尿病性腎症（diabetic nephropathy：DN）」に代わり，糖尿病の腎病変をより広くとらえた「糖尿病性腎臓病（diabetic kidney disease：DKD）」という用語が用いられるようになってきた。DKDは，米国腎臓財団（National Kidney Foundation：NKF）のKidney Disease Outcomes Quality Initiative（KDOQI）により最初に提唱された概念で，現在では（病理診断で確定していなくとも）糖尿病が病態形成に関与していると考えられる慢性腎臓病（chronic kidney disease：CKD）に対して広く用いられている（図2）[3]。一方で，糖尿病と直接関連しない腎疾患に糖尿病を合併した場合など糖尿病が腎の病態形成に関与していないときには，CKD with diabetes（糖尿病合併CKD）に含まれるが，DKDには含まない。
　わが国においても，2017年10月22日に日本腎臓学会と日本糖尿病学会が合同で

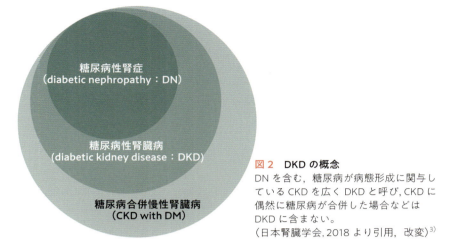

図2　DKDの概念
DNを含む，糖尿病が病態形成に関与しているCKDを広くDKDと呼び，CKDに偶然に糖尿病が合併した場合などはDKDに含まない。
（日本腎臓学会，2018より引用，改変）[3]

「STOP-DKD宣言」を策定し，今後わが国におけるDKDの実態調査および病態解明，治療法の開発に両学会が協力して取り組むこととなった。

糖尿病性腎症重症化予防プログラム

　わが国の慢性透析患者数は依然増加しており，DN（事実上DKDと考えられる）は透析導入患者の約43％と依然として原疾患の第1位である。糖尿病患者の透析導入を減少させるためには，全国で始まった「糖尿病性腎症重症化予防プログラム」のような制度の構築・普及や，2018年日本腎臓学会により作成された「かかりつけ医から腎臓専門医・専門医療機関への紹介基準」の周知徹底を図ることも重要と考えられる。

　2016年3月24日，日本医師会，日本糖尿病対策推進会議，厚生労働省の三者によって糖尿病性腎症重症化予防にかかわる連携協定が締結され，これに基づいて「糖尿病性腎症重症化予防プログラム」が策定された。

　埼玉県は全国に先行し2014年から埼玉県医師会・埼玉糖尿病対策推進会議と連携して糖尿病性腎症重症化予防対策を始めており，厚生労働省の本プログラムにおいても，埼玉県のような都道府県レベルでの取り組みが効果的であるとしている。

　具体的には，まず保険者である市町村が特定健診データから，①空腹時血糖126 mg/dL（随時血糖200 mg/dL）以上またはHbA1c 6.5％以上，②eGFR 60 mL/分/1.73 m^2 未満，（③尿蛋白陽性）のいずれにも該当するハイリスク者を抽出し，レセプトデータと照合して受診の有無を確認したうえで，未受診者・治療中断者については受診勧奨を，通院している者には6カ月の保健指導と，その後，年2回の継続支援を行っている（図3）。また，糖尿病性腎症重症化予防外来の開設や，糖尿病ネットワーク協力医および同相談医の登録を開始し，地域での糖尿病性腎症重症化予防医療ネットワークを構築している（図4）。

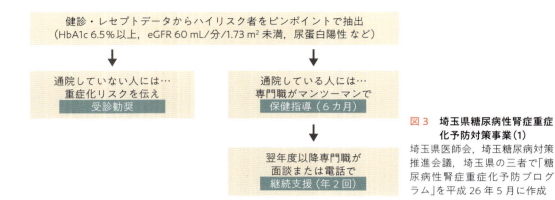

図3 埼玉県糖尿病性腎症重症化予防対策事業(1)
埼玉県医師会，埼玉糖尿病対策推進会議，埼玉県の三者で「糖尿病性腎症重症化予防プログラム」を平成26年5月に作成

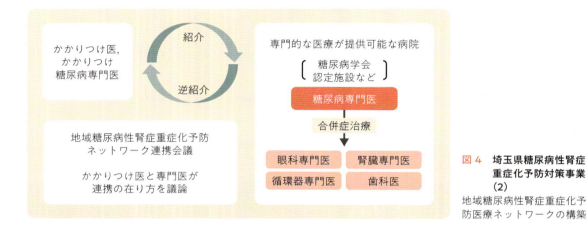

図4 埼玉県糖尿病性腎症重症化予防対策事業(2)
地域糖尿病性腎症重症化予防医療ネットワークの構築

　埼玉県での成果としては，2014〜2015年にかけて受診勧奨の実施前後で，未受診・受診中断者に対する新規受診者の割合が約1.8倍に増加し，また，保健指導不参加者のHbA1c平均値が7.0%から7.1%に悪化したのに対して，保健指導参加者のHbA1c平均値は7.1%から6.8%に低下したことから，一応の成果を認めている。一方で，2015年1〜5月から約1年半後の2016年6〜10月にかけて，受診勧奨者の次年度受診率は約50%に低下，保健指導の次年度継続支援率は約25%に低下し，受診や保健指導を継続することの困難さも浮き彫りになった。今後は，本プログラムをいかに継続していくかが課題と思われる。

かかりつけ医から腎臓専門医・専門医療機関への紹介基準

　DNを含むCKDにおける地域での病診連携は，これまで日本腎臓学会が策定した「かかりつけ医から腎臓専門医への紹介基準」(CKD診療ガイドライン2012)が用いられて

表1　かかりつけ医から腎臓専門医・専門医療機関への紹介基準

原疾患	蛋白尿区分		A1	A2	A3
糖尿病	尿アルブミン定量 (mg/日) 尿アルブミン/Cr 比 (mg/gCr)		正常	微量アルブミン尿	顕性アルブミン尿
			30 未満	30〜299	300 以上
高血圧 腎炎 多発性嚢胞腎 その他	尿蛋白定量 (g/日) 尿蛋白/Cr 比 (g/gCr)		正常	軽度蛋白尿	高度蛋白尿
			0.15 未満	0.15〜0.49	0.50 以上
GFR 区分 (mL/分/1.73 m²)	G1	正常または高値 ≧90		血尿＋なら紹介 蛋白尿のみなら生活指導・診療継続	紹介
	G2	正常または軽度低下 60〜89		血尿＋なら紹介 蛋白尿のみなら生活指導・診療継続	紹介
	G3a	軽度〜中等度低下 45〜59	40 歳未満は紹介 40 歳以上は生活指導・診療継続	紹介	紹介
	G3b	中等度〜高度低下 30〜44	紹介	紹介	紹介
	G4	高度低下 15〜29	紹介	紹介	紹介
	G5	末期腎不全 ＜15	紹介	紹介	紹介

3 カ月以内に 30%以上の腎機能の悪化を認める場合は腎臓専門医へ速やかに紹介。
上記基準ならびに地域の状況などを考慮し，かかりつけ医が紹介を判断し，かかりつけ医と専門医・専門医療機関で逆紹介や併診などの受診形態を検討する。

腎臓専門医・専門医療機関への紹介目的（原疾患を問わない）
1) 血尿，蛋白尿，腎機能低下の原因精査。
2) 進展抑制目的の治療強化〔治療抵抗性の蛋白尿（顕性アルブミン尿），腎機能低下，高血圧に対する治療の見直し，二次性高血圧の鑑別など。〕
3) 保存期腎不全の管理，腎代替療法の導入。

原疾患に糖尿病がある場合
1) 上記紹介基準に当てはまる場合で，原疾患に糖尿病がある場合はさらに糖尿病専門医・専門医療機関への紹介を考慮する。
2) それ以外でも以下の場合には糖尿病専門医・専門医療機関への紹介を考慮する。
　①糖尿病治療方針の決定に，専門的知識を要する場合（3 カ月以上の治療で HbA1c の目標値に達しない，薬剤選択，食事運動療法指導など）
　②糖尿病合併症（網膜症，神経障害，冠動脈疾患，脳血管疾患，末梢動脈疾患など）発症のハイリスク患者である場合
　③上記糖尿病合併症を発症している場合

（日本腎臓学会，日本糖尿病学会（編），日本医師会（監），2018)[4]

きたが，2018 年 2 月 26 日に日本腎臓学会と日本糖尿病学会は，日本医師会の監修で新たに「かかりつけ医から腎臓専門医・専門医療機関への紹介基準」を作成したものを公表した（表1)[4]。

　新しい紹介基準では，①日常診療に潜む腎疾患の発見，②腎予後改善を目的とした治療，③腎不全合併症の管理，を主な紹介目的としており，以下の基準を満たす者が紹介されるべき症例として推奨されている。
①高度蛋白尿（A3）症例
②血尿を伴う軽度蛋白尿・微量アルブミン尿（A2）症例

③年齢，蛋白尿を問わず，eGFR＜45 mL/ 分 /1.73 m² 未満の症例

④ 40 歳未満で，eGFR＜60 mL/ 分 /1.73 m² 未満の症例

⑤ 3 カ月以内に 30% 以上の腎機能の悪化を認める症例

　新しい紹介基準は以前の基準同様に CKD 重症度分類に基づいているが，急速に腎機能が悪化している患者や合併症管理が必要な保存期腎不全患者までもが十分にカバーされ，DKD をも念頭に置いた基準となっている点で有用性が高く，実臨床の場で本紹介基準が活用されることにより日本腎臓学会および日本糖尿病学会の専門医・専門医療機関とかかりつけ医の連携がさらに強化されることが期待されている。

■ DKD 治療におけるトピックス（既存薬を中心に）

　DKD の治療では，Na⁺・グルコース共役輸送体 2（SGLT 2）阻害薬，エンドセリン A（ET-A）拮抗薬，終末糖化産物（AGE）阻害薬，酸化ストレス応答転写因子〔NF-E2-related factor 2（Nrf2）〕活性薬，ミネラルコルチコイド受容体（MR）拮抗薬，窒素酸化物（NOX）阻害薬，ヤーヌスキナーゼ 1/2（JAK1/2）阻害薬といった薬剤で治験が行われており，効果が期待されている。

　特に，既に糖尿病治療薬として使用可能な SGLT2 阻害薬は，エンパグリフロジンによる EMPA-REG[5]やカナグリフロジンを用いた CANVAS[6]，そして最近発表されたダパグリフロジン DECLARE-TIMI[7]といった全く背景の異なる母集団の試験において，複合腎イベントをそれぞれ 39%，40%，47% と一貫して抑制しており，SGLT2 阻害薬のクラスイフェクトであるとともに，幅広い DKD の病態に対して有効性が期待できる。さらに 2018 年には，腎イベントを主要アウトカムとした CREDENCE 研究が早期終了し，今後 DN に対して保険が適用されようとしている。

　SGLT2 阻害薬は，今まで知られていた血糖低下作用，インスリン分泌能やインスリン抵抗性の改善，体重減少のみならず，最近血糖改善とは独立した機序で，種々の腎保護的な作用を有することが明らかにされてきた。もともと糖尿病患者では，腎近位尿細管における SGLT2 の発現が上昇しており，ブドウ糖のみならず Na⁺ の再吸収も亢進しているためにマクラデンサへの Na⁺ のデリバリーの減少し，これが尿細管糸球体フィードバック（TG フィードバック）の障害を引き起こして輸入細動脈を拡張させるために糸球体過剰濾過を助長しているとされる（尿細管仮説）（図 5）[8]。SGLT2 阻害薬は，近位尿細管における Na⁺ の再吸収を抑え，マクラデンサへの Na⁺ のデリバリーを増やすことにより TG フィードバックを正常化させ，糸球体過剰濾過を改善させると考えられる（図 5）[8]。つまり，SGLT2 阻害薬を投与すると初期に initial dip とよばれる一過性の GFR の低下が起こり，その後 GFR の低下が抑制される。また，糖尿病患者における腎近位尿細管の SGLT2 の高発現に伴う Na⁺ の再吸収の亢進は，食塩感受性につながる。

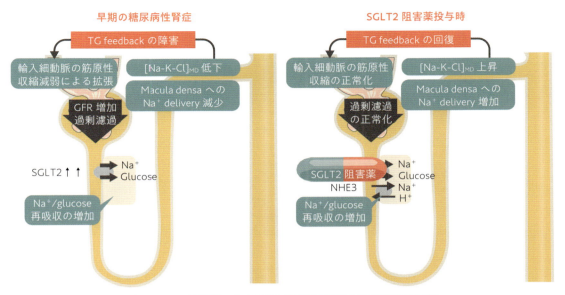

図5 **SGLT2阻害薬による糸球体過剰濾過改善の機序（尿細管仮説）**
TG feedback：tubuloglomerular feedback（Cherneyら，2014より作成）[8]

　SGLT2阻害薬は，Na^+再吸収の抑制により糖尿病患者の食塩感受性を改善すると考えられる。ここで重要なことは，一般的なサイアザイド系利尿薬やループ利尿薬との差異として，Na^+利尿に加えてブドウ糖再吸収抑制とそれによる浸透圧利尿が同時に起こることである。つまり，利尿薬の長期使用で起こりがちな種々の電解質異常が起きにくいほか，求心性腎交感神経活性を介する全身の交感神経活性の相対的抑制により利尿作用にもかかわらず血管内容量の低下が少ない，さらには尿酸再吸収を阻害し血中尿酸を上昇させない，など副作用が少なく安全性の高い利尿薬として作用すると考えられる（**表2**）。さらに，近位尿細管でのブドウ糖再吸収抑制に伴う尿細管糖毒性の解除や尿細管細胞肥大の抑制，低酸素適応応答，尿細管間質線維芽細胞の機能回復に伴うエリスロポエチンの産生，軽微なケトーシスを介したエネルギー代謝の改善，糸球体ポドサイトへの直接的な細胞保護作用，腸内フローラを介した尿毒素の低下，などが次々と想定・報告され，多くのメカニズムを介してDKDに対して保護的に働くことが明らかにされつつある（**図6**）[9]。

　近年，Steno-2やJ-DOIT3といった研究により糖尿病患者の心血管イベントの抑制には集約的治療が重要であることが証明されたが，SGLT2阻害薬は上記のように血糖改善のみならず集約的治療が可能な薬剤であると考えられる。また，Na^+利尿を中心とした前負荷，後負荷の軽減が心不全の予防，病態改善を含む心保護作用にも働くことから，心腎連関を介してさらなる腎保護にも関与すると考えられる。

　一方，GLP-1受容体作動薬においても，リラグルチドを用いたLEADERやセマグル

表2 SGLT2阻害薬の血糖降下薬と利尿薬の作用の併用による影響

	血糖降下薬 (糖排泄薬)	利尿薬 (Na排泄薬)	併用による影響
血清ナトリウム	➡	➡⬇	相殺的➡
血清カリウム	➡	⬇	相殺的➡
インスリン感受性	⬆	⬇	相殺的⬆
脂質代謝	⬇	⬆	相殺的⬇
尿酸代謝	⬇	⬆	相殺的⬇
血圧	➡⬇	⬇	相加的?⬇
RA系活性	⬇	⬆	相殺的➡⬆
交感神経活性	⬇	⬆	相殺的➡
血管内容量	⬆	⬇	相殺的➡
アルブミン尿	⬇	⬇	相加相乗的?⬇
ヘマトクリット/貧血	➡⬆	⬆➡	相加的?⬆
臓器エネルギー代謝	⬆	➡	相加的?⬆
心不全	特に収縮不全⬇?	特に拡張不全⬇?	相加的?⬇

➡は好ましくない作用,➡は好ましい作用,➡は明らかな作用がないことを表している。

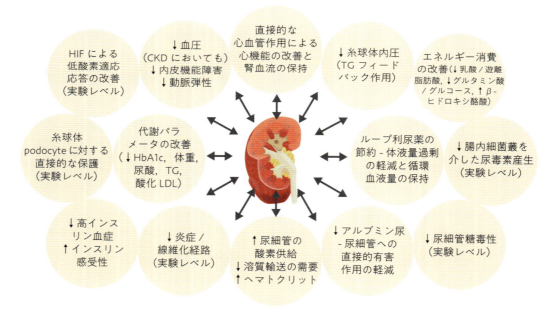

図6 SGLT2阻害薬の腎保護につながる可能性のある潜在的作用
(Heerspinkら,2018より引用,追記)[9]

チドを用いたSUSTAIN6において複合腎アウトカムの発生をそれぞれ22%,36%抑制した。さらに腎機能障害(CKDステージ3〜4)の2型糖尿病患者に対してデュラグラチドを投与したAWARD7においても腎保護効果が証明されたが[10],GFRの推移は初

表3 国内で治験が行われている DKD 治療薬

薬効	開発コード・一般名	開発会社	適応拡大（適応疾患）	治験段階
SGLT2 阻害薬	カナグリフロジン	田辺三菱	○	第三相
	エンパグリフロジン	日本ベーリンガーインゲルハイム	○(CKD)	第三相
	ダパグリフロジン	アストラゼネカ	○(CKD)	第三相
Nrf2 活性薬	バルドキソロン	協和発酵キリン		第三相
ミネラロコルチコイド受容体拮抗薬	フィネレノン	バイエル薬品		第三相
	エサキセレノン	第一三共		第三相
エンドセリン A 拮抗薬	アトラセンタン	アッヴィ		第三相
レニン阻害薬	TAK-272 (1-(4-methoxybutyl)-N-(2-methylpropyl)-N-[(3S,5R)-5-(morpholin-4-yl)carbonylpiperidin-3-yl]-1H-benzimidazole-2-carboxamide hydrochloride)	武田薬品→スコヒアファーマ		第二相

期から上昇しており，SGLT2 阻害薬による過剰濾過の抑制とは機序が異なると考えられる．

SGLT2 阻害薬を含め，DKD に対して現在国内で治験が進行中の薬剤を表3に示すが，治療の最前線に関しては次稿に譲る．

おわりに

高齢化や肥満の増加に伴い，糖尿病患者の腎障害は多様化しており，実臨床では DKD として対応することが適切であると考えられる．また，糖尿病患者の透析導入を減少させるためには，「糖尿病性腎症重症化予防プログラム」や「かかりつけ医から腎臓専門医・専門医療機関への紹介基準」といった DKD 重症化に対する予防的措置も重要と考えられる．そのような状況下で，DKD の治療においては複数の薬剤による治験が進行しており，DKD の発症および進行抑制に対する期待は大きい．DKD 対策はまさに過度期を迎えているといえる．

正解は....
A1. 高血圧性腎硬化症や肥満関連腎症（ORG）
A2. かかりつけ医，専門医，保険者（行政）など
A3. eGFR＜45 mL/分/1.73 m² 未満の症例

文　献

1) 糖尿病性腎症ならびに腎硬化症の診療水準向上と重症化防止にむけた調査・研究 研究班. 糖尿病性腎症と高血圧性腎硬化症の病理診断への手引き, 40-60, 東京：東京医学社, 2015.

2) Perkins BA, et al. Microalbuminuria and the risk for early progressive renal function decline in type 1 diabetes. J Am Soc Nephrol 2007；18：1353–1361.

3) 日本腎臓学会 (編). エビデンスに基づく CKD 診療ガイドライン 2018. 104-105, 東京：東京医学社, 2018.

4) 日本腎臓学会, 日本糖尿病学会 (編), 日本医師会 (監). 腎障害がある患者のかかりつけ医からの腎臓専門医紹介基準. 2018. https://www.jsn.or.jp/data/180227-001.pdf

5) Wanner C. et al. Empagliflozin and Progression of Kidney Disease in Type 2 Diabetes. N Engl J Med 2016；375：323-334.

6) Neal B, et al. for The CANVAS Program Collaborative Group. Canagliflozin and Cardiovascular and Renal Events in Type 2 Diabetes. N Engl J Med 2017；377：644-657.

7) Wiviott SD, et al. for The DECLARE–TIMI 58 Investigators. Dapagliflozin and Cardiovascular Outcomes in Type 2 Diabetes. N Engl J Med 2019；380：347-357.

8) Cherney DZ, et al. Renal hemodynamic effect of sodium-glucose cotransporter 2 inhibition in patients with type 1 diabetes mellitus. Circulation 2014；129：587-597.

9) Heerspink HJL, et al. Renoprotective effects of sodium-glucose cotransporter-2 inhibitors. Kidney Int 2018；94：26-39.

10) Tuttle KR, et al. Dulaglutide versus insulin glargine in patients with type 2 diabetes and moderate-to-severe chronic kidney disease (AWARD-7)：a multicentre, open-label, randomised trial. Lancet Diabet Endocrinol 2018；6：605-617.

糖尿病性腎臓病（DKD）治療の最前線

深水　圭

Q1. 糖尿病性腎臓病新規治療薬としてのNrf2活性化薬の効果は？
Q2. SGLT2阻害薬の腎保護効果のメカニズムは？
Q3. HIF-Prolyl Hydroxylase（HIF-PH）阻害薬には腎保護効果がある？

▷正解は最後に！

key words ▶▶ 糖尿病性腎臓病，diabetic kidney disease，Nrf2，バルドキソロンメチル，SGLT2阻害薬，HIF-PHD阻害薬

糖尿病性腎臓病（diabetic kidney disease：DKD）治療におけるNrf2活性化の意義

1. Keap1-Nrf2系

　親電子性物質は，電子が一方に偏り電子分子が不足したもので，有機化合物では電子の不足した炭素原子を有する分子である。これら親電子性物質が大量に体内に蓄積すると，電子が豊富に存在する核酸や蛋白質の求核性部位に作用し，癌発症や細胞障害性反応を引き起こす。抗酸化薬は生体内で親電子性物質に代謝され，これら親電子性物質解毒化酵素を誘導することが発見され，発癌物質の解毒を活性化し，癌の増殖を抑制することが示唆されていた。親電子性物質により誘導される解毒化酵素の遺伝子上流には，抗酸化薬応答配列（antioxidant response element）が存在し，Nrf2がARE応答性核内転写因子であることから，親電子性物質による酵素誘導に中心的な役割を担っていることが示唆されてきた。Nrf2はあらゆる臓器・細胞に発現が認められ，N末端のNeh2ドメインとよばれる領域を有し，この領域は種間でも保存性が高く，Nrf2の機能制御ドメインとして考えられている。Keap1はこのNeh2ドメインに結合する因子として発見されたNrf2の抑制因子であるが，E3ユビキチンリガーゼであるCul3と結合してユビキチン–プロテアソーム経路によりNrf2を分解する（図1)[1]。

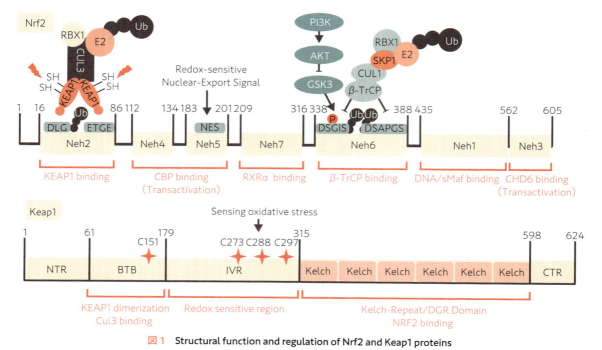

図1 Structural function and regulation of Nrf2 and Keap1 proteins
（Jung ら，2018）[1]

2. Nrf2 活性化薬としてのバルドキソロンメチル

　　バルドキソロンメチル（bardoxolone methyl：BARD）は Keap1 を抑制することにより Nrf2 の転写活性を誘導する．BARD は抗腫瘍効果を期待され臨床試験が行われたが，eGFR を有意に改善することが発見されたため，全く領域が異なる DKD の治療薬として注目された．海外で行われた第三相試験である BEACON 試験では，有意な eGFR の上昇がみられたものの（図2）[2]，BARD を投与していたグループで心不全が多く発症し，独立モニタリング委員会が試験中止を勧告した．しかしながら，わが国における試験では安全性が確保されていたことから，独自に第二相試験である TSUBAKI 試験を行った．GFR 測定のゴールドスタンダードであるイヌリンクリアランスを使用してもなお BARD 群において GFR の有意な改善を認めたことから，現在，DKD に対して第三相試験が開始され検証を行っている．海外では DKD 以外にも遺伝性腎疾患である Alport 症候群や常染色体優性遺伝多発性嚢胞腎（autosomal dominant polycystic kidney disease：ADPKD）に対する臨床治験が開始されている．学会報告レベルでは，低下していた腎機能が V 字回復していることが報告されている．今後は DKD 以外にもさまざまな慢性腎臓病（chronic kidney disease：CKD）に対する BARD の有効性が期待される．しかしながら，Nrf2 が癌細胞において活性化していることや，肺癌の成長・増殖・生存に関与すること，逆に Nrf2-ARE 阻害薬が癌治療に有用であるなどの報告もあり，担癌患者に対する投与は注意が必要かもしれない．

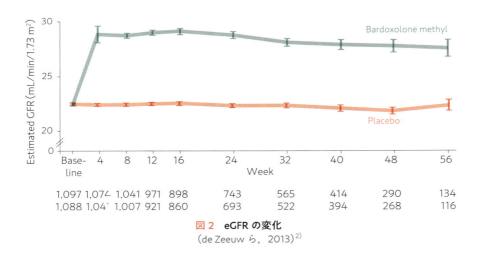

図2 eGFR の変化
(de Zeeuw ら, 2013)[2]

SGLT2 阻害薬の腎保護効果エビデンスとメカニズム

1. SGLT2 阻害薬の腎保護効果エビデンス

　糸球体で濾過されたグルコースは，近位尿細管において 10% は SGLT1 にて，残り 90% は SGLT2 にて再吸収されている。SGLT2 阻害薬は SGLT2 に対し高い選択性を有しており，腎臓の糖排泄閾値を下げることで尿からの糖排泄を促進し，インスリン非依存的に血糖値を改善させる。通常では，糖は糸球体を 180 g/日程度通過するが，ほとんどが SGLT1・2 によって再吸収される。SGLT2 は 1 グルコース分子と 1 ナトリウム (Na) 分子が同時に再吸収されるが，SGLT1 は 1 グルコースと 2Na 分子が再吸収される。米国食品医薬品局 (FDA) はプラセボを対照に SGLT2 阻害薬における心血管リスク発症の非劣性試験を求め，最初に報告されたのが EMPA-REG OUTCOME 試験であった。心血管リスクが高い 2 型糖尿病患者においてエンパグリフロジンは，心血管イベント (3-point MACE/心血管死 or 非致死性心筋梗塞 or 非致死性脳卒中) の有意な改善を示したのみならず，有意に腎保護効果をもたらしたことを初めて明らかとした[3] (図3)[4,5]。8 割を超える患者が RAS 阻害薬を服用しているにもかかわらず，顕性アルブミン尿への進展，血清クレアチニン (Cr) 値の倍化，腎代替療法 (透析など) の開始，腎疾患による死亡の複合エンドポイントのリスクを 39% 軽減させた。しかし腎保護効果はすでに 3 カ月目には生じていることから，この早期のリスク軽減は顕性アルブミン尿への進展を改善させたことにあると推察される。現に，顕性アルブミン尿患者のみを抽出し，ハードエンドポイント (血清 Cr の倍化，腎代替療法 (透析など) の開始，腎疾患による死亡の複合エンドポイント) のリスク軽減効果をみると，おおよそ 2 年で差が開いてくることから，ハードエンドポイントの軽減には 2 年程の期間を要すると考えられる。その後に発表された心血管高リスク 2 型糖尿病患者における CANVAS program においても，カ

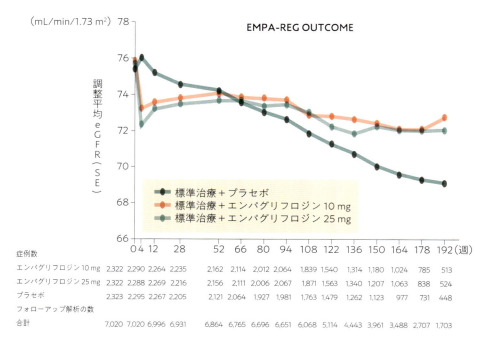

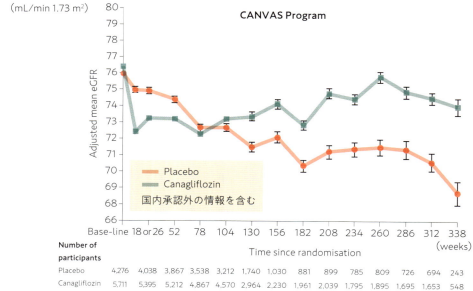

図3 SGLT2 阻害薬における eGFR 保持効果（過剰濾過改善）
（Wanner ら, 2016/ Perkovic ら, 2018）[4,5]

ナグリフロジンが同様に 3-point MACE に加えて eGFR 40% 低下リスクを 40% 軽減した[6]。カナグリフロジンによるハードエンドポイントのリスクも約2年程度で差が開き，有意にカナグリフロジン投与群においてリスクが軽減していることから，SGLT2 阻害

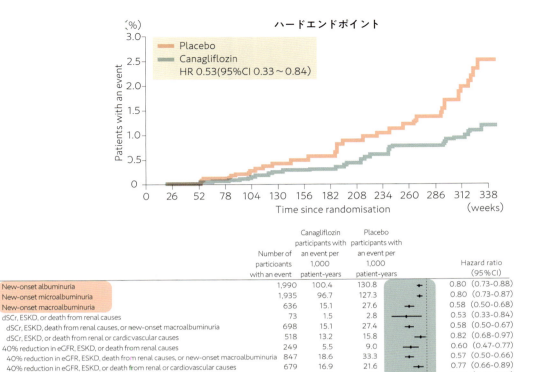

図4 Canagliflozin and renal outcome in type 2 diabetes
（Perkovic ら，2018）[5]

薬の腎ハードエンドポイントのリスク軽減効果は class effect であるといっても過言ではない（図4）[5]。さらに，腎症進展抑制のみならず，アルブミン尿の新規発症も抑制したことから，腎症発症前の患者に対する投与も腎症発症進展阻止という観点から重要である（図4）[5]。最近発表された DECLARE-TIMI58 は，ダパグリフロジンの心血管イベントに対する非劣性を観察する前向きプラセボ対象二重盲検試験であったが，以前の大規模臨床試験と比較すると，エントリー患者数が最大の17,160人であること，心血管疾患の既往のない患者（少なくとも心血管リスクが1つ以上ある患者）が10,186人含まれることが背景として異なる点であり，当初の一次エンドポイントである MACE は改善しなかったものの，追加の一次エンドポイントである心血管死もしくは心不全による入院の複合リスクを有意に軽減した[7]。心血管疾患の既往がない2型糖尿病患者が含まれることから，新規心不全の発症を抑制した可能性が考えられる。さらに，腎ハードエンドポイント（持続する eGFR40% 以上の低下かつ eGFR 60 mL/分/1.73 m² 未満，新規

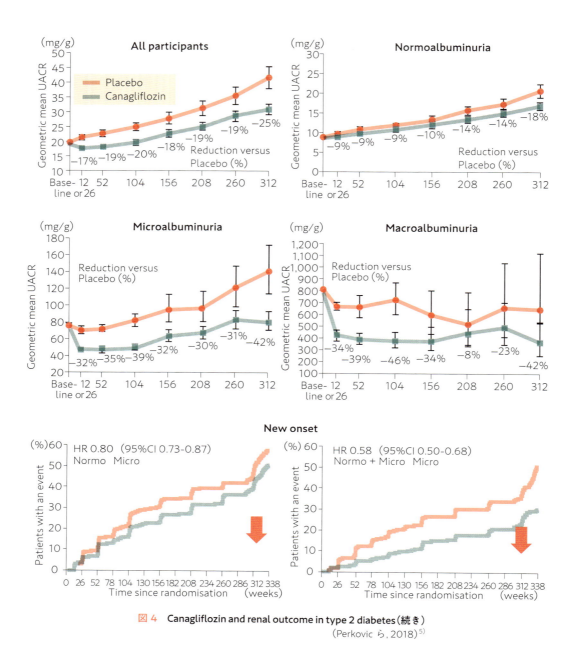

図4 Canagliflozin and renal outcome in type 2 diabetes(続き)
(Perkovic ら, 2018)[5]

末期腎不全,もしくは腎疾患による死亡)を47%低下させ,心疾患による死亡を追加した二次エンドポイントも24%軽減した。これらリスクが2年で差が開いてくる結果は,他のSGLT2阻害薬の大規模臨床試験の結果とやはり一致する[7]。今後は腎サブ解析の結果が待たれるところである。

2. SGLT2 阻害薬の腎保護効果メカニズム

　SGLT2 阻害薬の主な腎保護作用機序は，尿細管糸球体フィードバック（tubuloglomerular feedback：TGF）機構を介した輸入細動脈収縮による糸球体過剰濾過の改善である。輸入細動脈の過剰な拡張を軽減しうる薬剤は，実は SGLT2 阻害薬のみではない。アセタゾラミドは重炭酸脱水素酵素阻害薬であるが，近位尿細管において重炭酸の産生を抑制し，Na 利尿をきたす。尿細管腔内の Na がマクラデンサに到達すると，SGLT2 阻害薬と同様にアデノシンを介した輸入細動脈の収縮が起きる。事実，糸球体過剰濾過を呈する肥満腎症患者にアセタゾラミドを投与すると，過剰に上昇した GFR が有意に改善することが示されている。本研究では，同じ利尿薬であるフロセミドとの比較を行っているが，過剰濾過の軽減はみられなかった。ループ利尿薬は NKCC2 阻害により Na 利尿効果を発揮するが，マクラデンサの Na 再吸収は NKCC2 によってもたらされていることから，ループ利尿薬では TGF を介した過剰濾過の軽減が得られなかった可能性がある。また，ベースラインの GFR が上昇している患者ほどアセタゾラミドによる GFR 改善効果がみられており，代謝性アシドーシスの問題がなければ過剰濾過改善薬となりうる可能性がある。さらに，糸球体過剰濾過軽減作用のみならず，腎臓における酸化ストレスの抑制，低酸素改善，心腎連関改善，Na・浸透圧利尿による血圧改善，過剰な体液の軽減，尿酸低下作用など，多面的な効果が腎臓保護的に働いていると考えられている。腎機能が低下した DKD 患者における SGLT2 阻害薬の効果についても報告されている。EMPA-REG OUTCOME 試験の腎サブ解析において，eGFR 30 mL/ 分 /1.73 m^2 以上と eGFR 60 mL/ 分 /1.73 m^2 未満の 2 群に分けて eGFR の推移をみた結果では，eGFR 60 mL/ 分 /1.73 m^2 以上の群において eGFR 保持効果が大きかったが，eGFR 60 mL/ 分 /1.73 m^2 未満の群においても初期の GFRdip に引き続き eGFR 保持効果が確認されており（図 5）[4]，ある程度腎機能が低下した患者における SGLT2 阻害薬の腎保護効果が期待される。eGFR 60 mL/ 分 /1.73 m^2 未満の患者のみ抽出し心血管イベントリスクをみた結果では，心血管死，全死亡，心不全入院，全入院ともにエンパグリフロジン投与群において有意にそのリスクを軽減している。さらに，eGFR が 30 mL/ 分 /1.73 m^2 未満の 2 型糖尿病患者においてもエンパグリフロジンが血糖非依存的に血圧，体重を改善させることから[8]，SGLT2 阻害薬による血糖非依存的な腎保護の存在が示唆される。同様の傾向はカナグリフロジンでも報告されており，eGFR が 45 mL/ 分 /1.73 m^2 未満の患者では血糖降下作用が減弱しているものの，血圧や体重，アルブミン尿軽減作用は持続して存在し，eGFR の保持効果も報告されていることから，腎機能が低下した患者においても効果が得られる可能性がある。2019 年には腎予後を一次エンドポイントに据えたカナグリフロジンを使用した CREDENCE 試験の結果が発表される予定であり，結果に期待したい。

糖尿病性腎臓病（DKD）治療 の最前線　**125**

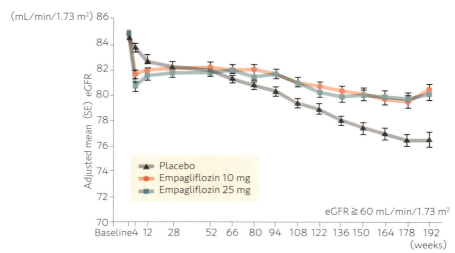

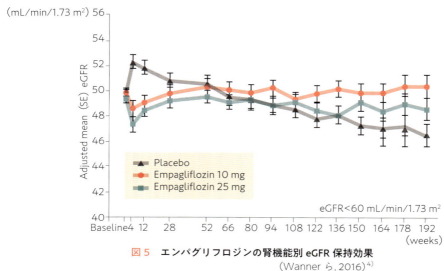

図5 エンパグリフロジンの腎機能別 eGFR 保持効果
(Wanner ら, 2016)[4]

低酸素誘導因子(HIF)-Prolyl Hydroxylase(PH)阻害薬

1. HIF-PHD 阻害薬の腎性貧血治療への可能性

　われわれの体細胞は酸素によってエネルギーを産生しており，すべての細胞が低酸素による細胞障害に対して防御機構を備えている。低酸素を感知して貧血を改善させる最も重要な転写因子が低酸素誘導因子(hypoxia inducible factor：HIF)である。HIF は通常の酸素化において prolyl hydroxylase domain(PHD)によって分解されるが，低酸素状態では PHD が分解され HIF が増大するためエリスロポエチン(EPO)の産生を増加させる(図6)[9]。この作用を利用し，PHD を阻害する薬剤が開発されたが，PH 阻害薬による HIF 活性化により貧血を改善しうることから，慢性腎不全患者において腎性貧

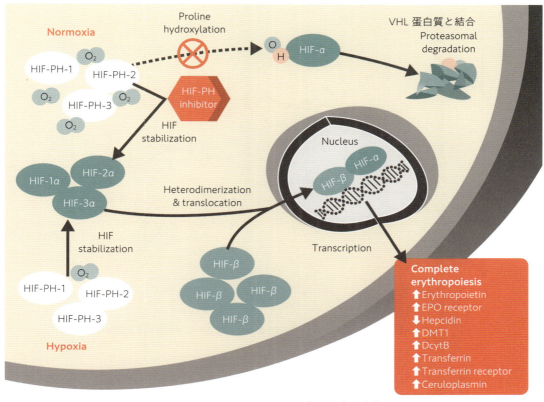

図6　**HIF-Prolyl Hydroxylase (HIF-PH) 阻害薬**
（Gupta ら，2017）[9]

血をターゲットとした薬として現在第三相試験が行われている。ロキサデュスタットはPHD 阻害薬の一つであるが，週3回の投与によりヘモグロビン(Hb)が2.0 g/dL 程度上昇することが報告されている（図7）[10]。さらに，PHD 阻害薬は鉄代謝とも密接に関連していることが知られている。PHD 阻害薬投与により骨髄にて造血が亢進することで鉄利用が高まると，鉄代謝に関与する種々の遺伝子群の発現が亢進する。PHD 阻害薬はEPO の産生亢進のみならず，鉄利用の効率化を介して造血反応を増強させると考えられている。さらに，HIF がヘプシジン転写を直接抑制することや，HIF が EPO による骨髄造血反応を誘導することによりヘプシジンを抑制するなど，さまざまな機序が推察されている。PHD 阻害薬による HIF の活性化は貧血を改善させ，特に透析患者に存在する赤血球造血刺激因子低反応性貧血を改善する可能性がある。

2．HIF-PHD 阻害薬の腎保護作用

腎機能低下の主な原因として，皮髄境界部における低酸素が関与していることから，PHD 阻害薬による低酸素軽減は直接的に腎保護に働く可能性がある。実際，HIF-1α

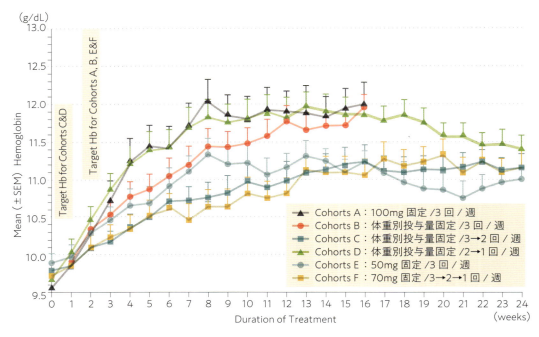

図7 保存期CKD患者においてRoxadustatは効果的にHb濃度を上昇させる
(Provenzanoら, 2016)[10]

を低下させたマウスにおいて腎臓に虚血再灌流モデルを作製したところ，尿細管の壊死，尿細管刷子縁の傷害，円柱産生，尿細管拡張が悪化し，腎機能障害が進展した．さらに，逆にHIF-1αを活性化させた場合には同モデルにおけるさまざまな腎傷害スコアが改善することが示された[11]．さらに，近年糖尿病性腎症モデルにおいて，コバルトによりHIFを活性化させると，皮質の低酸素状態が改善し，虚血が軽減することが見出された[12]．しかしながら，最近，1型糖尿病モデルであるOVE26マウスの糸球体，尿細管においてHIF-1が上昇しており，*in vitro*において血管側におけるHIF-1によるGLUT-1の上昇を介した糖の取り込み増加を介してNOX4発現が上昇し，細胞内酸化ストレスが惹起されることや，細胞肥大やAGEsの産生，細胞外基質の蓄積などを生じ，これらが最終的に細胞障害をきたし尿アルブミン排泄が増加すると考えられている[13]．さらに，HIF-1を抑制することにより腎線維化マーカーが軽減していることも報告されている．以上より，現時点ではHIF活性化による腎保護効果については議論のわかれるところである．今後，治験などにて保存期腎不全患者における腎性貧血治療を行う際に，腎機能が改善するか否かを注意深く観察する必要がある．

おわりに

Nrf2活性化薬であるBARDが新たな治療薬として上市される可能性がある．一方，

SGLT2阻害薬の腎保護効果のエビデンスの結果を踏まえて，2018年に米国糖尿病学会（ADA）/欧州糖尿病学会（EASD）はガイドラインの改訂についてパブリックコメントを発表し，臨床的に心血管疾患を有する糖尿病患者に対しては，心血管リスクを軽減するSGLT2阻害薬を第一選択とすることが推奨された．さらに，CKDや心不全，動脈硬化疾患を合併した患者にはSGLT2阻害薬を使用することも言及されている．

以上のように，DKD治療に関して合併症予防を見据えた糖尿病治療パラダイムシフトが起こっている．新たな経口腎性貧血治療薬であるPHD阻害薬は第三相治験が進んでおり，上市された暁には保存期腎不全への貧血治療に一石を投じるものと考える．今後もDKD発症進展阻止のためのさらなる創薬の発展に期待したい．

正解は ....
A1. バルドキソロンメチルはeGFRを著明に改善する
A2. 過剰濾過の軽減のみならず多面的作用による
A3. 腎保護効果があるという報告はあるが，エビデンスはない

文 献

1) Jung BJ, et al. Dysregulation of NRF2 in Cancer : from Molecular Mechanisms to Therapeutic Opportunities. Biomol Ther 2018 ; 26 : 57-68.
2) de Zeeuw D, et al. Bardoxolone methyl in type 2 diabetes and stage 4 chronic kidney disease. N Engl J Med 2013 ; 369 : 2492-2503.
3) Zinman B, et al. Empagliflozin, Cardiovascular Outcomes, and Mortality in Type 2 Diabetes. N Engl J Med 2015 ; 373 : 2117-2128.
4) Wanner C, et al. Empagliflozin and Progression of Kidney Disease in Type 2 Diabetes. N Engl J Med 2016 ; 375 : 323-334.
5) Perkovic V, et al. Canagliflozin and renal outcomes in type 2 diabetes : results from the CANVAS Program randomised clinical trials. Lancet Diabetes Endocrinol 2018 ; 6 : 691-704.
6) Neal B, et al. Canagliflozin and Cardiovascular and Renal Events in Type 2 Diabetes. N Engl J Med 2017 ; 377 : 644-657.
7) Wiviott SD, et al. Dapagliflozin and Cardiovascular Outcomes in Type 2 Diabetes. N Engl J Med 2019 ; 380 : 347-357.
8) Cherney DZI, et al. Pooled analysis of Phase III trials indicate contrasting influences of renal function on blood pressure, body weight, and HbA1c reductions with empagliflozin. Kidney Int 2018 ; 93 : 231-244.
9) Gupta N, et al. Hypoxia-Inducible Factor Prolyl Hydroxylase Inhibitors : A Potential New Treatment for Anemia in Patients With CKD. Am J Kidney Dis 2017 ; 69 : 815-826.
10) Provenzano R, et al. Oral Hypoxia-Inducible Factor Prolyl Hydroxylase Inhibitor Roxadustat (FG-4592) for the Treatment of Anemia in Patients with CKD. Clin J Am Soc Nephrol 2016 ; 11 : 982-991.
11) Hill P, et al. Inhibition of hypoxia inducible factor hydroxylases protects against renal ischemia-reperfusion injury. J Am Soc Nephrol 2008 ; 19 : 39-46.
12) Nordquist L, et al. Activation of hypoxia-inducible factors prevents diabetic nephropathy. J Am Soc Nephrol 2015 ; 26 : 328-338.
13) Nayak BK, et al. HIF-1 Mediates Renal Fibrosis in OVE26 Type 1 Diabetic Mice. Diabetes 2016 ; 65 : 1387-1397.

読めば自ずと見えてくる！ 透析 × 腎臓病 の捉え方

透析患者にみられる末梢動脈疾患の病態と治療戦略

日髙　寿美，小林　修三

Q1.　透析患者の末梢動脈疾患（PAD）はどの部位の動脈病変が多い？
Q2.　透析患者の重症虚血肢（CLI）で治療が難しい理由は？
Q3.　透析患者の PAD 診断での ABI カットオフ値はどのくらい？

▷正解は最後に！

key words ▶▶　末梢動脈疾患，重症虚血肢，血管石灰化

はじめに

「足の壊疽といえば糖尿病の合併症」と多くの人々が考えるが，糖尿病の有無にかかわらず，慢性腎臓病（chronic kidney disease：CKD）は末梢動脈疾患（peripheral arterial disease：PAD）の独立した危険因子である[1]。透析患者になると血管石灰化の影響も大きく，下腿や足部など末梢病変が多いため治療も難渋し，その予後は極めて不良である。そのため，PAD を早期に診断し，重症化を予防する治療介入が非常に重要であり，また，PAD を発症させないような予防的治療も望まれる。

本稿では，透析患者における PAD の病態とケアを含めた治療戦略について述べる。

透析患者にみられる PAD・重症下肢虚血（critical limb ischemia：CLI）の有病率

足関節上腕血圧比（ankle-brachial pressure index：ABI）および皮膚灌流圧（skin perfusion pressure：SPP）検査を血液透析（hemodialysis：HD）患者に行ったわれわれの検討では，導入期に既に約 25％ もの患者に PAD を認めた[2]。平均 HD 期間が 6.8 年になると 37.2％ の患者に PAD を認め[3]，このうち約半数は無症状であった。

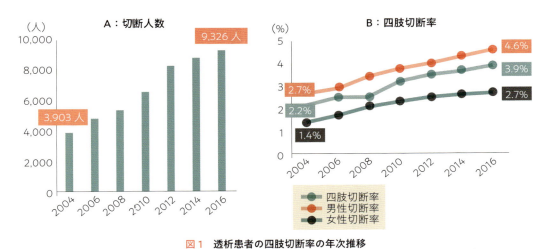

図1 透析患者の四肢切断率の年次推移
A:各年度の切断人数　B:各年度の切断率(日本透析医学会.ホームページより作図)[4]

　PADが進行すると安静にしていても激しい下肢の疼痛を自覚し，また，靴擦れや深爪など軽い受傷であっても虚血のためにその傷を治癒させることができず，潰瘍・壊疽に進行する。このような状況をCLIと呼ぶ。種々の鎮痛薬を使用しても下肢の痛みが取れない場合，また，下肢の潰瘍・壊疽が敗血症の原因となり抗菌薬に反応しない場合には，下肢切断を余儀なくされることがある。

　透析患者で下肢切断を受けた患者は図1A[4]に示すように，2006年は3,903人(2.2%)であったのが，10年後の2016年には9,326人(3.9%)に増加している。切断率の頻度は男性のほうが高いが，男性も女性も増加傾向を示している(図1B)[4]。切断患者の70%は糖尿病透析患者である。

　ひとたび下肢切断に至ると，その予後は極めて不良である。腎機能正常な患者での1年生存率は75%であるが，透析患者では1年生存率が52%と約半数が死亡する状況である[5]。したがって，無症状のときからPADを診断して治療を開始し，CLIに至ることを予防することが非常に重要となる。

透析患者におけるPADの特徴

　透析患者の足病変の特徴を表1に示す。さまざまな特徴があるが，なかでも著明な血管石灰化が予後と大きく関連する。腎不全では動脈内膜の粥状硬化による狭窄・閉塞のほかに，中膜のメンケベルク型石灰化が顕著であり，動脈の弾性を失わせ脈圧が増大し，それにより心の後負荷が増大し，微小循環障害を招く。浅大腿動脈や下腿動脈の血管石灰化の程度がPADの有無やその重症度と強く相関し(図2)[6]，この著明な血管石灰化によっても血管内治療(endovascular therapy:EVT)やバイパス手術が困難となる。

表1 透析患者の足病変の特徴

- 膝関節以下の末梢動脈に PAD が起こることが多い
- 血管の石灰化が著明で EVT やバイパス手術が困難である
- EVT で狭窄・閉塞が解除されても，すぐ再閉塞をきたしやすい
- PAD だけでなく，心血管障害や脳血管障害を合併しやすい
- 関節症などのため歩行距離が短く間欠跛行の症状がでにくい
- 低栄養・免疫不全のため創傷治癒が遅れる
- 体液過剰で浮腫を生じやすく，創傷治癒が遅れる
- 血液透析で除水を行うごとに末梢循環が悪化する可能性がある
- 尿毒症性物質の蓄積により掻痒感が強く掻把し傷ができやすい
- 足底の角化が著明で皮膚の亀裂を生じやすい

PAD：末梢動脈疾患，EVT：血管内治療

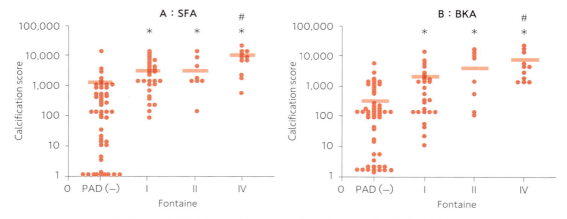

図2 透析患者における下肢動脈石灰化の程度と PAD の有無とその重症度
A：浅大腿動脈(superficial femoral artery：SFA)，B：膝下動脈(below knee arteries：BKA)
*$p < 0.01$ vs PAD(-) 群，#$p < 0.01$ vs PAD Fontaine I 群。PAD(-)群に比べて，PAD を有する群では下肢動脈の血管石灰化が進んでいる。さらに，PAD Fontaine IV 群の CLI 群では PAD Fontaine I 群に比較し，有意に血管石灰化が進んでいる。
(Ohtake ら，2011)[6]

透析患者における血管石灰化

　透析患者にみられる下肢の血管石灰化の程度は，PAD の有無やその重症度と強く相関する(図2)[6]。CLI は透析患者の予後を非常に厳しいものとするが，下肢動脈の石灰化スコアは非 PAD 患者と，また PAD であっても CLI ではない患者と比較すると，CLI 患者では非常に高値を呈している。このことから，血管石灰化の予防が PAD だけでなく全身の動脈硬化の進展を予防する目的で必要である。

　血管石灰化にはさまざまな因子が関係するが，血管石灰化はカルシウム(Ca)とリン(P)の結晶が血管壁に沈着するという受動的なものではなく，血管内皮細胞が骨芽細胞様に変化するといった能動的な変化である。石灰化を促進的に作用するものと抑制的に作用するものは図3[7]に示すようにさまざまである。

　抗凝固薬であるワルファリンは人工弁(機械弁)置換後の患者に必須であるが，ワル

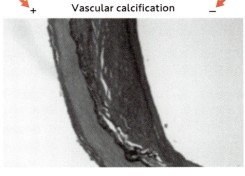

図3 血管石灰化にかかわる因子
Inducers：促進的に作用するもの，Inhibitors：抑制的に作用するもの　（Kobayashi, 2016）[7]

ファリンは血管石灰化抑制的に作用するマトリックスグラ蛋白（matrix gla protein：MGP）を抑制するため，ワルファリンを使用すると血管石灰化が進行する。極力ワルファリンの使用は避けるべきである。

■ PADの早期診断のための検査

　前述したように，PADは無症状のことが多く，突然潰瘍・壊疽を生じて発見されることが多い。早期にPADを診断する第一歩は，「気づくこと」である。また，透析患者の歩行状況や足の話をよく聴くことであり，触りながら診る（見る）ことである。そのうえで，患者にPADの問題をよく理解してもらい，足に問題が生じたときには自分から話してもらう患者教育も忘れてはいけない。

　無侵襲的検査では，ABI，足趾上腕血圧比（toe-brachial pressure index：TBI），SPP，経皮酸素分圧（transcutaneous oxygen pressure：$TcPO_2$）があげられ，実際の血流をみる超音波検査も有用である。

　ABIは広く行われるが，透析患者では血管石灰化のために通常の0.9をカットオフ値とすると偽陰性が多い[3]。われわれの検討では，ABI 0.9未満ではPADの検出特異度は100%であるが，感度は30%しかないことが判明した。各種検査法の比較からは，SPPが感度・特異度とも優れ，有用であり，SPP 50 mmHgをカットオフ値とすると，感度84.9%，特異度76.6%であった。ABIを使って透析患者のPADをスクリーニングする場合には，カットオフ値は1.06未満とするのがよい[6]。TBI 0.6未満をカットオフ値とすると，感度82.5%，特異度86.0%であった。

表 2　透析患者にみられる PAD の治療
① フットケア(爪変形・角質肥厚軽減，炭酸泉浴，マッサージなど)
② 運動療法
③ 薬物療法(抗血小板薬)
④ 壊死病巣に対するデブリードマン(形成外科的あるいはマゴットセラピー)
⑤ 閉鎖陰圧療法 (negative pressure wound therapy：NPWT)
⑥ 高気圧酸素療法 (hyperbaric oxygen therapy：HBOT)
⑦ LDL アフェレシス
⑧ EVT
⑨ 外科的バイパス術
⑩ 幹細胞移植

(小林. 2016)[8]

透析患者にみられる PAD の治療

　各種検査法により PAD あるいは CLI と診断された場合には，表 2[8]に示すような治療が単独あるいは複数併用で行われる。禁煙や薬物療法は基本的であり全員に行われるべきものである。いずれの治療もそれ 1 つで完結できるものではなく，集学的治療が重要である。治療を考えるうえでは，CLI の場合と non-CLI の場合とに分けて考える。non-CLI の場合には主として，表 2[8]に示す①，②，③および場合によっては⑦の治療を行う。

基本的治療法

　糖尿病，高血圧，高脂血症に対する一般的治療は透析患者でも重要である。また，Pの管理も非常に重要である。このほかに，PAD 診断早期から抗血小板薬の適応を考慮すべきである。薬物療法の目的は，心血管障害のリスクを減少させ，歩行距離を改善し，CLI への進展を阻止することにある。

　TASC II のガイドラインではシロスタゾール(プレタール®)が推奨されている[9]。シロスタゾールは跛行患者の歩行距離を有意に改善し，また EVT 後の再狭窄予防に有用であると報告されている[10]。しかし，シロスタゾールには心拍数増加作用があるため，虚血性心疾患を有する透析患者では心仕事量の増大から心血管イベントが増加するリスクが懸念される。透析患者の PAD に対する抗血小板薬の検討は少ないが，セロトニン受容体拮抗薬であるサルポグレラート(アンプラーグ®)やプロスタグランジン I2 アナログ製剤であるベラプロストナトリウム(ドルナー®，プロサイリン®)は，PAD を有する透析患者で脈拍数を増加させることなく，SPP 値を 15 mmHg 改善させることがわかった[11,12]。

　PAD を有する透析患者の運動療法の効果をみた報告はまだ少ない。しかし，運動習慣のある透析患者がない患者に比較して予後が良いという報告はあり，運動は推奨され

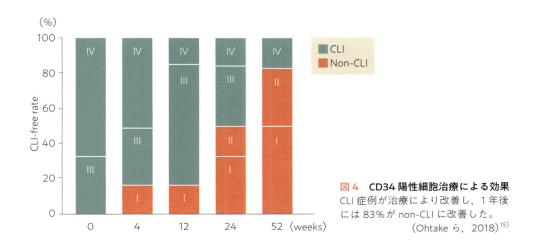

図4 CD34陽性細胞治療による効果
CLI症例が治療により改善し、1年後には83％がnon-CLIに改善した。
（Ohtakeら、2018）[15]

るべきと考える。ただし、運動療法を行う前に心血管障害の有無に関する評価は行うべきである。

CLIに対する治療法

　CLIに進展した際にはEVTまたはバイパス術による血行再建術が必要となる。閉塞部位や閉塞の長さによりEVTかバイパス術を選択することになるが、欧州で行われたBASIL試験によれば、バイパス術もEVTもCLIに対する初期治療として同等に効果的であるが、EVTのほうが安価であり、特に予後が2年以内と予測される全身状態が不良な患者ではEVTが第一選択と考えられる[13]。しかし、透析患者の膝下病変に対するEVTは高頻度に再狭窄・再閉塞を認める。それに対してはLDL-アフェレシスをEVT後に組み合わせることが有効であった[14]。

　血行再建術を行う際に注意すべきことは、感染合併の有無を正しく評価することである。血流改善により感染が拡大することがないように、適切に抗菌薬投与やデブリードマンを行う。局所酸素分圧改善のためには高気圧酸素療法(hyperbaric oxygen therapy：HBO)も有効である。

　先進的な医療ではあるが、自己末梢血幹細胞(CD34陽性細胞)移植治療は、非常に治療が難しい透析患者のCLIに対して図4[15]に示すように驚くべき効果を示し、かつ安全に施行できた。今後、さらに多人数で長期間観察を行う検討が必要であるが、この治療法には大きな可能性がある。

フットケアの重要性

　最も重要なことは、患者自身が足に関心をもち、足に何か障害があったときにはすぐ

表3 ケアプログラム介入前後での潰瘍・切断発症頻度

	介入前1年	介入後1年目	介入後2年目	Cochran-Armitage 傾向検定
潰瘍発生件数(件/100人年)	4.9	3.1	1.5	p=0.03
切断件数(件/100人年)	1.6	1.0	0.5	p=0.14

（愛甲ら．2016）[16]

医療スタッフに申し出るよう患者に指導することである．さらに，一定の基準に従って行う適切なフットケアは，表3[16]に示すようにHD患者の新規潰瘍発症を有意に抑制し，下肢切断の頻度も抑制傾向を示した．透析室看護師を中心としたチームで取り組むフットケア介入には大きな意義がある．

おわりに

透析患者は非常に高率にPADを合併し，無症状のことが多い．CLIとなった場合，EVTや外科的バイパス術のほか，LDLアフェレシスや幹細胞移植などさまざまな治療介入がなされる．しかし，これらの積極的な治療を行っても患者の生命予後は非常に不良である．したがって，何より重要なことは早期発見し対策を行うことにつきる．

正解は ....
A1. 下腿・足部の末梢動脈病変が多い
A2. 血管石灰化が著明であるため
A3. ABIカットオフ値は1.06未満[6]

文献

1) O'Hare AM, et al. Renal insufficiency and the risk of lower extremity peripheral arterial disease : results from the heart and estrogen/progestin replacement study (HERS). J Am Soc Nephrol 2004 ; 15 : 1046-1051.
2) Ishioka K, et al. High prevalence of peripheral arterial disease (PAD) in incident hemodialysis patients : screening by ankle-brachial index (ABI) and skin perfusion pressure (SPP) measurement. Renal Replacement Therapy 2018 ; 4 : 27.
3) Okamoto K, et al. Peripheral arterial occlusive disease is more prevalent in patients with hemodialysis : comparison with the findings of multidetector-row computed tomography. Am J Kidney Dis 2006 ; 48 : 269-276.
4) 日本透析医学会ホームページ．わが国の慢性透析療法の現況．https://www.jsdt.or.jp
5) Aulivola B, et al. Major lower extremity amputation. Arch Surg 2004 ; 139 : 395-399.
6) Ohtake T, et al. Impact of lower limbs' arterial calcification on the prevalence and severity of PAD in patients on hemodialysis. J Vasc Surg 2011 ; 53 : 676-683.
7) Kobayashi S. Cardiovascular events in chronic kidney disease (CKD)—an importance of vascular calcification and microcirculatory impairment. Renal Replacement Therapy 2016 ; 2 : 55.
8) 小林修三．慢性腎臓病と末梢動脈疾患の進行．日内会誌 2016 ; 105 : 842-849.
9) Norgren L, et al. Inter-society consensus for the management of peripheral arterial disease (TASC II). J Vasc

Surg 2007 : 45 Suppl S : S5-67.

10) Ishii H, et al. Cilostazol improves long-term patency after percutaneous transluminal angioplasty in hemodialysis patients with peripheral artery disease. Clin J Am Soc Nephrol 2008 : 3 : 1034-1040.

11) Hidaka S, et al. Sarpogrelate hydrochloride, a selective 5-HT (2A) receptor antagonist, improves skin perfusion pressure of the lower extremities in hemodialysis patients with peripheral arterial disease. Ren Fail 2013 : 35 : 43-48.

12) Ohtake T, et al. Randomized pilot trial between prostaglandin I2 analog and anti-platelet drugs on peripheral arterial disease in hemocialysis patients. Ther Apher Dial 2014 : 18 : 1-8.

13) Adam DJ, et al. Bypass versus angioplasty in severe ischaemia of the leg (BASIL) : multicentre, randomised controlled trial. Lancet 2005 : 366 : 1925-1934.

14) Ohtake T, et al. Beneficial Effect of Endovascular Therapy and Low-Density Lipoprotein Apheresis Combined Treatment in Hemodialysis Patients With Critical Limb Ischemia due to Below-Knee Arterial Lesions. Ther Apher Dial 2016 : 20 : 661-667.

15) Ohtake T, et al. Autologous granulocyte colony-stimulating factor-mobilized peripheral blood CD34 positive cell transplantation for hemodialysis patients with critical limb ischemia : a prospective phase II clinical trial. Stem Cells Transl Med 2018 : 7 : 1-9.

16) 愛甲美穂, 他. 透析患者における末梢動脈疾患―リスク分類(鎌倉分類)を用いたフットケア介入による重症下肢虚血進展防止に対する有用性―. 透析会誌 2016 : 49 : 219-224.

読めば自ずと見えてくる！ 透析 × 腎臓病 の捉え方

透析患者の足病の治療とケア
―重症化予防のための取り組み―

大浦　紀彦，匂坂　正信，中山　大輔，寺部　雄太，森重　侑樹，木下　幹雄

Q1. 透析患者の四肢切断数は年間どのくらい？
Q2. 透析施設で取り組むべき重症下肢虚血の危険因子には何がある？

▷正解は最後に！

key words ▶▶ 重症下肢虚血（CLI），下肢末梢動脈疾患指導管理加算，フットケア

はじめに

　透析患者の難治性の足病変が増加している。透析患者の半数は糖尿病を合併しており，その足病変は糖尿病性足病変の重症形態であり予後も不良である。一般的な糖尿病外来で診察される足病変と比較して血管が石灰化し末梢血管床が乏しいため，血行再建も困難であることが多い。さらに，透析が原因でサルコペニアや歩行できない患者も多く，いったん重症下肢虚血（critical limb ischemia：CLI）となると創傷治癒が得られ歩行ができるようになる患者は非透析患者より少ない。足病変に関しても，透析患者は非透析患者より重症化しているので，適切に足に異常のある患者をスクリーニングし足病変を早期に発見し，迅速に治療を開始することが不可欠である。この稿では透析患者の足病変の現状と治療の注意点について概説する。

透析患者の重症化の現状

　厚生労働省研究班と日本透析医学会の合同の調査では，2014年の四肢切断数は8,787人であり，全体の3.4％にあたると報告された。さらに2012～2013年の同一患者の動向を把握可能な連結データでは，1年間に1,640人/年が四肢切断されていたことがわかった（図1）[1]。この1年間の母集団179,453人であったため，1,000人当たり9.1人が1

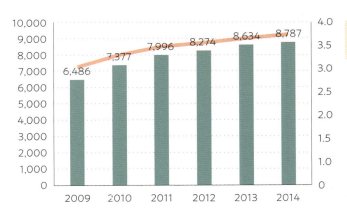

図1 透析患者の四肢切断数と割合の推移
毎年増加傾向にある。(平成27年度厚生労働科学研究費, 循環器疾患・糖尿病等生活習慣病対策総合研究事業, 2016より引用, 改変)[1]

年間で切断されていることがわかった。ところで2012年の定点における切断数は8,274人, 2013年の切断数は8,634人であった。つまり定点における切断者数は, 360人しか増加していない。本来は, 1年間に1,640人増加していなければならない。その差分の1,280人は, 1年間で死亡していることが明らかになった。このような実態調査から考えて, 透析患者の足病変はできる限り早期発見し, できるだけ早期に治療を開始する必要がある。これらの調査を受けて平成28(2016)年度「下肢末梢動脈疾患指導管理加算」[2]という新しい医療制度が新設された。

「下肢末梢動脈疾患指導管理加算」の意義

項目：J038 人工腎臓, 名称：下肢末梢動脈疾患指導管理加算, 点数：100点

　この医療制度は, 日本下肢救済足病学会が, 足病について国会で答弁した参議院議員の秋野公造氏の協力を得て, 厚生労働省(先述の厚生労働省の研究班報告), 学会(下肢救済足病学会を含む7学会), 患者会の合意形成を行ったうえで実現した[3]。この医療制度では, 透析施設において①予防的フットケアを浸透させること, ②客観的に虚血に対するスクリーニングを施行して重症下肢虚血を日常的に抽出すること, ③足病の患者の早期発見, 早期治療を行うこと, が狙いである。足病の患者を早期に血行再建が可能な専門病院へ紹介・連携し, 患者の歩行を維持することを目的として新設された制度である。2017年の調査では全国で約70％(2,869/4,026施設)の透析クリニック・病院で算定されている。

重症下肢虚血のリスク因子

　重症下肢虚血のリスク因子には, BMI＜18.5, 心不全, 創部感染, 自力歩行不能, 糖尿病, 透析, 低アルブミン, 広範囲組織欠損, などがある[4～6]。低栄養であると創傷

治癒が遅延し，さらに治癒傾向がみられても，エネルギーが不足するためリハビリテーションが進まない。低栄養状態での無理なリハビリテーションは，異化を亢進し筋肉がエネルギーとして変換されるためサルコペニアを進行させる。糖尿病の合併は，感染の可能性を高め，microangiopathy（微小循環障害）から組織の灌流異常が生じ肉芽形成が遅延する。Rutherford 6 のような前足部から中足骨に達するような大きな創傷や，踵，足底などの荷重部の創傷では，治癒が遷延しやすく，創部への血流も不十分であることが多いため大切断となりやすい。

これらの因子のなかで透析クリニック・病院で対応が可能な項目は，BMI ＜ 18.5，創部感染，自力歩行不能，低アルブミン，組織欠損[7]などである。つまり①日常的に予防的なフットケアを行うことによって創傷が生じる前に CLI を発見すること，②低栄養状態にならないように栄養指導，栄養管理を適切に行うこと，③筋力低下，すなわちサルコペニアによって歩行不全に陥らないように日常的にリハビリテーションを行うこと，などの取り組みがあげられる。①の予防的フットケアは，平成 28（2016）年度の下肢末梢動脈疾患で算定できる項目であるので，透析クリニック・病院での取り組みは促進するものと考えるが，その他の②③は，診療報酬が算定できないが下肢を救済するために自主的に取り組むべき課題である。

■ 透析クリニック・病院で取り組むべきフットケアの対象患者

1. 虚血肢への対応

より早期にリスクのある足病患者を抽出するには，日常的に週に 1 度くらいずつ皮膚灌流圧（SPP）や足関節 - 上腕血圧比（ABI）を計測すればよいが，現実的には不可能である。虚血になりやすい患者を抽出して検査するのが効率的である。以前に血行再建をした患者は，再閉塞・再狭窄のリスクは常にある。膝下での血管内治療（endovascular therapy：EVT）の既往がある患者では，EVT から 3 カ月での再狭窄率は，73％といわれている[8]。血行再建の既往がある患者は，2 週間に 1 度はドプラで末梢動脈の血流をチェックし，さらに最低でも 3 カ月に一度は SPP や ABI を計測する必要がある[8]。

その他に，足趾部などに切断の既往のある患者も，再発の危険性があるため，3 カ月に一度の客観的血流評価を行う。

2. 胼胝形成，熱傷に関して

末梢神経障害の糖尿病の患者は，胼胝形成から胼胝下潰瘍を併発し感染を起こし，重症化することが多い。透析患者は，神経障害のある非透析糖尿病患者と比較して活動量が少なく，歩行距離も短いため，足変形が認められても胼胝を形成することが少ない。透析患者は，足趾部の先端部の虚血性の壊疽から発症することが多い。実施には，陥入

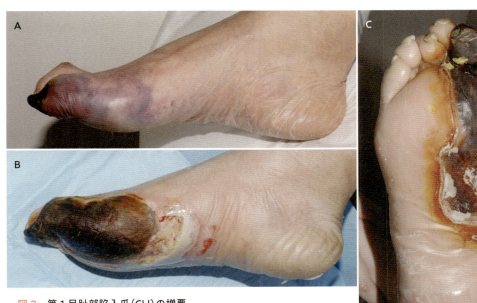

図2　第1足趾部陥入爪（CLI）の増悪
A：陥入爪部から排膿し，ヨード系抗菌薬にて保存的に治療していたが，虚血の進行を認めた。
B：EVTを計画したが，EVTまでに2週間が経過し，足趾部から中足骨部まで壊死が進行した。
C：足底部のほぼ1/3が2週間で壊死となった。

爪や靴擦れ，足を温めるための保温器具による熱傷などから発症，重症化することが多い。透析患者は足部が冷たく感じられることから，あんか，湯たんぽ，ストーブを使用して日常的に足部を温めていることが多く，温痛覚障害から熱傷が生じる温度になっても気がつかず，深部にまで壊死がおよぶ重度の熱傷となる。いったんⅢ度熱傷を受傷すると感染を起こす前にデブリードマンや足趾切断術が必要となる。日頃から患者に熱傷の可能性，危険性について情報を与え，注意を呼び掛けることが大切である。

3．陥入爪

陥入爪は，重症下肢虚血があると増悪しやすい（図2）。感染があると組織が腫脹するため，血行再建後であっても毛細血管から組織への灌流不全となり，虚血も進行する。陥入爪からCLIが増悪することもしばしば経験する。CLIであることを認識せず，陥入爪の処置をして虚血が進行することもあるので注意が必要である。

早期治療開始

下肢末梢動脈疾患指導管理加算は，透析施設から足病を治療する施設へ紹介する連携を行う医療制度である。虚血があれば，血行再建できる施設へ紹介，感染があれば創傷

処置ができる施設へ紹介するということは，CLIについて知識を得た医療者であれば十分理解をしている。しかし，問題となるのは，「どのくらい早く紹介したらよいか」という点である。紹介は，「待機することなく，外来で患者を診察した瞬間」に行わなければならない。抗生物質や血管拡張剤などの内科的な治療で，1, 2週間待つことは全く意味がなく，治療の成功の確率を低下させ，切断のリスクを上昇させる。この時間の大切さを理解していない医療者が多い。また，患者もCLIの予後や重症度を理解しないために，異なる病院にはすぐに行きたがらないものである。CLIの病態を説明し，CLI治療へ取り組むように患者・家族を説得することも透析施設の大切な役割である。

おわりに

透析患者のCLIは難治性であり，他の病態よりも急速に進行するので，早期発見と迅速な対応が推奨されている。また，CLIを難治化し歩行を妨げる要因となる低栄養やサルコペニアに対して，透析施設ではCLIになる前から積極的に取り組む必要がある。

正解は ....
A1.　約8,000例程度で，毎年増加している
A2.　予防的なフットケア，栄養指導，サルコペニア予防のためのリハビリテーション

文 献

1) 平成27年度厚生労働科学研究費，循環器疾患・糖尿病等生活習慣病対策総合研究事業．糖尿病及び慢性腎不全による合併症足潰瘍・壊疽等の重症下肢虚血に関する実態調査報告 H 27-循環器等-指定-001. 2016.
2) 大浦紀彦，他．特集透析患者の下肢末梢動脈疾患重症化予防の取り組み 下肢末梢動脈疾患指導管理加算の意義と透析施設の留意点．日フットケア会誌 2017；15：155-159.
3) 大浦武彦，他．糖尿病・透析の人に役立つ「足病」の教科書．東京；三五館，2016.
4) Takahara M, et al. No association of diabetic duration or insulin use with the prognosis of critical limb ischemia after endovascular therapy. J Atheroscler Thromb 2011；18：1102-1109.
5) Iida O, et al. Endovascular treatment for infrainguinal vessels in patients with critical limb ischemia: OLIVE registry, a prospective, multicenter study in Japan with 12-month follow-up. Circ Cardiovasc Interv 2013；6：68-76.
6) Iida O, et al. 3-Year Outcomes of the OLIVE Registry, a Prospective Multicenter Study of Patients With Critical Limb Ischemia: A Prospective, Multi-Center, Three-Year Follow-Up Study on Endovascular Treatment for Infra-Inguinal Vessel in Patients With Critical Limb Ischemia. JACC Cardiovasc Interv 2015；8：1493-1502.
7) Soga Y, et al. Two-year life expectancy in patients with critical limb ischemia. JACC Cardiovasc Interv 2014；7：1444-1449.
8) Iida O, et al. Angiographic restenosis and its clinical impact after infrapopliteal angioplasty. Eur J Vasc Endovasc Surg 2012；44：425-431.

読めば自ずと見えてくる！ 透析 × 腎臓病 の捉え方

透析患者の泌尿器疾患
—泌尿器悪性腫瘍と性機能障害—

大山　力，畠山　真吾，齋藤　久夫

Q1. 日本人の維持透析患者に発生する泌尿器悪性腫瘍のなかで最も多いのは何？
Q2. 男性性機能障害の診断に有用な質問票は？

▷正解は最後に！

key words ▶▶　泌尿器悪性腫瘍，性機能障害，腎細胞癌（RCC）

はじめに

　本稿では，透析患者の泌尿器疾患として泌尿器悪性腫瘍と性機能障害に焦点をあてて概説する。「我が国の慢性透析療法の現況」によると，透析患者の死亡原因は心不全，感染症に次いで悪性腫瘍が多く，全死因の 9.7％ を占めている。米国の透析患者における悪性腫瘍の罹患率は，前立腺癌（prostate cancer：PCa），乳癌，肺癌，大腸癌，腎細胞癌（renal cell carcinoma：RCC），膀胱癌の順になっており，透析患者の泌尿器疾患において悪性腫瘍の持つ臨床的意義は大きい。また，透析導入の原疾患として糖尿病性腎症が 45％ を占めており，動脈硬化や酸化ストレスと相まって性機能障害を含めたさまざまな疾患の原因になっている。日本の透析技術が高度で，社会保障制度が充実していることもあり，わが国の慢性維持透析患者の生命予後は他国に比して極めて良好である。これまで，透析患者の性機能障害に関してはあまり重要視されてこなかったが，透析患者の QOL 疾患として，男性性機能障害（勃起障害 erectile dysfunction：ED）も重要性を増している。

表1 透析患者に発生した泌尿器癌の患者背景

	腎細胞癌(RCC)	尿路上皮癌(UC)	前立腺癌(PCa)
患者数	25	19	8
平均年齢	53歳	66歳	71歳
男性	18 (72%)	13 (68%)	100%
糖尿病性腎症(DN)	3 (12%)	4 (21%)	2 (25%)
透析歴(中央値)	136カ月	36カ月	10カ月

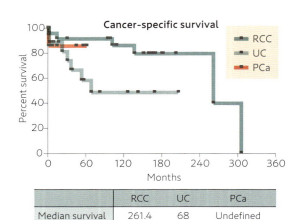

図1 透析患者の泌尿器癌の癌特異的生存率

癌特異的生存率と全生存率の乖離が大きい
癌以外の疾患で死亡する

図2 透析患者の泌尿器癌の全生存率

透析患者の泌尿器悪性腫瘍

Satoら[1]は1990年から2003年までの間における維持透析患者6,201症例の泌尿器悪性腫瘍の発生頻度を調査し，RCCが38例(0.61%)，尿路上皮癌(urothelial carcinoma：UC)が16例(0.26%)発生したと報告している。RCCの38例中23例(60.5%)は偶然発見されているが，UCの13例(81.2%)は無症候性肉眼的血尿を契機に発見されていた。

そこで，われわれも1974年から2011年の間に鷹揚郷腎研究所弘前病院において維持透析を受けた2,026例を対象に，泌尿器悪性腫瘍の臨床像を把握するための検討を行った。その結果，この間に泌尿器悪性腫瘍を発症した症例は52例(2.6%)であった。このうち，RCCが25例(50%)，UCが19例(37%)，PCaが8例(15%)であった。UC 19例中，膀胱癌が17例，上部UCが2例であった。この52例の患者背景を表1に示した。特にRCC症例の透析歴の長さが特筆される。図1にはcause specific survival，図2にはoverall survivalを示した。PCaとUCはcause specific survivalとoverall survivalとの乖離が大きい。すなわち，当該悪性腫瘍以外の疾患で死亡する頻度が高いことを示唆す

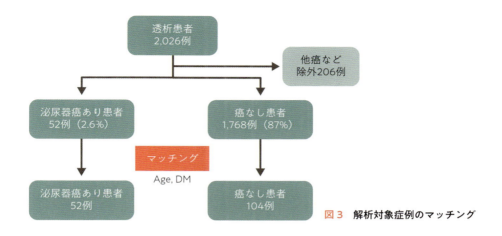

図3 解析対象症例のマッチング

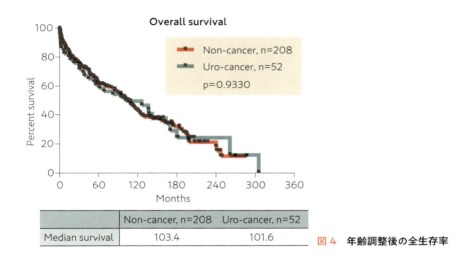

図4 年齢調整後の全生存率

る結果となっている。3つの悪性腫瘍のmedian overall survivalはRCCで169.6カ月，UCで38.1カ月，PCaで44.6カ月とRCCで最も長くなっている。

次なるクリニカルクエスチョン（CQ）として「泌尿器癌を持つ透析患者は予後不良か?」という命題を取り上げる。泌尿器癌に罹患することがどれくらい生命予後に影響を及ぼすか，と言い換えてもよく，透析患者の管理において泌尿器癌の早期発見と早期治療介入の意義を考えるうえでも大きな意義を持つ。

そこで，鷹揚郷腎研究所弘前病院において慢性維持透析を受けた2,026例から他臓器癌に罹患した206例を除外し，年齢と糖尿病の有無によって背景因子をマッチングさせた泌尿器癌を有する52例と泌尿器癌なしの104例を抽出して検討を行った（図3）。その結果，泌尿器癌に罹患の有無によるoverall survivalに有意差を認めなかった（図4）。さらに，RCCとUCに分けて検討を行ったが，RCCやUCの罹患は患者の予後に影響

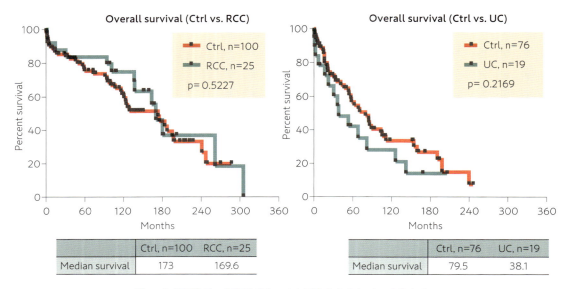

図5 年齢調整後の腎細胞癌(RCC)と尿路上皮癌(UC)の全生存率

を与えなかった(図5)。

　この現象には2つの解釈が可能である。1つは，心血管系の疾患と感染症が透析患者の直接死因として主要なもので，泌尿器癌によって死亡する割合が少ない。したがって，泌尿器癌に罹患するかしないかは透析患者の生命予後には大きな影響を与えないという解釈である。もう1つは，わが国の透析患者の管理が非常に行き届いていて，泌尿器癌に罹患しても適切な対応がなされ，それによって泌尿器癌に罹患しても罹患しなかった場合と同等の生命予後が期待できる，という解釈である。もちろん，この2つの要因が影響し合いながら今回認められた現象の原因になっていることも考えられる。

透析患者におけるRCCのスクリーニング

　透析患者のRCC罹患率は，一般人口の57〜134倍とされている[2]。透析腎に発生するいわゆる透析腎癌の予後は良好であるが，20年以上の長期患者では31.3%の患者に診断時に遠隔転移を認め，必ずしも良好でないとの報告もある[3]。透析腎癌の危険因子は，若年の男性，透析期間が長いこと，また，発症率は166人/10万・人年と通常の約20倍，平均2.7%の高い罹患率と報告されている。また，5年癌特異的生存率は88.2%，5年全生存率は73.5%で，透析合併症での死亡が多いと報告されている。透析患者のRCCを早期発見するためには，定期的なスクリーニングが必要であることは論を待たないが，適切な方法とインターバルについてのエビデンスはない。現在のところ，スクリーニングは透析導入の3年後から開始し，少なくとも年に1回のCTまたは腹部

表2 透析患者における RCC 群と非 RCC 群の患者背景

	All	RCC なし	RCC 有	P-value
n	1,217	1,203	14	
年齢	68±13	68±13	59±12	0.026
性別（M/F）	753/464	744/459	7/7	n.s.
死亡患者数(%)	46%	43%	43%	n.s.
透析導入後期間（年）	6.6±6.1	6.5±6.1	12.7±5.5	0.002
透析導入から RCC 診断まで（年）			10.4±5.4	
腎摘後全生存期間（年）			3.7±2.6	

表3 pT1N0M0 RCC における透析患者と腎機能正常例の患者背景

RCC pT1	正常腎機能症例	透析症例	P-value
n	106	13	
年齢	64.6±12.5	60.5±12.3	n.s.
性別(M/F)	73/33	7/7	n.s.
死亡患者数(%)	4 (3.8)	5 (38)	<0.0001
透析導入後期間(年)		12.5±5.7	
透析導入から RCC 診断まで(年)		10.1±5.5	
腎摘後全生存期間(年)	4.2±2.2	3.7±2.6	<0.0001

超音波検査が推奨され，特に若年者において有益であるとされている。

　そこで，2002 年 1 月～2010 年 11 月に鷹揚郷弘前病院において年 1 回の腹部 CT で RCC スクリーニングを行った維持血液透析患者 1,217 例 について，RCC の発見率と手術後の転帰について後ろ向きに検討した。また，透析 RCC 群 13 例と年齢調整によってマッチングを行った腎機能正常 RCC 群 106 例の転帰を比較検討した。

　その結果，9 年間で 14 例の透析 RCC が発見され，その発見率は 171/10 万・人年（Person-years）であった。表2 に透析患者における RCC 群と非 RCC 群の患者背景を示した。透析導入から透析腎癌発見までは平均 12.7 年。透析 RCC 群は非 RCC 群に比して有意に高齢（68.7 vs. 59.8 歳）で，透析期間も有意に長かった（6.5 vs. 12.7 年）。14 例中 13 例（93%）が転移を有しない pT1（腫瘍径 7 cm 以下）と早期発見されていた。そこで，早期発見された透析患者の pT1RCC を腎機能が正常な pT1RCC と比較検討した。表3 に両群の患者背景を示した。透析患者の RCC の 5 年 RCC 特異生存率は 92% であり，年齢調整した腎機能正常 pT1RCC 群 106 例の 5 年腎癌特異生存率は 95% で透析腎癌と大きな差はなかった（図6）。しかし，腎機能正常 pT1RCC 群の 5 年全生存率は 96% であったのに対して，透析患者の pT1RCC 群の 5 年全生存率は 54% と際立って不良であった（図7）。透析患者に発生する RCC は早期発見して限局性のうちに治療介入を行うことにより，腎機能正常者と同様の RCC 特異的生存率が得られることが明らかになった。

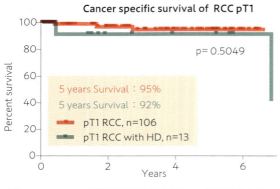

図6 pT1 RCC の腎摘除術後生存曲線（RCC 特異的生存率）

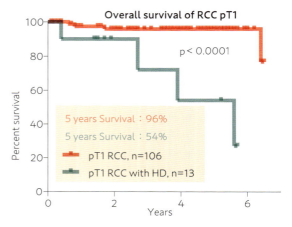

図7 pT1 RCC の腎摘除術後生存曲線（全生存率）
透析患者は腎癌以外の要因が生命予後規定因子

しかし，全生存率を比較すると腎機能が正常な RCC 症例に比して極めて不良であった。このことは透析患者において RCC 以外の要因が生命予後規定因子であることを改めて示唆する結果となった。

以上より，年1回の CT スクリーニングによって透析腎癌の早期発見は可能であるが，治療介入しても全生存率は必ずしも改善しない可能性が示唆された。スクリーニング CT の有用性についてはさらなる検討が必要と思われた。

透析患者の性機能障害

勃起は海綿体神経と血管内皮細胞から発生する nitric oxide（NO）によって惹起され，それに引き続いて産生される cyclic GMP が勃起の維持には重要な役割を果たしている。一般的に勃起不全（erectile dysfunction：ED）の発症とテストステロンなどの性ホルモンの低下には大きな関連性が指摘されている[4]。さらに，ED 患者には高率で心血管イベントの発症を認め，ED は血管内皮細胞の機能障害と認識すべき病態とされている[4]。また，メタボリックシンドローム患者には ED 発症が多く，ED と排尿困難，頻尿，尿失禁などの下部尿路症状には強い関連性がある[4]。

ED は維持透析患者においても生活の質（quality of life：QOL）を低下させる重要な要因であり，その有病率は 50～80% と報告されている[5,6]。しかし，有病率が高い割には，これまであまり重要視されてこなかった傾向がある。透析患者における ED はさらに多くの因子が複雑に関与し合いながら病態が形成されていく。テストステロンの低下，自律神経系の異常，血管内皮細胞の障害，エリスロポエチン産生低下に伴う腎性貧血，二次性副甲状腺機能低下症，亜鉛欠乏，精神的影響など多くの危険因子が存在する。

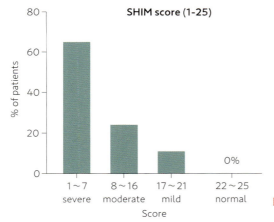

図8 SHIMスコアによる透析患者の性機能評価

　EDは血管内皮細胞の障害と捉えられるため，動脈硬化や血管壁の石灰化などさまざまな血管障害を合併する透析患者のEDの病因を探索するうえで，動脈硬化とEDの関連性を検討することには大きな意義がある。そこで，維持透析患者のED重症度と大動脈石灰化[7]の関係性について検討した。

　男性の性機能を評価するために一般的に用いられている質問票には，International Index of Erectile Function-5（IIEF-5）とSexual Health Inventory for Men（SHIM）がある。IIEF-5は過去6カ月に性交を試みた男性を対象にしており，性交を試みない場合はIIEF-5では評価できないため，日本人にはSHIMが適しているとされる。

　むつ総合病院で維持透析を受けている男性76例を対象にSHIMスコアを用いて性機能を評価した。年齢の中央値は64歳，透析例の中央値は46カ月で，36例（51%）が糖尿病を合併し，24例（34%）が心血管系の疾患の既往を有していた。図8にSHIMスコアの分布を示したが，性機能性正常と判定されるSHIMスコア22〜25の症例は存在せず，半数以上が重症のEDと判定された。図9に大動脈石灰化指数[7]の算出方法を示した。腹部CTにて腎動脈分岐部から総腸骨動脈分岐部までの10スライスの大動脈断面における石灰化を総計して定量化する。透析患者におけるACIはSHIMスコアによるED評価において，重症群と軽度・中等度群の間で有意差を認めた（図10）。

　次に，透析患者におけるEDのリスク因子を検討した。その結果，単変量解析では，透析期間とACIが有意な因子として同定された（表4）。さらに多変量解析の結果，ACIが独立した有意な因子として検出された（表5）。

　日本人の維持透析患者におけるED有病率はわれわれの予想よりもはるかに高率であった[8]。維持透析患者においてACIはEDの重症度と有意に相関しており，大動脈石灰化は維持透析患者の性機能のパラメータとして非常に大きな意義を持つことが明らかになった。

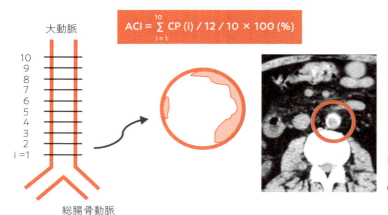

図9 大動脈石灰化指数（Aortic Calcification Index：ACI）
CP：Calcification Profile

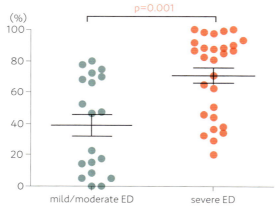

図10 ACIとEDの重症度

表4 透析患者のEDリスク因子（単変量解析）

	P-value	odds ratio	95% CI
年齢	0.070	1.065	0.995-1.139
ECOG PS	0.179	3.467	0.566-2.124
Body mass index	0.192	0.444	0.131-1.502
透析期間	0.018	1.015	1.003-1.028
糖尿病	0.859	0.900	0.280-2.888
心血管系疾患	0.144	2.963	0.691-1.270
降圧薬スコア	0.240	0.887	0.727-1.083
Ankle brachial index	0.113	0.031	0.000-2.278
血漿テストステロン濃度	0.098	1.003	0.999-1.007
血漿遊離テストステロン濃度	0.699	0.971	0.835-1.129
Brinkman index	0.840	1.000	0.999-1.001
飲酒習慣	0.919	0.933	0.246-3.536
ACI	0.002	1.038	1.014-1.062

表5 透析患者のEDリスク因子(多変量解析)

	P-value	odds ratio	95% CI
年齢	0.983	0.999	0.915-1.091
透析期間	0.585	1.005	0.987-1.023
血漿テストステロン濃度	0.100	1.004	0.999-1.009
ACI	0.039	1.040	1.002-1.079

おわりに

　一般的に，透析患者の悪性腫瘍罹患率は健常者よりも高い。欧米ではPCaや乳癌の罹患率が高いが，日本ではRCCが多い。透析患者の悪性腫瘍スクリーニングの目的で年1回程度のCTを実施している透析施設も多いと思われる。確かに，定期的に実施するCTによってRCCの早期診断，早期治療介入が可能であり，透析患者のRCCのほとんどは早期癌の段階で治療されている。しかし，透析患者の死亡原因としては心血管系疾患や感染症が圧倒的に多いため，RCCを早期に治療しても他の疾患で死亡するリスクが高く，悪性腫瘍スクリーニングが透析患者の長期生存に寄与するかどうかは今後の検討を待たざるを得ない。

　また，男性透析患者の性機能障害の頻度は非常に高いものの，これまでほとんど注目されてこなかった。男性性機能障害はQOLに大きな影響を及ぼす疾患であり，適切に診断したうえで治療介入する価値は十分にある。

正解は ....
A1.　腎細胞癌(RCC)
A2.　IIEF-5やSHIM

文 献

1) Satoh S, et al. Renal cell and transitional cell carcinoma in a Japanese population undergoing maintenance dialysis. J Urol 2005；174：1749-1753.
2) Levine E. Acquired cystic kidney disease. Radiol Clin North Am 1996；34：947-964.
3) Ishikawa I. Present status of renal cell carcinoma in dialysis patients in Japan：questionnaire study in 2002. Nephron Clin Pract 2004；97：c11-16.
4) Shamloul R, et al. Erectile dysfunction. Lancet 2013；381：153-165.
5) Miyata Y, et al. Erectile dysfunction in hemodialysis patients with diabetes mellitus：Association with age and hemoglobin A1c levels. Int J Urol 2004；11, 530-534.
6) Suzuki E, et al. Chronic kidney disease and erectile dysfunction. World J Nephrol 2014；3：220-229.
7) Fujita N, et al. Implication of aortic calcification on persistent hypertension after laparoscopic adrenalectomy in patients with primary aldosteronism. Int J Urol 2016；23：412-417.
8) Imai A, et al. Risk factors for erectile dysfunction in healthy Japanese men. Int J Androl 2010；33：569-573.

透析廃絶腎の腫瘍・感染症の診断,治療

木村　貴明,八木澤　隆

Q1. 透析腎癌に特徴的な組織型は？
Q2. 透析腎癌の予後は？
Q3. 多発性嚢胞腎の嚢胞感染で頻度が高い起炎菌は？
Q4. 嚢胞感染の抗菌薬治療抵抗性の危険因子は？

▷正解は最後に！

key words ▶▶ 透析腎癌,多発性嚢胞腎,嚢胞感染

はじめに

　わが国の慢性透析療法の現況によると,透析患者の死亡原因第1位は感染症で,第3位は悪性腫瘍となっている。慢性腎臓病(chronic kidney disease:CKD)患者では,透析療法導入後5年以内に約90%の悪性腫瘍が診断されることが知られており,CKDそのものが悪性腫瘍の危険因子であるといえる。また,腎臓が廃絶した多嚢胞化萎縮腎(acquired cystic disease of the kidneys:ACDK)は,経時的に透析腎癌へと進展する危険因子であることも知られている。実際に透析患者では,腎機能正常者と比較して,腎細胞癌(renal cell carcinoma:RCC)の発症頻度が高い。

　透析患者は,低栄養や血液透析での頻回の穿刺など感染症の危険因子を有する。腎臓が廃絶するとACDKとなる。透析導入となると尿量が減少し,廃用性萎縮膀胱のため膀胱尿管移行部に存在する逆流防止機構が破綻する。その結果,尿路逆流により廃絶腎の感染のリスクが上がってくる。一度,嚢胞感染を発症すると,腎機能障害のため抗菌薬選択・調整,腎血流低下による抗菌薬の移行性,尿量低下による尿路感染症でのドレナージ不足などさまざまな問題を呈して難治性となることが多い。したがって,透析患者の感染症は,速やかな診断治療が重要となってくる。本稿では,透析廃絶腎に発症す

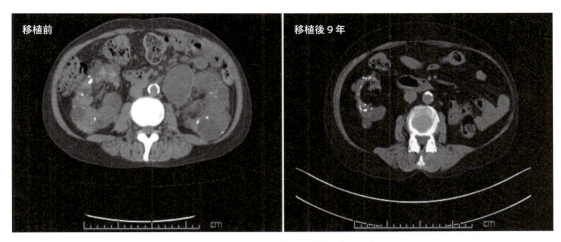

図1　腎移植後の多囊胞化萎縮腎（ACDK）

る腎細胞癌と，多発性囊胞腎に合併する囊胞感染に着目し，診断治療について検討する。

■ 透析廃絶腎の腫瘍

1. 透析廃絶腎の特徴

　　CKDが進行すると，糸球体硬化や尿細管や間質の線維化が進行し，腎臓の容積は減少する。腎機能が廃絶し，透析療法導入となると，透析歴3年まではこのような組織学的変化のために腎臓はますます萎縮し容積は小さくなる。ただし，透析療法導入の原疾患第1位の糖尿病性腎症の場合は，腎実質の体積，腎長径，厚みとも，CKD初期では増大することが知られている。透析療法導入後3年後からは，ACDKの発生に伴って，経時的に腎臓の容積は大きくなってくる。ACDKの発生頻度は，3年未満で44％，3年以上で79％，10年以上となると90％である[1]。透析歴が長いほどACDKは進行する。一方で，腎移植を行い透析療法から離脱すると，ACKDは退縮し，再び固有腎は萎縮する（図1）。

2. 透析腎癌の疫学

　　ACDKの一番の合併症はRCCである。透析患者のRCCの罹患率は，特に60歳以下では，性別に関係なく健常者と比較して100倍以上高いと報告されている[2]。また，組織型にも特徴があり，健常者に多い淡明細胞癌のほかに，ACKDに発生する後天性囊胞随伴腎細胞癌と乳頭状腎細胞癌が多い。透析歴10年までは一般人と同じ淡明細胞癌が多いが，透析歴10年を超えてくると，囊胞に合併する後天性囊胞随伴腎細胞癌が多くなってくる[2]（図2）。生命予後は，腎機能正常者のRCCと比較して良好である。ただし，透析歴20年以上では，肉腫様変化の合併が多くなり，生命予後も悪くなる[3,4]。

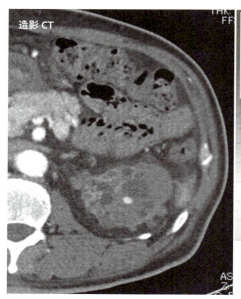
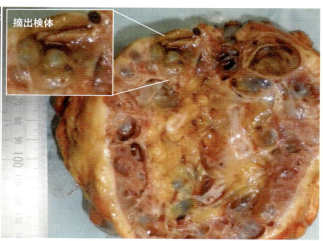

図2 後天性嚢胞随伴腎癌
51歳，男性，透析歴11年。

3. 透析腎癌の診断

　　透析腎癌に有用な診断方法は，腹部超音波検査とCTである。ACDKに伴う腎嚢胞は比較的小さく，嚢胞内部は無エコーであるが，RCCは低エコーを示すことが多い。鑑別としては嚢胞内出血・血腫などのcomplicated cystがあげられるが，廃絶腎では，腎実質への血流も乏しいため，カラードプラでも，通常のRCCと違い血流を十分に確認できないことも多い。したがって，ACDKに伴う腎嚢胞で充実性腫瘤を認めた場合は，腎癌を念頭に経時的変化をフォローアップすべきである。CTでは，後天性嚢胞随伴腎細胞癌は嚢胞壁から内腔に突出する形態を取ることが多く，乏血性で造影効果に乏しい場合や，淡明細胞癌のように早期濃染を示すなど，さまざまな形態を示すことが多い。乳頭状腎細胞癌は，造影早期相でよく造影され，後期相で造影効果が遷延するパターンが多い。CTでも，超音波検査と同様に，充実性嚢胞を認めた場合には，造影効果に乏しくても，透析腎癌は腎実質への血流が乏しいため造影剤の腎臓への移行が少なく，また，後天性嚢胞随伴腎細胞癌は乏血性腫瘤の特徴も有することから，透析腎癌を念頭に経時的にフォローアップすべきである。また，少しでも悪性を疑う所見を認める場合には，積極的に摘除術を検討すべきである。後天性嚢胞随伴腎細胞癌の再発も特徴的で，嚢胞状に再発する。自験例を示すと，65歳，透析歴24年の女性の後天性嚢胞随伴腎細胞癌摘除術を行い，3年目定期フォローアップ中に腎摘出部の傍大動脈に嚢胞状腫瘤と認めた（図3）。後腹膜鏡視下に摘除術を行ったところ，病理結果は後天性嚢胞随伴腎細胞癌の再発であった。根治的に切除できており，切除後5年間無再発で経過している。

　　日本人を対象とした透析患者のRCCについての報告は，2004年に透析医学会誌に掲

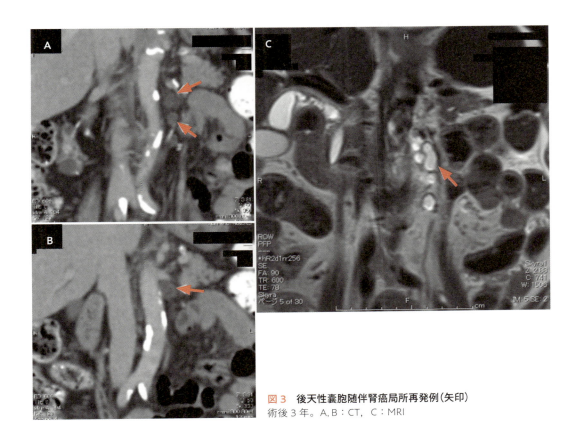

図3 後天性嚢胞随伴腎癌局所再発例（矢印）
術後3年。A, B：CT, C：MRI

載された1982〜2004年の2,873例を対象とした報告が広く知られている[5]。その結果によると，平均年齢は55.5歳，平均透析期間は126.9カ月であった。男性が4倍多く，平均腫瘍サイズは3.97 cmであった。つまり，平均腫瘍サイズは早期RCCの分類に入っていた。転移は13.9%にみられ，平均年齢は58.2歳，平均透析期間は197.0カ月，平均腫瘍径は5.02 cmであった。転移症例は透析期間が長く，腫瘍径が大きかった。海外での報告でも同様で，平均年齢は55歳，男性に多く，腫瘍サイズは平均3.7 cmであった。癌特異的生存率は，腎機能正常者と比較して非常に良好で，10年で97%であった。偶発的なRCC検出率も，CKD患者では87%と高かった。透析腎癌の早期発見は，定期的な検査フォローアップが大きく寄与していると報告されている[3]。

4. 透析腎癌の治療

早期RCCの治療としては，腎機能正常の場合は腎部分切除の適応となるが，廃絶腎は今後もRCC発症のリスクとなり，腎機能温存は不要であるので，通常は全摘除を行う。手術治療には，開腹手術と腹腔鏡手術がある。泌尿器腹腔鏡手術ガイドラインによると，4 cm未満の早期腎細胞は，標準治療として腹腔鏡手術が勧められている。腹腔鏡手術は術中出血や合併症も少なく，手術疼痛や入院期間，また社会復帰までの期間

が短いため，積極的に勧められる．特に透析患者は周術期合併症のリスクが高いと報告されており，侵襲性の少ない腹腔鏡手術が奨励される．透析患者の腎摘除術での一番の合併症はシャント閉塞であり，手術体位や手術侵襲に伴う凝固亢進状態と出血で血栓が誘発されやすくなっていることがその一因と考えられる．また，全身麻酔の低血圧や手術体位もシャント閉塞のリスクである．腹腔鏡手術は，腸管と同じ空間からアプローチする経腹的アプローチと，後腹膜の脂肪内にバルーンで空間を作成し行う径後腹膜アプローチがある．当院では経後腹膜アプローチを採用している．経後腹膜アプローチは，腸や他の大血管を操作しないので腸閉塞などの合併症がなく，術後回復が早いメリットがある．ただし，狭い空間での手術であるため手術操作の難易度が高く，熟練した術者が行う必要がある．一方で，経腹的アプローチの腹腔鏡手術は，広い空間で手術ができるため，比較的大きな腫瘍に有利である．透析腎癌の平均腫瘍サイズは 3.95 cm であり，また，透析患者は腎機能温存が不要であることから，経後腹膜アプローチの腹腔鏡下腎摘除術のよい適応である．

5. まとめ

透析患者の廃絶腎は，CKD の進行とともに萎縮するが，透析歴 3 年以降は ACDK により経時的に腫大する．ACDK に発生する後天性囊胞随伴腎細胞癌は，囊胞内に突出する形態が多く，乏血性や早期濃染を示すなどさまざまな画像所見を呈する．超音波検査や CT で充実性腫瘤を認めた場合には，透析腎癌を念頭に経時的変化を観察することが重要である．また，透析患者の定期検査は透析腎癌の早期発見に寄与しており，生命予後も腎機能正常者と比較して非常に良好である．治療方針としては，廃絶腎は温存する必要がないので，積極的に根治的全摘除術を検討すべきである．透析患者は周術期合併症のリスクが高いため，低侵襲な腹腔鏡手術がよい適応である．

■ 透析廃絶腎の感染

1. 多発性囊胞腎

多発性囊胞腎，特に本稿では，透析療法に関連して常染色体優性遺伝多発性囊胞腎（autosomal dominant polycystic kidney disease：ADPKD）について検討する．ADPKD は，わが国で約 1,000 ～ 2,000 人に 1 人に発症し，現在，約 3 万人の患者がいると推定されている[6]．加齢とともに腎囊胞が増加し，腎臓は巨大化する．30 ～ 40 歳まで無症状のことが多いが，進行性に腎機能が低下し，全患者の約半数は 60 代で腎代替療法が必要となる．遺伝性疾患であるため透析導入原疾患第 5 位で推移しており，年間全透析療法導入患者の約 3.5% を占めている[6]．原因遺伝子は PKD1 と PKD2 である．PKD1 遺伝子が 85% と多く，病状の進行が早いとされている．また，脳動脈瘤，心臓

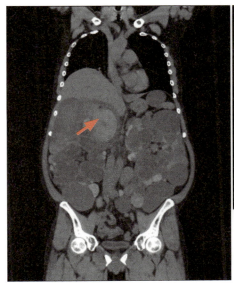
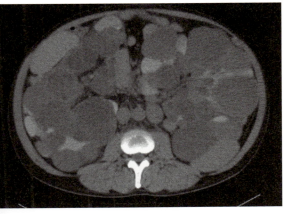

図4 多発性嚢胞腎の出血感染
49歳，男性，透析歴8年。

弁膜症，大腸憩室などの罹患率が高く，特に脳動脈瘤や心臓弁膜症は生命予後に影響を与えるためスクリーニングが重要である[6]。加齢とともに腎容積は増大するため，消化管圧迫による腹部膨満感，便秘，腰背部痛などの臨床症状を呈することも多い。肉眼的血尿は約半数に認める。尿濃縮力障害を認めるため，尿量はCKD末期まで保たれる。診断は家族歴とCTあるいはMRIによる画像診断で容易に行える。肝嚢胞を約80%に合併する。肝嚢胞は，腎腫大と同様に容積が増大し臨床症状を呈することがあるが，肝機能障害はきたさないことが多い。また，CA19-9が上昇することもある[6]。腎移植により透析療法を離脱するとADPKDもACDKと同様に萎縮する。嚢胞腎の主な合併症は，嚢胞出血と嚢胞感染である（図4）。

2. 嚢胞感染

ADPKD患者の8.4%が生涯に嚢胞感染をきたす[7]。ただし，1患者あたりの嚢胞感染発症頻度は1年あたり0.001回と低く，嚢胞感染で入院を要する頻度は9%程度である。ADPKD患者の嚢胞感染は，腎機能正常者でも発症しうるが，多くはCKD患者に発症する[7]。感染経路は，一般的に逆行性尿路感染症と考えられているが，一部にはbacterial translocationでの感染を示唆する症例を認める。特に透析患者は，廃用性萎縮膀胱のため膀胱尿管移行部の逆流防止機構が破綻しており，逆行性尿路感染症のリスクが高い（図5）。

3. 嚢胞感染の診断

38℃以上の発熱，感染嚢胞に一致した腹痛，炎症反応上昇といった臨床症状を呈する。

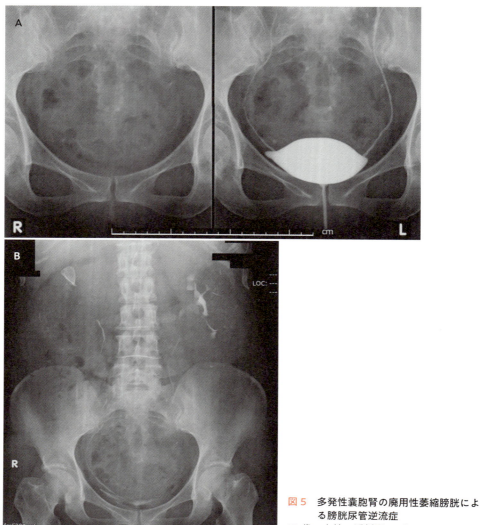

図5 多発性嚢胞腎の廃用性萎縮膀胱による膀胱尿管逆流症
53歳，女性，透析歴24年。
A：廃用性萎縮膀胱　B：膀胱尿管逆流症

腎盂腎炎に特徴的な膿尿を認めないことが多い。突然の痛みで発症し，発熱や炎症反応上昇を認めない場合は嚢胞出血を示唆する。敗血症に進展し致命的になる場合もあるため，速やかな診断・治療が重要である。診断は血液検査の炎症反応の上昇に加えて画像診断を行う。positron emission tomography（PET）-CT が有用であるという報告が多い[8]。PET-CT は，ポジトロン核種を含むグルコースを投与すると，核種が糖消費量の多い組織へ集積することから，感染嚢胞への集積が認められる。しかし，使用可能な施設が限られているため，現実的には CT や MRI で行うことが多い。造影 CT では，感染嚢胞壁の増強効果，嚢胞内の密度の上昇を認める。ただし，嚢胞出血の急性期でも同様な所見を認めるため，鑑別は難しい。MRI では T1 強調画像，T2 強調画像すべて

に高信号を呈する。CT と同様に嚢胞出血の急性期も同様な所見を認めることから，鑑別が難しいことがある。膿瘍や腫瘍などの細胞性浮腫が存在する組織の検出能を有する拡散強調画像は，感染嚢胞の検出に有用なことがある。しかし，多くの場合は古い出血嚢胞などが散在し，明確に感染嚢胞をフォーカスできないことも多いため，発熱や炎症反応，腹痛と CT や MRI などの画像評価，特に腹痛に一致した画像所見など，臨床症状と伴せて判断することが重要である。

4. 嚢胞感染の治療

嚢胞感染の起炎菌は，大腸菌を代表とした腸管内由来のグラム陰性桿菌が多い。血液培養では 60% の陽性率であるが，尿培養では 10% 程度の陽性率であったと報告されている[9]。経皮的嚢胞穿刺による細菌同定の有用性も報告されているが，嚢胞の位置によっては穿刺が難しい場合がある。水溶性抗菌薬は感染嚢胞への移行性が悪く，嚢胞内の薬物濃度が十分に高くならない，一方で，脂溶性抗菌薬は，感染嚢胞への移行性が良好であるため，脂溶性抗菌薬であるキノロン系，ST 合剤を選択する。特に，起炎菌として最も頻度が高いグラム陰性桿菌を広くカバーし，脂溶性で嚢胞透過性が良好なニューキノロン系抗菌薬が奨励される。抗菌薬は最低でも 4 週間は継続する。2 週間継続しても発熱や炎症反応の改善が認められない場合は，治療抵抗性と判断し，経皮的ドレナージや外科的切除を検討する。腎機能正常者でも 5 cm 以上の感染嚢胞の場合は，治療抵抗性の可能性が高いため最初から経皮的ドレナージを検討してもよい。治療抵抗性の危険因子としては，CKD ステージ 3 以上の腎機能障害，5 cm 以上の嚢胞への感染，腎結石の合併，尿路閉塞の既往である。特に CKD ステージ 3 以上は 40% に治療抵抗性を認めるという報告がある[9]。したがって，CKD 患者は，嚢胞感染の抗菌薬治療抵抗性の高リスク群であるため，初期治療での抵抗性を確認した場合は，速やかに外科的治療を検討すべきである。

5. まとめ

ADPKD は，加齢とともに腎臓が嚢胞性に腫大し，腎機能が悪化する遺伝性疾患で，年間全透析導入患者の約 3.5% を占めている。8.4% が生涯の内嚢胞感染を合併する。嚢胞感染は CT，MRI と発熱，腹痛などの臨床所見とで総合的に診断する。初期治療は嚢胞移行性が良好なニューキノロン系抗菌薬が奨励される。治療効果を認める場合は，最低でも 4 週間は抗菌薬を継続投与する。2 週間で治療効果が認められない場合は，治療抵抗性と判断し，経皮的ドレナージや外科的切除を検討する。また，CKD，5 cm 以上の嚢胞への感染，腎結石の合併例は抗菌薬治療抵抗の危険因子であるため，初期治療の反応が十分でない場合は，速やかに外科的治療を検討すべきである。

透析廃絶腎の腫瘍・感染症の 診断，治療　**159**

正解は....

A1. 後天性嚢胞随伴腎細胞癌と乳頭状腎細胞癌。特に透析歴10年以降では後天性嚢胞随伴腎細胞癌の頻度が高くなってくる

A2. 透析患者は定期検診で早期に発見される割合が高いため，予後は良好である。ただし，透析歴20年を超えると肉腫様変化を合併するようになり予後も悪くなる

A3. 大腸菌を代表とした腸管内由来のグラム陰性桿菌

A4. CKDステージ3以上の腎機能障害，5cm以上の嚢胞への感染，腎結石の合併，尿路閉塞の既往

文献

1) Ishikawa I. Acquired Cystic Disease of the Kidney and Renal Cell Carcinoma-Complication of Long-Term Hemodialysis. 1-111, Tokyo；Springer, 2007.
2) 石川　勲．透析患者と腎癌．透析会誌 2014；47：589-598.
3) Neuzillet Y, et al. Renal Cell Carcinoma (RCC) in Patients With End-Stage Renal Disease Exhibits Many Favorable Clinical, Pathologic, and Outcome Features Compared With RCC in the General Population. Eur Urol 2011；60：366-373.
4) Sassa N, et al. Renal cell carcinoma in haemodialysis patients：does haemodialysis duration influence pathological cell types and prognosis？. Nephrol Dial Transplant 2011；26：1677-1682.
5) 石川　勲, 他．透析患者における腎癌の現況：2004年度アンケート調査報告と1982年度からのまとめ．透析会誌 2005；38：1689-1700.
6) 丸山彰一, 他．エビデンスに基づく多発性嚢胞時(PKD)ガイドライン．東京：東京医学社, 2017.
7) Sallee M, et al. Cyst infection in patients with autosomal dominant polycystic kidney disease. Clin J Am Soc Nphrol 2009；4：1183-1189.
8) Marten A. Diagnostic criteria in renal and hepatic cyst infection. Nephrol Dial Transplant 2014；30：744-751.
9) Marten A. Lantinga：Mangement of renal cyst infection in patients with autosomal dominant polycystic kidney disease：a systematic review. Nephrol Dial Transplant 2017；32：144-150.

読めば自ずと見えてくる！

透析 × 技術

の捉え方

読めば自ずと見えてくる！ 透析 × 技術 の捉え方

腹膜透析の長期継続のポイント
—体液管理—

森石　みさき

Q1. 腹膜透析(PD)を脱落原因で最も多いのは？
Q2. PD患者の体液過剰についてどんな対策がある？

▷正解は最後に！

key words ▶▶　腹膜透析，体液過剰，腹膜透析の離脱，血液透析＋腹膜透析の併用

はじめに

　腹膜透析(peritoneal dialysis：PD)は末期腎不全患者の治療法の一つとして過去30年以上行われてきた。在宅治療であること，循環動態が安定し食事管理が緩やかであること，社会復帰に有利であり患者の生活の質(quality of life：QOL)の向上に優れていることなど多くの利点があるにもかかわらず，PD患者数は2009年の9,856人(全透析患者の3.4%)をピークに徐々に減少し，2017年末には9,090人(全透析患者の2.7%)まで減少した[1]。PD患者の減少にはさまざまな要因があるが，導入早期のPD脱落例が多く，なかでも体液過剰を原因とする脱落が多いことが注目される。
　本稿では，PDの長期継続のポイントとして，体液過剰とその管理について述べる。

PD患者の導入と離脱

　図1にPD患者の新規導入数と年末患者数の推移を示す。2008年以降，約2,000人の新規PD導入患者がいるにもかかわらず，PDを脱落し血液透析(hemodialysis：HD)に移行する患者が導入患者に勝り，年末患者数は徐々に減少している。PD歴をみると，2016年末のPD患者の44.2%はPD歴2年未満の患者が占めていた。Nakayamaらは日本のPD患者1,338人のPD脱落理由として，最も多いのが体液過剰(19%)，次いで

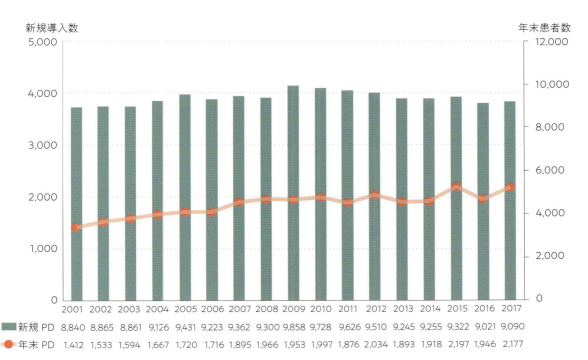

図1 PDの新規導入と年末患者数

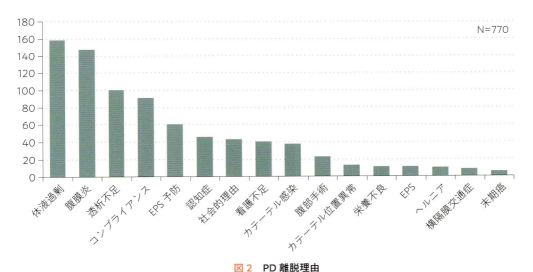

図2 PD離脱理由
2008〜2012年に日本で行われたPD患者のEPS発症に関する調査中の離脱理由である。体液過剰が156例(19%)と最も多い。　　　(Nakamuraら，2014より引用，改変)[2]

腹膜炎(17.6%)であり(**図2**)[2]，PD歴が短い患者ほど腹膜透析関連の合併症による離脱が多かったと報告している[2]。つまりPD長期継続の要は体液管理といえよう。

表　PD 患者の体液過剰の原因と対策

体液過剰の原因	体液過剰の対策
1) 塩分・水分過剰 2) 残腎機能の消失 3) 腹膜透過性の亢進 4) 心疾患	1) 塩分・水分摂取制限 2) 利尿薬・トルバプタンの投与 3) PD 処方の変更（貯留時間の短縮，高濃度透析液・icodextrin 透析液の使用，APD 治療） 4) HD の併用 5) 心疾患治療

体液過剰の原因

　日本透析医学会の「2009 年版 腹膜透析ガイドライン」によると，PD における適正な体液状態とは浮腫，高血圧などが存在しない状態としている[3]。しかし，バイオインピーダンス（bioelectric impedance analysis：BIA）法による体液測定の結果，PD 患者の53.3% が体液過剰状態にあり，正常血圧で体液正常な患者は 26.8% しかいないことが報告されており[4]，PD 患者の体液管理の困難さを示している。表に PD 患者の体液過剰の原因と対策を示した。

1. 塩分過剰と多飲

　PD 患者の体液状態と高血圧の関連性を調査した研究において，日本の PD 患者の約30% が体液過剰状態にあり，塩分過剰や多飲に関連した高血圧が指摘されている[5]。さらに，PD 患者の体液過剰は細胞外液（extracellular volume：ECV）過剰と関連して左室心重量係数（left ventricular mass index：LVMI）の増加[6,7]，心疾患発症のリスクとなる可能性が示唆され，体液管理の重要性を強調している。

2. 残腎機能の消失

　腎機能は経年的に徐々に低下し，これに関連した体液過剰，血圧の上昇と LVMI の上昇が報告された。さらに，残腎機能が 1 mL/ 分上昇すると死亡リスクが 50% 低下し[8]，1 日尿量が 250 mL 増加すると死亡率は 36% 低下する[9]と報告された。残腎機能の消失は PD 患者の死亡リスクの増加に関与し，残腎機能を保持するために体液過剰気味に管理する傾向もみられた。しかし，ECV と残腎機能には相関性がなく[10]，残腎機能は適切な体液状態のうえで保持されるべきと考える。

3. 腹膜透過性の亢進

　PD の長期化や高濃度透析液使用によって腹膜の透過性が亢進する。腹膜の透過性が亢進した症例では限外濾過不全（ultrafiltration failure：UFF）から体液過剰となる。UFF とは 2 L の 4.25% ブドウ糖透析液を 4 時間貯留後，400 mL 以下の総除水量のとき，

あるいは無尿で 1 日の総除水量が 750 mL 以下と定義され，その発症率は 1.7 〜 13.7% といわれている[11]。

4. 心疾患の合併

心疾患の合併は PD 患者においても体液過剰の原因となる。透析患者では無症状の心疾患発症例があり，腎不全と心不全の体液過剰の鑑別が重要となる。

■ 体液過剰の治療

現行の透析スケジュールで浮腫，高血圧を認め，体液管理が不十分な場合，患者自身の問題，PD 処方の問題の順に解決する。

1. 塩分・水分制限

塩分制限は PD 患者の体液管理の初期治療である。塩分過剰は口渇から水分の過剰摂取を招き，体液過剰，高血圧を悪化させる。日本透析医学会の 2009 年版 腹膜透析ガイドラインでは，PD 患者の水分摂取量は [除水量(L)/ 日]+[尿量(L)/ 日]，食塩摂取量は [除水量(L) × 7.5 g] ＋ [残存腎尿量 100 mL につき 0.5 g] を推奨している。残腎機能の消失後は水分，塩分摂取量制限が強化されていることに注意する必要がある。食塩摂取 5 g 以下を 3 カ月施行後，血圧低下や総体液量の低下を，さらに高血圧の合併群では細胞外液量の低下を認めたとの報告がある[12]。

2. 利尿薬，トルバプタンの投与

利尿薬は CKD 患者の尿量の増加に有効な手段である。Medcalf らは，新規の PD 患者でフロセミド 250 mg 投与群とプラセボ群を比較し，12 カ月後の尿量はフロセミド 250 mg 投与群で有意に多いことを示した。残念ながら，フロセミド 250 mg 投与群に腎機能保持効果はなかったが，体重減少とナトリウム(Na)の排泄増加がみられた[13]。トルバプタンは選択的バソプレシン V2 受容体拮抗薬で，腎集合管におけるバソプレシンによる水の再吸収を阻害することで利尿作用を現し，ループ利尿薬で効果のみられない症例においても利尿効果が期待できる。PD 患者に投与し，尿量および腎 Kt/V の増加が報告された[14]。残腎機能の存在下で，利尿薬，トルバプタンの投与は PD 患者の尿量を増加させ，体液管理に有用である。

3. イコデキストリン透析液

グルコースポリマーであるイコデキストリンを浸透圧物質として用いた透析液(イコデキストリン透析液)は，膠質浸透圧によって長時間持続的な除水が得られる。また，

腹膜透析の長期継続のポイント —体液管理— **165**

腹膜透過性に影響を受けない除水が得られ，腹膜透過性の亢進した症例の体液管理に有用である[15]。夜間の自動腹膜透析（automated peritoneal dialysis：APD）に続く昼間の長時間貯留にも除水が得られる利点がある。

4. 透析液濃度の変更，貯留時間の短縮

　高濃度透析液の使用，あるいは貯留時間の短縮によって除水量を増加させることができる。貯留時間の短縮でできた時間内に，透析液を1バッグ増やす，あるいはPD液を貯留せず，腹腔を空にすることができる。

5. 腹膜透過性に合わせた透析スケジュール

　PDの透析性は溶質が通過する腹膜の透過性によって決定する。腹膜の透過性に応じた体液管理する際，Twardowskiらにより提案された腹膜平衡試験（peritoneal equilibration test：PET）[16]は非常に有用である。2.27％のブドウ糖透析液2Lを4時間貯留し，注液2，4時間後の透析液中と血中のクレアチニン（Cr）とブドウ糖の濃度の比（D/P）を測定し，溶質の除去効率，除水効率を評価している。透過性の高いほうから High，High Average，Low Average，Low の4段階に分類されている。High transporter では溶質の移行が早く，浸透圧格差が早く消失するために限外濾過量が少なく，体液過剰を起こしやすい。また，アルブミンロスも多くなる。短時間，頻回貯留のAPDが最適で，昼間はイコデキストリン透析液の長時間貯留ができる。Low transporter は溶質の移動は遅いが，限外濾過量は多いので，長時間大量容量の透析が適しており，持続携行式腹膜透析（continuous ambulatory peritoneal dialysis：CAPD）か少ない交換回数のAPDが勧められる。Average transporter はCAPD，APDも可能で，昼間のイコデキストリン透析液の長時間貯留もできる。

6. HDの併用

　PDにHDを併用するPD＋HD併用療法は，保険診療として日本のみで認められている透析方法である。週5〜6日のPDに週1回のHDを加えることで，PDの透析量不足を補い，体液管理を良好にする。PDを行わない日（腹膜休息）ができる，高濃度透析液の使用が減るなどの理由によって，腹膜機能の保持，改善も報告されている[17]。日本透析医学会の統計調査では，2017年末，PD＋HD療法はPD患者の20％が実施しており，透析歴が長いほど併用率が高く，透析歴8年のPD患者の50％が併用していた。2回以上のHD併用は診療報酬上の収益性が低下するが，患者の状態，必要度によって検討する必要がある。PD＋HD併用療法は透析性能，腹膜機能保持，患者QOL，PDの長期維持にとっても有用性が高い。

まとめ

PDの長期継続は患者の自己管理能力と腹膜機能に依存している。患者の体液状態，残腎機能，腹膜機能，合併症を経時的にモニタリングし，患者に適した治療方法を提案することが肝要である。

正解は ….
A1. 体液過剰
A2. 塩分や水分の摂取制限，利尿薬・トルバプタンの投与，PD処方の変更，HDの併用，心疾患治療

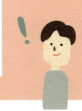

文献

1) 日本透析医学会統計調査委員会．わが国の慢性透析療法の現況（2017年12月31日現在）．2018. https://docs.jsdt.or.jp/overview/index.html
2) Nakayama M, et al. Encapsulating Peritoneal Sclerosis in the Era of a Multi-Disciplinary Approach Based on Biocompatible Solutions：the NEXT-PD Study. Perit Dial Int 2014；34：766-774.
3) 日本透析医学会．2009年版 腹膜透析ガイドライン．透析会誌 2009；42：285-315.
4) Van Biesen W, et al. Fluid status in peritoneal dialysis patients：the European Body Composition Monitoring (EuroBCM) study cohort. PLoS One 2011；24；6：e17148.
5) Nakayama M, et al；Water and Electrolyte Balance (WEB) Study Group in CAPD. Multicenter survey on hydration status and control of blood pressure in Japanese CAPD patients. Perit Dial Int 2002；22：411-414.
6) Chen YC, et al. Comparison of extracellular volume and blood pressure in hemodialysis and peritoneal dialysis patients. Nephron Clin Pract 2009；113：c112-116.
7) Konings CJ, et al. Fluid status, blood pressure, and cardiovascular abnormalities in patients on peritoneal dialysis. Perit Dial Int 2002 22：477-487.
8) Maiorca R, et al. Predictive value of dialysis adequacy and nutritional indices for mortality and morbidity in CAPD and HD patients. A longitudinal study. Nephrol Dial Transplant 1995；10：2295-2305.
9) Bargman JM, et al. Relative contribution of residual renal function and peritoneal clearance to adequacy of dialysis：a reanalysis of the CANUSA study. J Am Soc Nephrol 2001；12：2158-2162.
10) McCafferty K, et al. Extracellular volume expansion, measured by multifrequency bioimpedance, does not help preserve residual renal function in peritoneal dialysis patients. Kidney Int 2014；85：151-157.
11) Margetts PJ, et al. Acquired ultrafiltration dysfunction in peritoneal dialysis patients. J Am Soc Nephrol 2002；13：2787-2794.
12) Inal S, et al. The effect of dietary salt restriction on hypertension in peritoneal dialysis patients. Turk J Med Sci 2014；44：814-819.
13) Medcalf JF, et al. Role of diuretics in the preservation of residual renal function in patients on continuous ambulatory peritoneal dialysis. Kidney Int 2001；59：1128-1133.
14) Mori T, et al. Beneficial Role of Tolvaptan in the Control of Body Fluids Without Reductions in Residual Renal Function in Patients Undergoing Peritoneal Dialysis. Adv Perit Dial 2013；29：33-37.
15) Moriishi M, et al. Correlation between peritoneal permeability and ultrafiltration volume with icodextrin-based peritoneal dialysis solution. Adv Perit Dial 2004；20：166-169.
16) Twardowski ZJ, et al. Peritoneal equilibration test. Perit Dial Bull 1987；7：138-147.
17) 友 雅司，他．CAPD療法の新しい戦略 －残存腎機能維持を考える－ 3.PD-HD併用療法においての腎機能保護の可能性．透析会誌 2007；40：470-474.

読めば自ずと見えてくる！ 透析 × 技術 の捉え方

腹膜透析の管理
―安定した治療を継続するためのポイント：適正透析の基本―

中山　昌明，伊藤　雄伍，丹野　有道

Q1. 腹膜透析（PD）患者の適正透析量とは？
Q2. 残存腎機能があれば体液管理は容易？

▷正解は最後に！

key words ▶▶　腹膜透析，適正透析，Kt/V，体液量

はじめに

　腹膜透析（peritoneal dialysis：PD）と血液透析（hemodialysis：HD）はともに腎代替療法として確立された治療法であるが，両者の透析性能や特性は大きく違っている。HDは間欠的であるが溶質除去性能は高い。一方，PDは連続的治療であるが溶質除去性能はHDより劣る（図1）。透析量の指標である尿素Kt/V推奨値はPDがHDより低値であるにもかかわらず，短中期的予後は両者ともにほぼ同等であるという報告が多い。これをどのように理解したらよいのか，両者の透析量を単純に比較することができるのかなどの疑問がでてくる。また，PDは残存腎機能保持に優れるとされるが，体液管理も優れるとは言い切れない。透析治療の原則は適正な透析状態を維持することであり，日本透析医学会の2009年版　腹膜透析ガイドラインでは[1]，「適正腹膜透析の評価は溶質除去と適切な体液状態を指標とする（抜粋）」とある。本稿では，PDの適正透析の基本について私見を交え解説したい。

PDの透析量と目標値

　2009年版　腹膜透析ガイドラインでは[1]，「PD透析量は週当たりの尿素Kt/Vで評価し，適正透析量として残存腎機能と合わせて最低値1.7を維持する」とある。この尿素

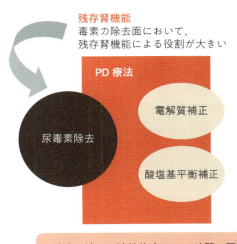
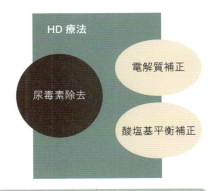

図1 血液浄化療法としての腹膜透析（PD）と血液透析（HD）の違い

Kt/Vとは，1日当たりの総尿素除去量を血中濃度で割った値を，さらに体液量で割ったものである。尿素は細胞内外に均等に分布しているので，Kt/Vは尿素が完全に除去された体液分画の割合を示している。現在までの臨床研究から，PDでは週当たりの尿素Kt/Vが1.7を維持していることが最低条件とされ，これを下回ると，貧血進行などさまざまな尿毒症徴候が出現すると理解されている。ただし，透析患者の予後と尿素を基準とした透析量との関係については，ある前提条件があることを確認しておきたい。まず，生体の維持のためには，適切なカロリー・たんぱく質の摂取が必要である。透析条件が同じであるなら，摂取たんぱく量の増加により血中尿素窒素（blood urea nitrogen：BUN）濃度は上昇傾向となる一方，たんぱく摂取量の減少によりBUNは低下傾向となる。また，たんぱく質摂取量が適切でも，不十分な透析では尿毒症管理は不良となり，そのために体蛋白は異化に傾く可能性もある（図2）。この意味で，適正な透析量処方の判断は，適切にたんぱく質を摂取しているという条件のなかで評価する必要があろう。

クレアチニンクリアランス（Ccr）とKt/V

透析量の指標として，尿素Kt/V以外に，Ccrも用いられてきた。代表的な研究であるCANUSA研究[2]では，Kt/VとCcrがともに患者予後と関連することが確認されている（図3）[2]。前述したように，尿素，BUNを用いた評価では，食事たんぱく摂取量

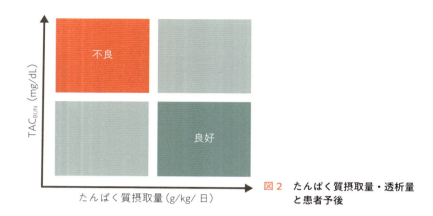

図2 たんぱく質摂取量・透析量と患者予後

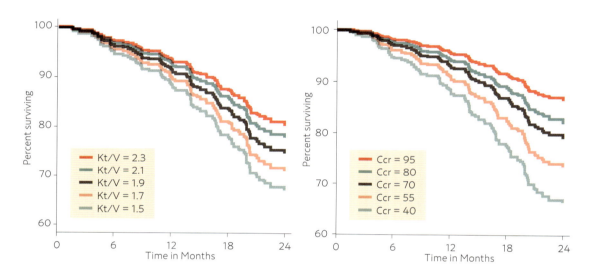

Kt/V	survival%	wCcr (L)	survival%
2.3	81	95 (9.0 mL/分)	86
2.1	78	80 (8.0 mL/分)	81
1.9	74	70 (7.0 mL/分)	78
1.7	71	55 (5.5 mL/分)	72
1.5	66	40 (4.0 mL/分)	65

図3 尿素 Kt/V，クレアチニンクリアランス (Ccr) と生存率 (CANUSA 研究)
(Churchill ら, 1998)[2]

の影響を考慮する必要があるが，Ccr の場合はその影響はない。また，保存期腎不全での管理では腎機能 (推算糸球体濾過量：eGFR) を重要な臨床的指標として用いているので，尿毒症管理の面で Ccr は感覚的にわかりやすい。標準的な 24 時間持続携行式腹膜

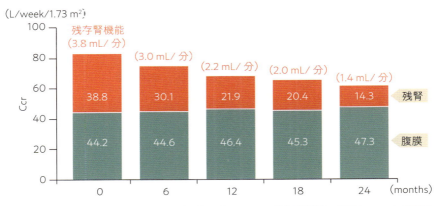

図4　総クレアチニンクリアランス(Ccr)に対するPDと残存腎機能の影響(CANUSA研究)
(Churchillら,1998を基に作図)[2]

透析(continuous ambulatory peritoneal dialysis:CAPD)で得られるCcrは週あたり約40Lである(〜4 mL/分)。これに残存腎機能が加われば,総Ccrは透析導入の目安となっているeGFR 6.0 mL/分のレベルを容易に上回ることができる。これを腎機能に読み替えれば,患者は透析導入前の保存期腎不全の状態にあると捉えることもできる(図4)[2]。ただし,これはあくまでクレアチニン(Cr)を基にした小分子クリアランス状態である。この点で,たんぱく摂取量を踏まえたKt/Vによる評価は,尿毒症を含めた全身管理の指標としてCcrより有用性が高いと考える。

体液量の管理

小分子の透析量と体液管理状態とは基本的に関連性はない。透析量が適切であっても,体液状態は不良という例は少なくない。国内の調査では約3割の患者が体液過剰状態にあることが報告されているが,最近のインピーダンス法を用いた体液組成の検討でも,PD患者は健常例に比較して約1〜2 kgの体液量が多いこと,この程度はHD例の透析前のレベルと同等であることが報告されている[3]。この原因の一つには,PD治療の特性自体が関与していると考えられる。腹膜を介した生体から透析液中へのナトリウム(Na)と水の移動は,腹膜のNa篩効果のため,除去される水とNaの関係はisonatricではなくhyponatricであることが知られている。このために,PD治療では相対的にNaが生体に取り残されやすい傾向となり[4],効率的な体液補正を行ううえでの障害となっている。この点はisonatric除水が行われる体外限外濾過法(extracorporeal ultrafiltration method:ECUM)とは全く違っている。したがって,PD患者の体液管理の基本は,なによりも塩分制限であること,この継続が安定した治療を維持する最も基本となる。ちなみに,残存腎機能がある例では体液管理面で有利であると思われがちだ

が，これは必ずしも正しくない。末期腎不全例における残存腎機能は，尿細管機能廃絶のために尿中 Na 濃度は 80 mEq/L 前後に収斂・固定していく傾向がある。Na 利尿の面では決して除去効率はよくない。1 L の尿が確保されていても排泄される塩分はたかだか 5 g 相当である。PD で除水が確保されていない場合，しっかり減塩を行わなければ，Na 出納は生体に負荷状態となり体液は増加してしまう。体液管理では Na の出納バランスを念頭に置いて管理することが肝要である。

適正透析からみた併用療法の利点

　国内の PD 患者の約 2 割が併用療法を行っている。併用療法とは PD と HD を組み合わせた治療法であり（一般的には PD を週 5 〜 6 日，HD を週 1 回実施する），1990 年代にわが国で開始され普及してきた[5]。この治療法が受け入れられている背景を適正透析の観点から考えてみたい。まず，PD と HD の小分子除去量について考えてみる。例えば，血中 BUN 濃度が 70 mg/dL，体重 60 kg の例で，2 L の PD 液を 5 時間以上停滞させた場合，透析液中の BUN 濃度は血中とほぼ等しい値となる。排液量が 2 L の場合，透析液中に除去される尿素窒素量は 1,400 mg 程度となる。HD の場合，HD 後の BUN が 20 mg/dL としたとき，体内から除去される尿素窒素量は概算で 18,000 mg となる。これは HD 1 回が PD 液 25 L に相当する計算になる。典型的な CAPD 療法（透析液量 8 L/ 日）を行っている例で尿毒症症状が顕性化する場合，90 年代には透析液処方量を増やす持続周期的腹膜透析（continuous cycling peritoneal dialysis：CCPD）療法が導入され，これにより一定の改善を得ることができていた[6]。興味深いことに，この CCPD で処方される透析液量は 1 日当たり 12 〜 13 L であり，CAPD 処方と較べて週当たり 24 〜 35 L の透析液が上乗せされていた。尿素窒素除去量の面からみれば CCPD 療法で上乗せされた透析量は，HD 1 回分に相当している。つまり，小分子除去の観点からは，CCPD 療法は標準的 CAPD に HD 1 回を加えた併用療法に相当すると捉えることができるだろう。

　体液管理においても併用療法は大変効率的であることはいうまでもない。PD ではいったん体液過剰状態になると，それを是正するためには，除水量を増やすための処方変更，厳しい塩分制限食の処方が必要であるが，外来でしかも 1 月近くの診療間隔という管理環境下では，迅速な体液是正を達成するのは容易ではない。併用療法による週 1 回の体液是正はこの点で非常に優れる。ちなみに，既報によれば，併用療法導入後の体重変化（設定された体重）は，導入前と較べて約 1 kg 減である（前述したように，PD では 1 〜 2 kg の体液オーバー状態にある）。また，導入後，ヘモグロビンやアルブミンの増加が観察されるが，この要因の一部には体液過剰による希釈効果が是正されたことも想定される[7]。加えて，併用療法は，残存腎機能廃絶に伴う中分子領域 -β_2-ミクログロ

ブリン濃度増加に対しても有効な治療法である。

　以上をまとめると，併用療法は，PD 単独療法での問題点（小中分子物質の除去不足と過剰な体液状態）を同時に是正し，安定した尿毒症管理を達成する治療と位置づけることができるだろう。

おわりに

　国内の調査では，PD 離脱の主因に，腹膜炎に次いで，体液管理不良，溶質除去不足があげられている[8]。まさに，適正透析状態を達成できないことが大きな課題となっている。翻って，国内では，インクリメンタル PD が一般的となっている。これは患者負担を軽減する面で有益であるが，残存腎機能の低下に伴い尿毒素の総除去量が低下することに注意しなければならない。また，PD の体液管理アプローチとして，水（尿量，飲水量，除水量）にばかり目が行き，塩分（Na 摂取量，除去量）バランスを考えないのは問題である。体液過剰例では，常に Na 出納のアンバランスを考慮する必要がある。患者予後改善のためには，適切な栄養管理が基本であり，これに基づく透析液処方と減塩指導を行うことで，安定した PD 継続が達成できると考える。

正解は ….
A1. 適切なたんぱく摂取量を勘案して，週当たりの尿素 Kt/V で最低 1.7 を確保する
A2. 必ずしも容易ではない

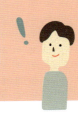

文　献

1) 日本透析医学会. 2009 年版　腹膜透析ガイドライン. 透析会誌 2009；42：285-315.
2) Churchill DN, et al. Increased peritoneal membrane transport is associated with decreased patient and technique survival for continuous peritoneal dialysis patients. The Canada-USA (CANUSA) Peritoneal Dialysis Study Group. J Am Soc Nephrol 1998；9：1285-1292.
3) van Biesen W, et al. A multicentric, international matched pair analysis of body composition in peritoneal dialysis versus haemodialysis patients. Nephrol Dial Transplant 2013；28：2620-2628.
4) 中山昌明, 他. 腹膜透析液のエビデンス：ナトリウム（Na）濃度. 腎と透析 2017；82：75-79.
5) Fukui H, et al. PD + HD Combination Therapy Study Group. Review of combination of peritoneal dialysis and hemodialysis as a modality of treatment for end-stage renal disease. Ther Apher Dial 2004；8：56-61.
6) 小坂直之, 他. 残腎機能低下例に対する CCPD 療法の臨床効果に関する検討. 日透析医学会誌 2001；34：125-212.
7) Maruyama Y, et al. Clinical efficacy of combined therapy with peritoneal dialysis and hemodialysis. Renal Replacement Therapy 2016；2：11.
8) Nakayama M, et al. Encapsulating peritoneal sclerosis in the era of a multi-disciplinary approach based on biocompatible solutions：the NEXT-PD study. Perit Dial Int 2014；34：766-774.

column

腹膜透析(PD)と血液透析(HD)の透析量の違いと臨床的影響

　PD患者では，推定たんぱく摂取量 0.9 g/kg/日の例において栄養状態が最も良好だったという国内研究を踏まえ[a]，この値を基準とした場合の無尿患者での必要な透析液必要量を考えてみよう。透析液処方量を1日当たり8Lとした場合，これによるBUN濃度は64 mg/dLとなる(表)(当然ながら，残存腎機能がある例ではBUN濃度はこれより低い)。HDの場合を考えてみたい。たんぱく摂取量を同じ 0.9 g/kg/日，1回のHDによるKt/Vをガイドラインが推奨する最低値1.2とした場合，TACBUNは約 40 mg/dL となる。平均BUN濃度はPD＞HDとなるが，一方でHDにおける溶質濃度の鋸歯状変動を考えたとき，透析前の血中BUN値(BUNピークレベル)ではHD＞PDとなる場合もありうる。この点は溶質除去における両治療法の根本的な違いである(図)。これが臨床的に尿毒症管理・患者予後に影響を与えている可能性があるかもしれない。

〔中山 昌明，伊藤 雄伍，丹野 有道〕

表　蛋白摂取量と透析液処方量からBUN濃度を推算する

Q.
体重 50 kg
たんぱく摂取量 0.9 g/kg/日
1日当たりの透析液処方量 8 L

A.(概算)
weekly Cl = (Kt) = 8 × 7 = 56 (L)
Cl_{UN} = 56 / (1,440(分) × 7)
　　　⇒ 5.6 (mL/分)
Gu = 3.6 (mg/分)
C_{UN} = 64 (mg/dL)

- PCR = (Gu + 1.2) × 9.35
- Gu = Cl_{UN} × C_{UN}

　PCR (g/日)：Protein catabolic rate
　Gu (mg/分)：Urea generation rate
　Cl_{UN}：Urea Clearance (mL/分)
　C_{UN}：Urea Concentration (mg/dL)

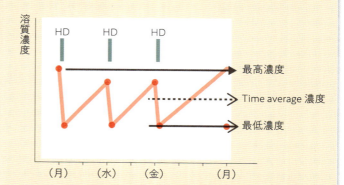

図　血液透析(HD)：溶質濃度の鋸歯状変化

a. 日本透析医学会. 2009年版　腹膜透析ガイドライン. 透析会誌 2009；42：285-315.

読めば自ずと見えてくる！ 透析 × 技術 の捉え方

I-HDF の基礎

花房　規男

Q1.　I-HDF によってどのような効果が期待される？
Q2.　I-HDF はすべての患者で同じ条件で行うべき？

▷正解は最後に！

key words ▶▶　I-HDF，末梢循環改善，クリアスペース，低分子量蛋白

I-HDF について

　間欠補充血液透析濾過（intermitent infusion hemodiafiltration：I-HDF）は，もともと 30 分ごとに 100 mL ずつの生理食塩液を輸注することで症状が改善したという事実をもとに開発され，江口らによって 2007 年に初めて報告された[1]。図1 に示すように，置換液の補充方法によって，前希釈型，後希釈型，ダイアフィルタの逆濾過を用いた方法の 3 種類に分類され，広く用いられているのは逆濾過を用いた方法である[2]。

　一般に透析中には，血管外の水は血漿再充填速度（plasma refilling：PR）によって血管内に移動し除水が行われるが，除水が進むにつれて組織圧の減少，平滑筋の収縮，ヒト心房性ナトリウムペプチド（hANP）の作用，血管表面積の減少などによって，RP が低下してしまう。その結果，水だけではなく，組織間液に蓄積した溶質の洗い出しも低下することが想定される。

　I-HDF の元来の目的として，ダイアフィルタの性能向上や，置換液量の増加など，装置側の外部要因による効率の向上ではなく，間欠的に補液を行うことで，末梢循環の改善や，体液の撹拌，溶質の洗い出しなど患者側での内部要因として，除去効率の向上を実現することを目指している。図2 は，典型的な血液容積（blood volume：BV），末梢血流の推移を見たものであるが[1]，置換液を補充することにより BV を変化させて末梢循環の改善が図られることが示されている。

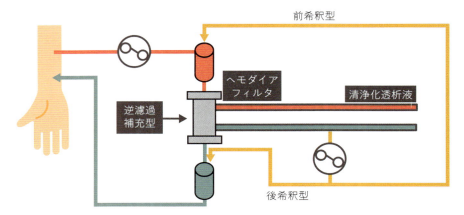

図1 I-HDFの回路構成
清浄化透析液を，ダイアフィルタの前で補充するもの（前希釈型），後で補充するもの（後希釈型），ダイアフィルタの逆濾過を用いて補充するものがある。

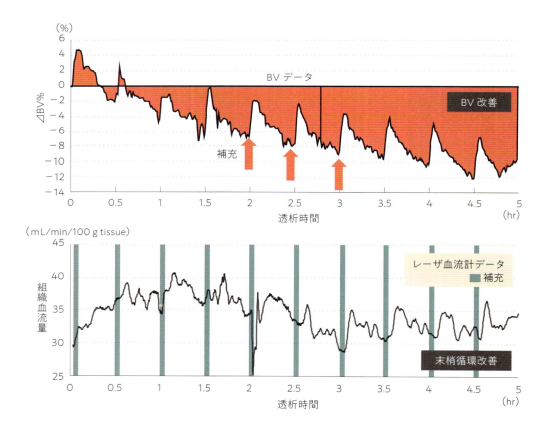

図2 典型的なΔBV，末梢血流推移
間欠的に補充を行うことで，ΔBVを変化させ，末梢循環改善を図る。（江口 圭先生のご好意により掲載）

治療条件の設定

I-HDF の治療条件として重要なのは，1 回補充量と補液頻度である。原法では，1 回補液量 200 mL，補液間隔 30 分に設定されており，現在でも多くの施設でこの条件で治療が行われている。ではここで，なぜこのような条件が設定されたかみてみたい。

まず補液量の設定について，どの程度の BV の変化が安全かについて検証がなされた。透析患者 21 人において，座位から仰臥位に体位変換を行うと，30 分で循環血液量が約 10% 増加し，座位に戻すことによって，もとのレベルに回復することが示された[3]。また，別の検討では 10 人の透析患者で，透析前に立位から臥位に体位変換すると，「循環血液量」が 30 分で 9.1 ± 0.8% 増加したとしている[4]。こうしたことから，BV10% の変化は生理的に認められ，多くの透析患者で対応可能な範囲と考えられた。I-HDF は，そもそも BV を変化させることが目的であるが，安全域を見込み，5% の変化を起こすこととした。日本人の平均体重は 55 kg であり，こうした患者の血液量はおおよそ 4 L と推測される。このため 200 mL の補液を行うことで，5% の BV 変動幅が得られることが期待された。

一方，補充間隔については，逆濾過によるファウリング（蛋白の膜付着）の改善が継続する時間に基づいて設定されている。β_2 - マイクログロブリン（MG），α_1-MG のクリアランスでみたファウリングの軽減はおおよそ 30 ～ 60 分継続することが示されている[5]。このため，補充を 30 分に 1 回とすることで，膜の目詰まりが予防されやすいことが推測された。

I-HDF 施行患者の増加

I-HDF の転機となったのが，2013 年に公表された委員会報告「血液浄化器（中空糸型）の機能分類 2013」への記載であった。このなかで，①許可された血液透析濾過器を用い，②専用透析装置を使用し，③オンライン透析液水質基準を満たしていること，をオンライン血液透析濾過（hemodiafiltration：HDF）の診療報酬上の適用条件とし，I-HDF は診療報酬上，オンライン HDF の一法として認められていることが記載された[6]。さらに治療条件について，200 mL/ 回の逆濾過透析液を 150 mL/ 分の速度で 30 分ごと 7 回補充する，という例が示されるとともに，血液透析濾過器については，後希釈用，前希釈用のいずれも使用可能であると明記された[6]。

日本透析医学会の統計調査では，2015 年末から I-HDF が治療法として調査項目に含められた。初年末の施行患者は 3,540 人であったが，2016 年末には 10,728 人まで増加し，HDF 患者全体の 74,799 人（全透析患者の 23% を占める）の 14.3% を占めるまでとなった（図 3）[2]。

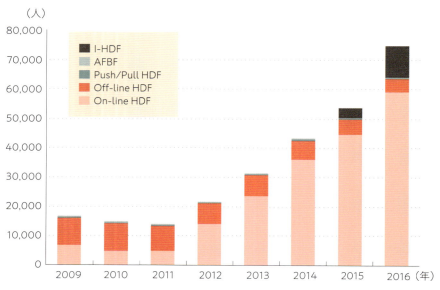

図3　HDF患者数の推移とその内訳

2015年末調査から調査項目に含められたI-HDFは，2016年末では，10,728人，HDF患者全体（74,799人，全透析の約23%）の14.3%を占める。
AFBF：acetate free biofiltration

（日本透析医学会，2017）[2]

I-HDFの臨床効果

　I-HDFの臨床効果としては，末梢循環の改善，クリアスペースの増加，ダイアフィルタの分画性能の向上，をあげることができる。

　末梢循環の改善効果についてはオリジナルの報告においても，NICOMMレーザー血流計によって皮膚血流量を測定し，その変化をみた結果が示されている。その結果，補液によって血流が改善する患者と，改善しない患者が存在することが明らかにされた[1]。

　また，循環血液量の減少がI-HDF群で少ない可能性が示されている。維持透析患者17人を対象としたクロスオーバー試験で，I-HDF（補液量200〜300 mL/回，補液回数7〜10回/治療，総補液量1.4〜3.0 L）と通常の血液透析（hemodialysis：HD）とにおいて，BV減少率が比較された。その結果，体重変化量はHDとI-HDFとの間に有意な差はみられなかったが，BVの減少率については，HDにおいて平均6.30%，I-HDFでは平均5.17%であり，I-HDF群で有意（$p < 0.005$）にBV減少率が少ないことが示された（図4）[7]。

　こうした血液量の維持と関連し，収縮期血圧の低下率，処置件数についても，I-HDFの効果が検証されている。維持HD患者36人を対象とした多施設ランダム化比較試験（randomized controlled trial：RCT）で，I-HDF（補液量200 mL/回，補液速度150 mL/分，計7回/治療の補液施行）と，前希釈オンラインHDF（置換液量10〜12 L/時）とにおいて，臨床症状，生活の質（quality of life：QOL），溶質除去について比較検討が行われ

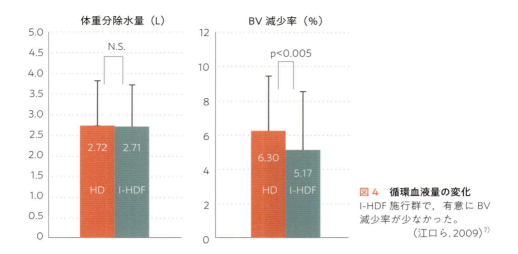

図4 循環血液量の変化
I-HDF 施行群で，有意に BV 減少率が少なかった。
（江口ら, 2009）[7]

ている[8]。そのなかで，収縮期血圧の低下率について，2 時間 15 分後と終了時とにおいて二群間で比較がなされている。経過中，二群間に有意差はなかったが，いずれの群においても収縮期血圧の低下率は減少傾向にあった。同じ検討で，処置件数が開始前と 4 週間後，13 週間後，26 週間後で比較されている。その結果，オンライン HDF 群では，13 週間後，26 週間後で有意に処置件数が少なかったが，I-HDF においても 26 週間後に有意な処置件数の減少を認めた[8]。

クリアスペースへの影響

クリアスペースは，治療中の物質除去量を開始前濃度で除した値で，その物質が完全に除去された体内の容積を示す。クリアスペースが大きいほど，体内から物質が良好に除去されたことを示している[9]。

I-HDF のクリアスペースへの効果として，先に示した維持透析患者 17 人を対象とした I-HDF と通常 HD とのクロスオーバースタディで検討がなされている[6]。小分子量物質として尿素，クレアチニン(Cr)，尿酸，リン(P)が選択され，低分子蛋白として $β2\text{-MG}$, $α1\text{-MG}$ が選択された。クリアスペースはそれぞれ順に 3.4%, 4.1%, 2.6%, 7.4%, 5.7%, 21.7% といずれも増加がみられた。このうち，P と $α1\text{-MG}$ においてその増加は有意であった（図 5）[7]。

さらに同じ検討で，個々の患者における，クリアスペースの変化について検証がなされている。その結果，無機 P, $β2\text{-MG}$, $α1\text{-MG}$ のそれぞれにおいて，クリアスペースが改善した患者の割合が多いことが示された[7]。

一方，オンライン HDF との間でもクリアスペースが比較されている。I-HDF と前希釈オンライン HDF との RCT のサブスタディにおいて，7 人ずつの患者で，各物質の

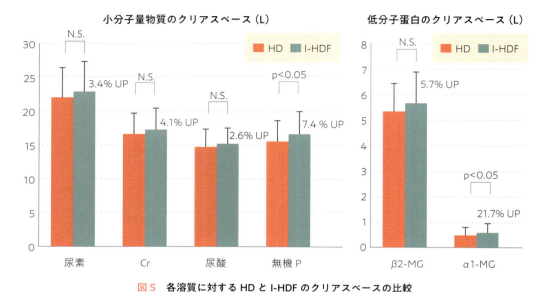

図5 各溶質に対するHDとI-HDFのクリアスペースの比較
維持血液透析患者を対象とした、I-HDFと通常HDとのクロスオーバー。無機P, α1-MGはいずれも有意にI-HDF施行中のクリアスペースが大きかった。
(江口ら, 2009)[7]

クリアスペースが比較されている。小分子量物質(尿素, Cr, 尿酸, P), α1-MGのクリアスペースはいずれも有意差はみられなかったが、前希釈オンラインHDFのほうがクリアスペースは大きい傾向にあった。一方, β2-MGのクリアスペースは開始日, 26週後とも前希釈オンラインHDF群で有意に大きいことが示された[8]。

さらに、血液透析患者6人を対象として、HD, I-HDF, 前希釈オンラインHDFについて、さまざまな溶質のクリアスペースを比較した検討がなされている。その結果、以前の報告と同様に、小分子およびα1-MGにおいては、差がみられていないが、β2-MGについては、有意な差が認められ、クリアスペースは、HD, I-HDF, 前希釈オンラインHDFの順に大きくなった[10]。

アルブミン漏出量については、I-HDFでは前希釈オンラインHDFに比較すると小さい可能性が示されている。I-HDFと前希釈オンラインHDFとのRCTのサブスタディにおいて、アルブミン漏出量を開始時と26週間後で比較した。その結果、アルブミン漏出量は、I-HDF群で有意に少ない結果であった(図6)[8]。前希釈オンラインHDFと比較して、中・大分子溶質の除去は及ばない(置換液量の差)ものの、I-HDFではアルブミン漏出量は低く抑制できる可能性が示唆された。その結果、アルブミン1gあたりのα1-MGの除去量は、I-HDFのほうが開始時, 26週間後とも有意に高値であったとされている。濾過によって生じる膜表面の濃度分極層がアルブミン漏出と低分子蛋白の除去の低下に関与している可能性が示されているが、I-HDFによって逆洗浄を行うことで、こうした濃度分極層の破壊から、分離分画性能の向上が期待される。

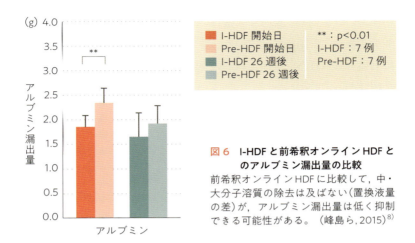

図6 I-HDFと前希釈オンラインHDFとのアルブミン漏出量の比較
前希釈オンラインHDFに比較して,中・大分子溶質の除去は及ばない(置換液量の差)が,アルブミン漏出量は低く抑制できる可能性がある。(峰島ら,2015)[8]

　前述のような点を考慮すると,低栄養状態,高齢者,血圧変動が大きい患者,末梢動脈疾患(peripheral arterial disease:PAD)を持つ患者において,I-HDFが有利である可能性が示唆される。

　また,開始時と終了時のクリアランスを,従来のV型ダイアライザでHDとI-HDFとで比較した検討では,小分子量物質やβ2-MGについては,開始時と終了時でHD,I-HDFともクリアランスに差はみられなかった。しかし,α1-MGについては,HDでは開始前の30%程度までクリアランスが低下したが,I-HDFでは約70%までの低下に留まり,I-HDFの定期的な逆洗浄による効果で,濃度分極層の破壊から低分子量蛋白のクリアランスが維持される可能性が示された[7]。

I-HDFの装置からみた現状と,治療条件に関する今後の展望

　各透析メーカーからI-HDFモードを搭載した透析装置が市販されている。しかし,補液の方法や,補液を回収するための除水のプログラミングについては,各社それぞれ異なっている。現時点では,補充液量,補充速度,補充間隔,さらには除水方法(補液の回収方法)など治療条件については,定まったものがないのが事実である。一方,アウトカムも,末梢循環の改善,アルブミンの漏出を抑えながらの低分子蛋白の除去,QOLの改善などいくつかの治療目的が考慮される。今後,こうした治療条件,アウトカムについて,患者個人にとって適正なI-HDFを検討していく必要がある。

まとめ

　I-HDFはオンラインHDFの技術を応用して,間欠的に補充を行う治療法であり,末

梢循環の改善効果，低分子量蛋白のクリアスペースの増加，アルブミンとの分離分画性能の改善などが期待されている。さらに，逆洗浄による低分子量蛋白のクリアランス維持効果もみられる。今後，個別の患者に対して最適な治療条件は何かについて検討する必要がある。

正解は....
- A1. 末梢循環の改善，クリアスペースの増加，アルブミン漏出量の相対的低下，低分子量蛋白のクリアランス維持効果
- A2. 標準条件の一例は示されているが，今後より個々人で最適な条件を検討すべきである

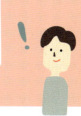

文 献

1) 江口 圭, 他. 新しいHDF療法(間歇補液HDF：intermittent infusion HDF)の考案とその臨床効果. 日透析医学会誌 2007；40：769-774.
2) 日本透析医学会. CD-ROM版 わが国の慢性透析療法の現況(2016年12月31日現在). 2017. http：//member.jsdt.or.jp/member/contents/cdrom/2016/main.html.
3) 稲垣 均, 他. 体位変換によるヘマトクリット値(Ht)の変動. 日透析医学会誌 1999；32：849.
4) 鈴木昌幸, 他. 維持透析患者の循環血液量に及ぼす体位変換の影. 日透析医学会誌 2000；33：1325-1327.
5) 宮崎美和, 他. 基礎・開発 JMS全自動透析用コンソールを用いた透析モードの違いによる内部濾過促進型ダイアライザの物質除去量の検討. 腎と透析 2006；61(別冊 ハイパフォーマンスメンブレン '06)：126-132.
6) 川西秀樹, 他. 日本透析医学会学術委員会血液浄化療法の機能・効率に関する小委員会. 血液浄化器(中空糸型)の機能分類 2013. 日透析医学会誌 2013；46：501-506.
7) 江口 圭, 他. 逆濾過透析液を利用した自動モードによる間歇補液血液透析(intermittent infusion HD)の考案とその臨床評価(多施設共同研究報告). 日透析医学会誌 2009；42：695-703.
8) 峰島三千男, 他. 逆濾過透析液を用いた間歇補充型HDFと前希釈法On-line HDFの臨床評価 多施設共同前向き比較研究. 日透析医学会誌 2015；48：351-360.
9) 山下明泰. 血液浄化の基礎 除去量と除去率 クリアスペース. 臨床透析 1999；15：1737-1742.
10) 江口 圭, 他. 透析液・HDF 逆濾過透析液を用いた間欠補液による溶質除去効果 前希釈 on-line HDF vs. 間欠補液HD. 腎と透析 2009；67(別冊 ハイパフォーマンスメンブレン '09)：220-223.

読めば自ずと見えてくる！ 透析 × 技術 の捉え方

I-HDF と透析低血圧

甲田　豊

Q1. 透析低血圧の主な原因は？
Q2. 透析低血圧予防に I-HDF を行うとき，有効となりやすい症例の特徴は？
Q3. 循環動態の改善以外に I-HDF の適応が考えられる病態は？

▷正解は最後に！

key words ▶▶ I-HDF，透析低血圧，plasma refilling

はじめに

2010 年にオンライン血液透析濾過（on-line hemodiafiltration：オンライン HDF）が保険収載になり，受療患者数は年々増えている。なかでも，オンライン品質の透析液を逆濾過で使用する間欠補充血液透析濾過（intermitent infusion hemodiafiltration：I-HDF）はその簡易性もあって急速な普及をみている。

HDF の定義は現在のところ公式に定められていない。日本では体重増加分を除いて 5 L 以上の意図的濾過のあることが一般に受け入れられている。また，ヨーロッパでは血流の 20％ 以上を濾過することが HDF の条件と提案されている[1]。I-HDF の濾過量は少なく，これらのいずれも満たさないため HDF といえるか議論はあるが，密閉系で行われる治療であり，日本の医療保険では規定の要件を満たせば HDF と認められている。オンライン HDF の低血圧に対する効果は，これまで前希釈においておおむね肯定的であるが，いまだ議論はある。しかし，逆濾過補充で血管容量を直接的に増やしながら除水を行う I-HDF には，条件が整えば低血圧予防の効果を期待できる。

I-HDF が対象とする透析低血圧

　一般に透析患者の血圧の評価は考慮すべき注意点が多い。測定ポイント（透析前後，透析中の最下降値，間欠補液前後），低血圧の判定基準（絶対値か相対的低下度か），測定法（座位か臥位か，自動血圧計か手動か），測定回数，その基準で得られた血圧の単位期間内頻度，などの測定条件が重要となる。

　2011年の「血液透析患者における心血管合併症の評価と治療に関するガイドライン」は透析関連低血圧を，①常時低血圧，②透析低血圧，③起立性低血圧，に分類している。うち②が透析中に突然発生するいわゆる「透析低血圧（intradialytic hypotension：IDH）」であり，I-HDF はこれを治療対象とする。

　しかし，この IDH も定義は定まっておらず，KDOQI，EBPG，HEMO 研究などで異なる[1]。KDOQI の定義は，収縮期血圧（systolic blood pressure：SBP）の 20 mmHg以上の低下（または平均血圧の 10 mmHg 以上の低下）に低血圧の諸症状があり処置を要するものとされている。また，IDH は予後を規定する症状としても知られ，日本人透析患者における調査（Shoji, 2004）では，透析中の SBP が 40 mmHg 以上低下するとそれ未満よりも生命予後は悪化する。多数例の系統的調査からは，血圧の相対的低下度ではなく，最低下時の SBP が 90 mmHg 未満であることが，予後不良と関連することが示されている[2]。今後の調査にあたっては，この基準は参考になる。このように IDH の予防は依然として透析治療に残された大きな課題の一つである。

透析低血圧の原因

　透析患者は透析ごとに体重増加分（概略 3～5%）の除水を受け，その都度，循環血液量の増減を繰り返す非生理的な状態にある。IDH は，過大な除水で生じた体液量減少（hypovolemia）を心血管系の反応が代償できないときに生ずる現象である。主な原因を表のようにまとめることができる。血液量関連因子〔除水量，除水速度，血漿再充填速度（plasma refilling rate：PRR）〕が第一義的なものであることは自明であるが，それに反応すべき血管緊張性因子（交感神経機能異常，中心体温，食事などによる血流再分布）や，心臓因子（拡張障害，不整脈，虚血性心臓病）など，3 つの主要な因子を想定できる（表）。

I-HDF は透析低血圧を予防できるか—高齢者, 体重増加の多い例で処置回数を減少—

　I-HDF は，特に血液量関連因子に直接的に着目した治療モードである[3]。逆濾過透析液を間欠的に補液し，生体側を容量バッファとする。そのため I-HDF の間欠補充液量

表　透析低血圧の原因

1. **血液量の関連因子**
    - 除水量
    - 除水速度が大(plasma refilling で代償できない)
    - 短時間透析
    - DW の誤設定
    - 低 Na 透析液
2. **血管緊張性の関連因子**
    - 自律神経反射
        - Bezold-Jarisch reflex
        - DeJager-Krogh phenomenon
    - 血管拡張型降圧薬
    - 高温透析液
    - 透析中の食事，体位変換(血流不均等分布)
3. **心臓因子**
    - 拡張能低下
    - 不整脈
    - 虚血性心疾患

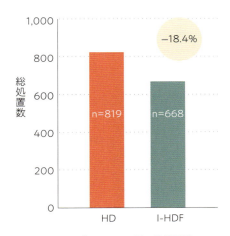

図1　HD 期，I-HDF 期の総処置数
68 症例における各治療期 12 回の総処置数を集計。p = 0.003 (Wilcoxon-signed rank test)
(Koda ら，2017)[4]

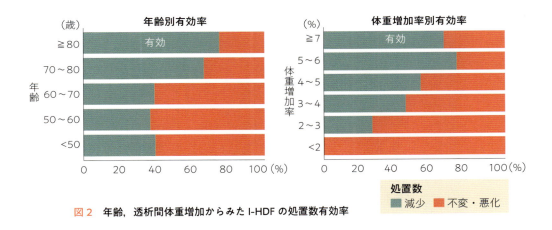

図2　年齢，透析間体重増加からみた I-HDF の処置数有効率

　の設定は一般に比較的大量(1 回 200 mL，補充速度 150 mL/ 分) を，長い間隔(30 分に 1 回)で行う。つまり時間平均の血管容量を微妙に増加させながら除水することになり，バランスがとれれば理論的には血圧維持には有利となる。さらに最近は，透析後半に緩徐除水となるようなプログラム除水を取り入れるなどさまざまな除水のバリエーションが試みられている。

　循環動態不安定例や低血圧をきたしやすい患者を対象としたクロスオーバー法による多施設前向き研究[4]では，有意な処置回数の減少が認められた(図1)[4]。この試験の多変量解析では高齢者(70 歳以上)と体重増加の多い例(透析後体重の 4% 以上)で有効となりやすく(図2)，その他，昇圧薬併用例，透析時間の長い例，なども単変量では有効例が多かった。さらに，この研究で判明した最も重要な知見は，補液 5 分後の SBP が

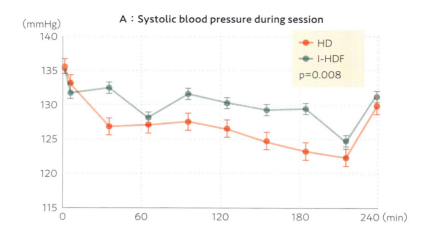
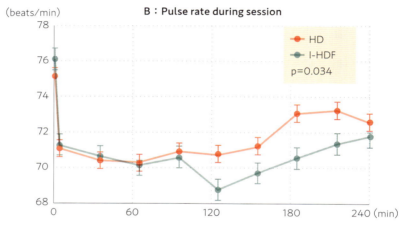

図3　クロスオーバーで調べた収縮期血圧と脈拍数
A：I-HDFでは補液5分後の収縮期圧は平均4 mmHg上昇した。
B：I-HDFでは透析後半の脈拍数増加が抑制傾向であった。交感神経緊張の緩和を意味する。
(Kodaら，2017)[4]

I-HDFで4 mmHg上昇し，また透析後半の脈拍数増加が透析よりも少なかったことである。すなわち除水に伴う交感神経緊張の漸増が透析時よりも緩和されていたことである（図3）[4]。これらは次のIDH予防機序に作用している可能性がある。

IDH発症予防にI-HDFがかかわることが推測される生理学的病態

1) **DeJager-Krogh現象の予防**：低血圧で内蔵・皮膚・筋肉などの臓器血流が減少すると抵抗血管である動脈側毛細血管が緩み，その結果，容量血管床である静脈側毛細血管と小静脈に血液が貯留，静脈還流量が減少して低血圧をきたす(DeJager-Krogh現象)[5]。補液ごとに繰り返されるI-HDF中のSBPの上昇は，この現象の発現を防いでいる。

2) **反射性心臓迷走神経反射（Bezold-Jarish reflex：BJR）の予防**：除水により静脈還流量

が減少すると，低圧系と高圧系の圧受容体を介した反射により交感神経緊張と副交感神経抑制が起こり，透析が進むと心拍数，心収縮力，血管抵抗が上昇する。しかし，左室容積の減少した状態（underfilling）で心収縮力が過剰に増すと，左室の機械受容体が刺激され，交感神経の過緊張状態から副交感神経優位となり，突然，血管拡張，心拍数減少が起こり，高度な低血圧を生ずる。これは反射性心臓迷走神経反射（BJR）といわれ，IDH の発症機序として広く受け入れられている[6]。特に hypovolmia に交感神経の高度な緊張を伴ったときに BJR は発生しやすいとされる。I-HDF 中は透析後半の交感神経緊張が緩和されることで，この反射を防いでいることが推測される。

低心拍出量の心不全の除水に有用であるという報告もある。もちろん心予備能の重篤度によるが，心不全では細胞外液量の増加と交感神経緊張が病態として存在する。I-HDF を行うことは合理的で処置数を減じて除水できる可能性がある。

■ I-HDF で血漿再充填速度（plasma refilling rate：PRR）は増加するか

PR は間質から血管内への水分移動のことであるが，古典的な Starling 仮説によれば静水圧と膠質浸透圧のバランス差により生ずる。厳密にはリンパ管から胸部静脈角への合流も PR に含まれる。Guyton の間質の圧 - 容量曲線によれば，細胞外液量 5% 程度までの増大は間質圧をほぼ直線的に上昇させる[7]。つまり，非透析時の体重増加が大であるほど間質の圧上昇は大きくなり PRR も大となることを予想させる。毛細管壁の濾過係数は一定という前提ではあるが，I-HDF では物質交換を行う毛細管面積の増大があるため，PRR を改善できる可能性は有望である。しかし，いまだ議論のあるところである。

われわれが行った臨床研究の副次解析として，透析前後の Ht 値をもとに Refilling fraction（RF，Qp_z/Quf）について検討した[4]。PRR は，赤血球容積は不変であることを前提に，透析前後の Ht 変化から透析後の血液量を標準[8]として計算した（図 4）。その結果，RF はむしろ HD（HD 0.79 ± 0.04，I-HDF 0.74 ± 0.03，$p < 0.05$）が高値であった。しかし，効果で層別化すると処置回数無効群は I-HDF で RF が有意に減少していたが，有効群の RF は不変・良好であった（図 5）。この結果は，I-HDF の処置回数減少効果と RF の大きさは関連があることを示している。また，処置回数減少群の体重増加量は大きく，間質水分貯留と PRR も強い関連があることを疑わせる。

近年，相対的血液量モニター（%⊿BV）が監視装置の標準仕様となってきた。I-HDF のように繰り返す頻回補液時に即時的に得られる %⊿BV には情報量が多い。例えば，注入補充液量とそのときの %⊿BV から得られる総血液量を体重で除した標準化血液量（mL/kg）の推定である。標準化血液量を 65 mL/kg 以上に維持できれば透析中の合併症

I-HDF と透析低血圧　**187**

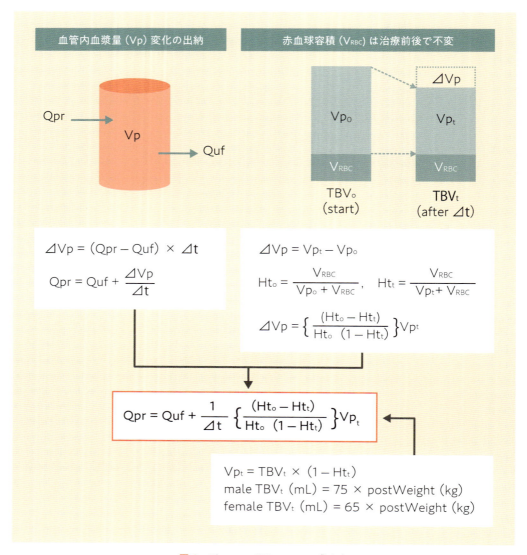

図4 Plasma refilling rate の求め方
赤血球容積は不変であること,透析後の血液量は基準値(健常者男 75 mL/kg, 女 65 mL/kg)[8] にあることを前提として計算した。
Qpr:plasma refilling rate(mL/min), Quf:濾過速度(mL/min), Ht_0:透析開始時 Ht 値, Ht_t:t 分後 Ht 値(透析終了時), V_{RBC}:赤血球体積, Vp:血漿量(mL), Vp_0:透析開始時血漿量(mL), Vp_t:t 分後血漿量(mL), ⊿Vp:血漿変化量(mL), TBV:総血液量(mL)

はほとんどないという[9]。このように I-HDF における %⊿BV は PRR の推定,再循環の発見,絶対血液量の推定などにルーチンとして利用できる可能性があり,今後の研究を期待したい。

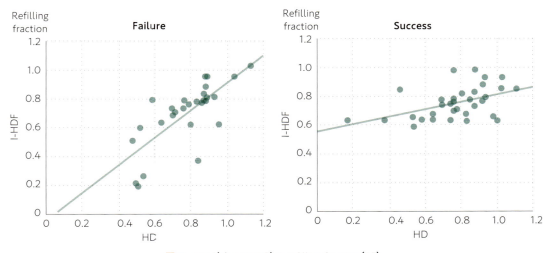

図5 HD時とI-HDF時のrefilling fraction（RF）
I-HDF処置数減少効果について無効例（failure）と成功例（success）の比較。成功例のRFはほとんどが0.6より大きい。

透析低血圧以外の適応は？

1. 末梢組織・低灌流臓器の血流改善

　末梢循環をレーザー血流計でモニターすると、間欠補液に応じて末梢皮膚血流の増加が認められる。血管床が拡大し物質交換面積が増大することから、溶質除去量、クリアスペースが増大しクリアランスギャップが改善する。また、間欠補充による血管内容量の拡大に加えて、I-HDFでは透析後半の頻脈傾向（交感神経刺激）が小さいため、毛細血管の収縮が抑制されていることも血流改善や臓器血流不均等の改善に寄与している。これは体液コンパートメント間の溶質移動抵抗にも良い効果を及ぼす。

2. 膜性能の経時減少の軽減と分離除去

　一般に濾過治療では中大分子、特にα1-ミクログロブリン（α1-m）クリアランスの経時的低下は避けられない。間欠補液時の透析膜逆洗により濃度分極層の解除を繰り返せば、膜性能の維持を図れる。in vitro実験ではβ2-mやα1-mのクリアランスの回復が確認されている。除去効率の高い後希釈オンラインHDFは、濾過による膜負荷が最も強いモードである。このため、α1-m除去を特に必要とする下肢静止不能症候群には、後希釈オンラインHDFにI-HDFを加える応用が試みられている。

　膜機能の回復・保持はアルブミンとα1-mの分離除去にも貢献する。これらは分子半径が相対的に近く、その除去量も一般的にかなり相関する。膜性能の維持はこの分離除去を効率化する。アルブミン低値例にオンラインHDFを行うことは得られる便益とリスクに慎重でなければならない。それでも中大分子除去のメリットが考えられる病態ではI-HDFの分離除去は考慮に値する。

おわりに

I-HDF に反応する循環不安定例が存在し，その特徴も次第に明らかとなってきた。また，I-HDF はアルブミン漏出を抑制しながら中大分子の除去にも優れたモードである。%⊿BV モニタリングの標準化は I-HDF に安全性と新たな視点を提供する可能性を報告した。I-HDF は「適正除水」にメスを入れ始めたと感ずる。

> 正解は ....
> A1. 血液量関連因子（hypovolemia）が第一義的なものであり，それに対応すべき血管緊張性因子と心臓因子など，3つの主要な因子がある
> A2. 循環動態の不安定な高齢者や体重増加の多い例で処置回数を減少する傾向が認められている。また，除水困難なうっ血性心不全例でも症例報告がある
> A3. 皮膚や下肢虚血などの末梢循環を改善したい例，体液コンパートメント間の溶質移動抵抗があると考えられる例（片麻痺など），後希釈 HDF と併用して α1-m の除去増を図りたい例（下肢静止不能症候群など），アルブミン漏出を抑えて中分子を除去したい病態，筋痙攣予防など

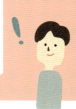

文献

1) Kooman J, et al. EBPG guideline on haemodynamic instability. Nephrol Dial Transplant 2007 ; 22 (Suppl 2) : ii22-ii44, doi : 10.1093/ndt/gfm019.
2) Flythe JE, et al. Association of Mortality Risk with Various Definitions of Intradialytic Hypotension. J Am Soc Nephrol 2015 ; 26 : 724-734.
3) Mineshima M, et al. Development of intermittent infusion hemodiafiltration using ultrapure dialysis fluid with an automated dialysis machine. Blood Purif 2013 ; 35(Suppl 1) : 55-58.
4) Koda Y, et al. Feasibility of intermittent back-filtrate infusion hemodiafiltration to reduce intradialytic hypotension in patients with cardiovascular instability : a pilot study. Clin Exp Nephrol 2017 ; 21 : 324-332.
5) Daugirdas JT, et al. Dialysis hypotension : A hemodynamic analysis. Kidney Int 1991 ; 39 : 233-246.
6) Michel G, et al. Hemodynamic Patterns and Spectral Analysis of Heart Rate Variability during Dialysis Hypotension. J Am Soc Nephrol 1999 ; 10 : 2577-2584.
7) Guyton AC. Interstitial pressure : II. Pressure-Volume curves of interstitial space. Circulation Research 1965 ; 16 : 452-460.
8) Butterworth JF, et al. Morgan & Mikhail's Clinical Anesthesiology, 5th ed. 1168, New York : McGraw-Hill Education/Medical. 2013.
9) Kron S, et al. Adjustment of target weight based on absolute blood volume reduces the frequency of intradialytic morbid events. Hemodial Int 2018 ; 22 : 254-260.

読めば自ずと見えてくる！ 透析 × 技術 の捉え方

今，求められる透析液組成とは
—慢性透析—

久野　勉

Q1. 無酢酸治療のメリットとは？
Q2. わが国で市販されている透析液のカルシウム（CA）濃度は？

▷正解は最後に！

key words ▶▶ 血液透析，オンラインHDF，透析液組成，透析液濃度，無酢酸治療

はじめに

透析液組成は血液浄化療法の技術的進歩や，腎不全医療の周辺領域における病態の解明，新薬の開発などの医学的進歩とともにさまざまな変遷を遂げてきた。

本稿では，慢性透析において今日求められている透析液組成について述べる。

透析液の役割

慢性透析療法において透析液は，血漿浸透圧の維持，電解質および酸塩基平衡の是正，糖代謝の維持などのために必須のコンポーネントである。血液透析（hemodialysis：HD）による拡散，限外濾過，吸着のうち，透析液は拡散現象を支配する濃度勾配の形成に重要な役割を果たしている。各溶質の適切な除去効率を得るためには，血液側と透析液側で常に有効な濃度勾配が確保される必要があるが，臨床的には，血液側とできる限り大きな濃度勾配を形成して積極的な除去を目指す必要のある物質，適度な濃度勾配を維持して過剰な除去を避けるべき物質，濃度勾配をほぼ0とし拡散での物質移動を要しない物質，さらに炭酸水素イオン（HCO_3^-）のような逆拡散により透析液側から血液側へ良好な物質移動が望まれる物質などが存在する。そこで透析液組成には，患者の病態に応じてそれぞれの物質の適切な濃度を設定することが求められ，同時に生体適合性も重

表1　現代の透析液に求められる条件

①適切な浸透圧を有する（溶血防止）
②各溶質ごとに血液側と適切な濃度勾配が得られる
　・十分な溶質除去効果が得られる
　・電解質是正効果が高い
　・酸塩基平衡是正効果が高い
　・糖代謝への影響が少ない
③pH，電解質濃度の安定性に優れ安定供給が可能
④生体適合性が高い（非生理的成分を含まない）
⑤長期間反復投与しても合併症が生じない
⑥大量作製が容易（粉末化が可能）で，経済性にも優れる
⑦オンライン補充液，置換液としても安全に使用できる

要である。また，今日では高度に清浄化された超純粋透析液から，大量濾過の血液浄化療法に用いられる補充液が作製され，また生理食塩液に代わって透析器や血液回路のプライミング，返血時のリンスや緊急時の補液にも使用されるため，これらの使用にも適する組成であることが求められる。現在の透析液に求められる条件を表1に示す。

透析液の歴史的変遷

1. 黎明期

　透析液の歴史を振り返ると，1964年にわが国で最初に商品化された人工腎臓灌流原液「フソー」では，ナトリウム（Na）濃度126.5 mEq/L，ブドウ糖濃度2,000 mg/dL，浸透圧373.5 mOsm/Lで，アルカリ化剤には23.8 mEq/LのHCO_3^-が用いられていた。今日では水とNaは限外濾過により除去可能なため，透析液Na濃度はほぼ細胞外液のNa濃度と等しく，ブドウ糖濃度も血漿中濃度に近い生理的な濃度に設定されている。しかし，当時の技術では限外濾過での水分とNaの除去は困難で，除水目的で透析液の浸透圧を高めるためにブドウ糖濃度は高く，Naを拡散で除去するために透析液Na濃度は血清Na濃度より低く設定される必要があった。また，この透析液はすでに無酢酸重炭酸透析剤であったものの，CO_2をバブリングすることでpHを低下させて炭酸塩の沈殿を防止する煩雑な操作が必要で（図1上段），大量に安定供給することは困難であった。

2. 発展期（第一世代）

　その後，酢酸がアルカリ化剤として使用可能であることが報告され，1970年代には酢酸透析液が主流となった。この透析液は原液が1剤のみで作製工程や濃度管理が容易であり，炭酸塩の沈殿もなく，かつ酢酸の細菌増殖抑制効果もあることから透析療法の普及に大きく貢献した。しかし，酢酸は肝臓で代謝を受けてHCO_3^-に変換されるが，その後の透析器の性能向上などで血中への酢酸移行速度が良好になると，体内での酢酸の代謝がこれに追いつかず酢酸不耐症が問題となった。

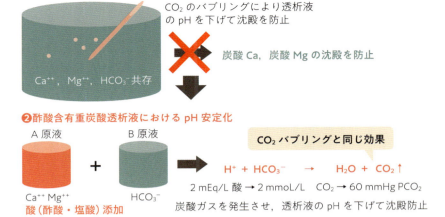

図1 重炭酸透析液の安定化の工夫
A原液，B原液の直接の混合では沈殿を生じるためどちらか一方，または両液を希釈して混合する．

3. 安定期（第二世代）

重炭酸透析液が再び注目されることになったが，その実用化は技術的に困難であった．これを可能にした技術革新は，重炭酸透析剤に少量の酢酸を含有させることであった．透析液原液をA剤とB剤の二剤化し，A剤に含まれる酢酸とB剤のHCO_3^-イオンとが希釈混合時に化学反応（$H^+ + HCO_3^- \rightarrow H_2O + CO_2$）を生じさせ，初期の重炭酸透析剤のように$CO_2$をバブリングすることなく炭酸ガスを発生させる手法である．これが酢酸含有重炭酸透析剤として実用化され今日に至っている（図1下段）．

4. 変革期

酢酸含有重炭酸透析液は広く普及し，多くの患者に福音をもたらした．しかし，その後の研究から，含有する少量の酢酸でも臨床的に問題となる可能性が指摘されるようになった．酢酸が末梢血単核球からの炎症性サイトカインの産生増加を示唆する成績[1]が報告された．また，低濃度の酢酸が血管内皮細胞に作用して一酸化窒素合成酵素（NOS）を誘導することで血管拡張作用をもたらし，血圧低下などを惹起する可能性があるという報告[2]などから，酢酸が慢性炎症や栄養障害などの長期透析合併症に関与する可能性が危惧されるようになり，無酢酸透析液が求められるようになった．

無酢酸治療を実現する方法論

無酢酸を実現する方法論として，図2に示すように2つのアプローチが行われた．透析液中の酢酸を排除するために，従来のHDを根本的に見直し，透析液をBuffer-freeとし，アルカリ化剤は補充液から別ルートで直接血液中に注入する方法と，炭酸塩の沈

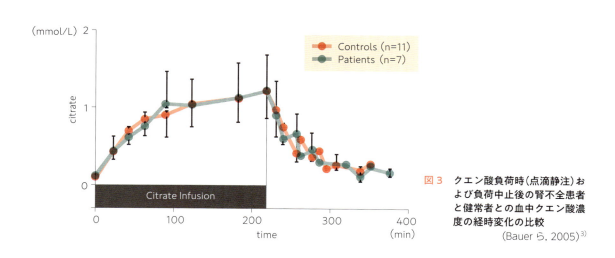

図2 無酢酸療法を実現させる2つの方法論の比較

図3 クエン酸負荷時（点滴静注）および負荷中止後の腎不全患者と健常者との血中クエン酸濃度の経時変化の比較
(Bauer ら, 2005)[3]

殿を防止するためのpH調整用に酢酸以外の酸（クエン酸など）を用いる方法とがそれぞれ考案され実用化されている。前者はAcetate-free Biofiltration（AFBF）法であり（図2上段），後者は無酢酸クエン酸含有重炭酸透析液である（図2下段）。米国ではわが国より早く，クエン酸含有重炭酸透析剤の「CITRASATE®」が市販された。これはクエン酸 2.4 mEq/L と酢酸 0.3 mEq/L を含有しており，無酢酸透析液ではなかったが，クエン酸含有透析液が臨床使用可能であることが示された。また腎不全患者と対照とした健常者にクエン酸を点滴静注して負荷した検討では，クエン酸の血中濃度の上昇は両者でほぼ同等，投与中止後の血中濃度は速やかに低下し，低下速度は両者で差がないことが確認されている（図3）[3]。これにヒントを得て考案されたのが，無酢酸クエン酸含有重炭酸

透析剤である。酢酸に代わってクエン酸をpH調整用に用いることで，世界初の無酢酸透析剤として開発された。

無酢酸治療の利点と課題

無酢酸治療の利点として，生体適合性の高さを示唆する成績が国内外で複数報告されている。国内ではHiguchiら[4]が炎症性サイトカインの産生面からAFBFの生体適合性を評価している。また無酢酸クエン含有重炭酸透析液ではMatsuyamaら[5]がIL-6，C反応蛋白（CRP）の低下を，Tomo[6]は好中球からのfree radical産生の低下をそれぞれで観察している。海外では2002年にTodeschiniら[7]は低濃度の酢酸を含有するHDとAFBFでの比較でAFBFでは好中球からのsuperoxide産生が軽度であったと報告している。無酢酸治療の課題としては，AFBFでは個人用血液透析濾過（hemodiafiltration：HDF）装置を必要とすることと準備や操作性の面で煩雑となる点がネックである。また無酢酸クエン酸含有重炭酸透析液では，決められた重炭酸イオン濃度（35 mEq/L）の透析液によりアルカリ化が行われるため，一部の患者で過度のアルカリ化が生じる可能性や，クエン酸負荷が増大する可能性も危惧され今後の課題である。

目標とすべき適正な酸塩基平衡の到達点

Movilliら[8]はHD患者のアシドーシスと蛋白代謝について検討し，炭酸水素Naの経口投与で透析前血中HCO_3^-濃度を，平均19.1 mmol/Lから24.6 mmol/Lに是正したところ，高感度CRPが10 mg/L未満の慢性炎症のない患者群で，血清アルブミン濃度の上昇が観察されたと述べている。また，Okaら[9]は107例のHD患者にelectron-beam computed tomography（EBCT）を用いて，冠動脈石灰化指数（CACS）を検討したところ，透析前血中HCO_3^-濃度とCACSとは逆相関し，透析前血中HCO_3^-濃度が低値の患者ほどCACSが高値となることを報告している。Katoら[10]は，二次性副甲状腺機能亢進症を伴う890例のHD患者で骨折のリスクと透析前血中HCO_3^-濃度との関係を検討し，3年間の観察期間に74例の骨折と47例の骨折に関連した入院を認めたが，透析前血中HCO_3^-濃度が，20.0〜21.9 mmol/Lの患者に対して20.0 mmol/L未満の患者では，骨折のリスクは1.93倍高く，同様に22.0 mmol/L以上でも骨折のリスクが増大すると報告している。これらの成績から，酸塩基平衡の適正な是正が良好な蛋白代謝の維持，血管石灰化や骨折の予防に重要であることが理解できる。一方，日本透析医学会の統計調査では2008年にpH，HCO_3^-濃度が調査された（以後は調査項目に加えられておらず，2008年の調査結果が現在でも最新）。図4[11]にその結果を示すが，適切な酸塩基平衡の是正が達成されている患者は全体の60%程度である。この統計調査結果を用いて2008

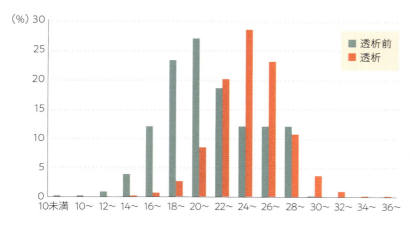

図4 透析患者における慢性アシドーシスの実態
（わが国の慢性透析療法の現況（2008年12月31日現在）より引用，改変）[11]

～2009年までの1年間の生存率を検討したYamamotoら[12]は，酸塩基平衡の指標としてHCO₃⁻濃度よりもpHが有用で，透析前pHが7.4を超える患者群は，生命予後が不良であると報告している。海外の報告でも，アシドーシス改善不良や過度のアルカリ化は生命予後と関連するとの複数の報告がある。Gennariら[13]は透析前血中HCO₃⁻濃度が18～23 mmol/L程度で死亡リスクが低く，18 mmol/L未満および27 mmol/L超では死亡リスクが増大すると述べている。HD患者の酸塩基平衡は生命予後を左右する重要な因子であり，透析液の選択や濃度管理，患者の定期的な血液ガス分析による評価を忘れてはならない。

透析液の各電解質濃度

1. カリウム（K）濃度

海外では数種類のK濃度の透析液が市販されており，患者の病態に応じて選択されている。Dialysis Outcomes and Practice Patterns Study（DOPPS）のデータによれば，透析液K濃度は世界的に2.0～2.5 mEq/Lが選択されることが多いようだが，ドイツではK濃度が3.0 mEq/L以上の透析液の使用率が75％，逆にスペインではK濃度が1.0～1.5 mEq/Lの透析液が62％に使用されている（図5）[14]。一方，わが国で市販されている透析液K濃度は，現在すべて2.0 mEq/Lである。これは危険な高カリウム血症を回避する目的で設定されていると思われ，この透析液が透析導入期から維持透析期まで幅広く使用されているのが現状である。しかし，経口摂取不良の患者，検査や処置前の禁食中の患者，腸炎症性疾患，慢性下痢などの一部の患者では過剰なK除去により透析後の低カリウム血症が危惧される。短時間に急激な血清K濃度の低下をきたすことは非生理的であり，不整脈を誘発する要因ともなる。米国でのcase-control studyにおいて，43,200人の外来HD患者の心臓突然死を検討した報告では，3年間で100,000透析あたり45件の心臓突然死が観察され，K濃度が2.0 mEq/L未満の透析液を使用された患者

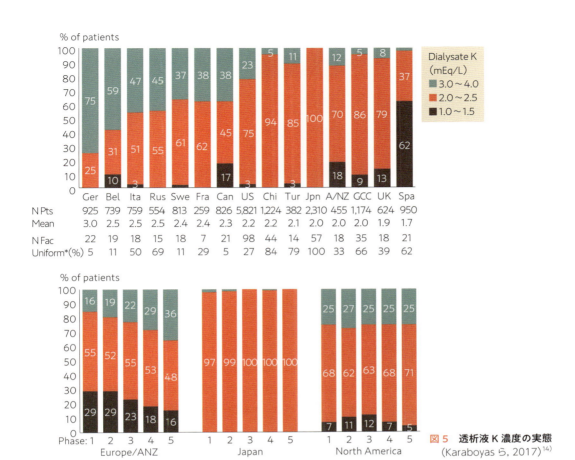

図5 透析液K濃度の実態
(Karaboyasら, 2017)[14]

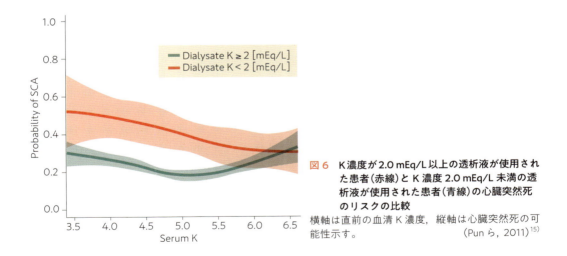

図6 K濃度が2.0 mEq/L以上の透析液が使用された患者(赤線)とK濃度2.0 mEq/L未満の透析液が使用された患者(青線)の心臓突然死のリスクの比較
横軸は直前の血清K濃度，縦軸は心臓突然死の可能性示す。
(Punら, 2011)[15]

はK濃度が2.0 mEq/L以上の透析液を使用された患者と比較して心臓突然死のリスクが高いという(図5)[15]。日本透析医学会の学術委員会血液浄化の機能・効率に関する小委員会で施行したアンケート調査結果においても，透析液K濃度の見直しが必要との

表2 酢酸含有重炭酸透析液（KINDALY®4号）とクエン酸含有無酢酸透析液（CARBOSTER®）における実測電解質濃度の比較（当院自験データ）

	KINDALY®-4（n=46）	CARBOSTER®（n=46）
PH	7.328±0.043*	7.592±0.038
pCO_2（mmHg）	52.4±3.3*	35.5±2.8
HCO_3^-（mmoL/L）	26.7±0.4*《27.5》	33.4±0.4《35.0》
Na^+（mmoL/L）	140±1.0《140》	140±2.8《140》
K^+（mmoL/L）	2.01±0.03《2.0》	2.01±0.02《2.0》
Ca^{++}（mmoL/L）	1.22±0.02*《1.375》	1.05±0.01《1.5》
浸透圧（mOsm/L）	275±2.0	274±1.0
伝導度（mS/cm）	13.9±0.1	13.9±0.1

Na，K，Ca^{++} の《　》内は理論値を示す。＊：$p<0.01$, mean ±SD

意見が多数あり[16]，わが国でも今後，透析液のK濃度については見直しが求められるであろう。

2. カルシウム（Ca）濃度

透析液は，Ca濃度2.5 mEq/L，2.75 mEq/L，3.0 mEq/Lの3種類が市販されている。透析中のCaバランスは除水量によっても変化するが，透析液Ca濃度が2.75 mEq/L程度でほぼ0バランスになるとの考え方が一般的である。

Basileら[17]は，22例の患者に透析液Ca濃度が2.5，2.75，3.0 mEq/Lの3種の濃度の透析液をクロスオーバー方式で使用し，血清Ca濃度と副甲状腺ホルモン（parathyroid hormone：PTH）の治療中の経時変化を1時間ごとに検討したところ，2.75 mEq/Lの透析液が血清Ca濃度およびPTHレベルともに最も影響が少なかったと報告している。Ca濃度が2.5 mEq/Lの透析液を選択した場合は，PTHのレベルを注意深く観察しながら，Ca，Piおよび骨代謝の適切な管理を行う必要がある。また，Punら[18]は，43,200例の透析患者を3年間観察し，透析液Ca濃度と心臓突然死との関連を検討した結果，透析液Ca濃度2.5 mEq/L未満では，血清Ca濃度と透析液Ca濃度との大きな濃度差が心臓突然死のリスクを増加させると述べている。

わが国で市販されている無酢酸透析剤は，pH調整用にクエン酸を含有しており，透析液Ca濃度は3.0 mEq/Lで，2.75 mEq/Lより高いにもかかわらず，クエン酸によるキレート作用で実測イオン化Ca濃度はCa濃度2.75 mEq/Lの酢酸含有透析液より低く，高Ca透析液としての性質と低Ca透析液としての性質を併せ持つ特徴があり，この点を理解して使用することが肝要である。当院における酢酸含有透析液と無酢酸クエン酸含有透析液の透析液濃度実測値を表2に示す。透析液Ca濃度の選択は，患者の血清Ca濃度，使用されるリン吸着薬（Ca含有，Ca非含有）の種類，活性型ビタミンD製剤の投与量や投与方法，Ca受容体作動薬の処方による影響などを考慮する必要があるが，central dialysate delivery system（CDDS）のみの施設では患者ごとに個別に選択するこ

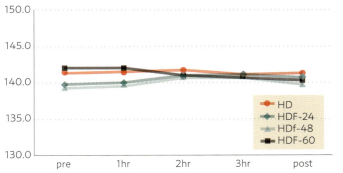

図7 前希釈オンラインHDFにおいて，置換液量を段階的に変化させた場合の血清Na濃度の経時的変化の比較

とは困難であり，最近では中間的なCa濃度の2.75 mEq/Lが選択される傾向にある。

3. Na濃度

透析液Na濃度は生理的な140 mEq/Lが現在主流である。透析中の血圧低下など循環動態が不安定な患者では，血漿浸透圧維持のため高Na透析が一時期行われたが，安易にNa濃度を高く設定すると，透析後の口渇から飲水量増大，高血圧，心不全などをきたす可能性があるため注意が必要で，最近では高Na透析は積極的に行われない傾向にある。

一方，生理的濃度であるNa濃度140 mEq/Lの透析液を用いていても，オンラインHDFに使用した場合，Donnan効果によりNa負荷が増大するとの懸念があり，今日問題視されている。透析液と補充液の濃度が同一であるオンラインHDFでは，Naバランスに関する懸念はいまだ払拭されていない。半透膜を介して血液と透析液での平衡状態が維持されるHDと異なり，オンラインHDFでは直接血液中に透析液Naと同濃度の補充液が注入されるため，Donnanの膜平衡の影響を受けて正味のNa除去が減少し，結果的にNa負荷となるとの懸念が指摘されている。一方，治療中の血清Na濃度にはほとんど影響がないことも確認されており（図7），これは間質や細胞内から血漿分画への自由水の移動が生じているためと推察される。このメカニズムがオンラインHDFにおける血漿再充填機構の改善をもたらし，その結果としてHDFにおける血行動態の安定化が得られるとする仮説の根拠ともなっている。

なお，前希釈オンラインHDFではHDFフィルタ内の血液が補充液で希釈を受けているため，血漿蛋白濃度も低下しており，Donnan効果の影響は軽減されると推測されるが，実臨床での十分なデータはなく詳細は不明で，現在の透析液Na濃度のままでよいか否かは今後の検討課題である。

4. マグネシウム（Mg）濃度

透析液Mg濃度は1989年頃までは1.5 mEq/Lであったが，1990年以降は1.0 mEq/L

表3 オンラインHDFにも使用することを前提とし，今求められる透析液組成は？

1. Na濃度	140 mEq/L（138〜140 mEq/L）
2. K濃度	2.0〜2.3 mEq/L
3. Ca濃度；酢酸含有	2.75 mEq/L 前後
クエン酸含有	3.0 mEq/L 前後
4. HCO_3^- 濃度	27.5〜35.0 mEq/L
5. Mg濃度	1.0 mEq/L + α ？
6. ブドウ糖濃度	100〜150 mg/dL
7. 酢酸/クエン酸	最低必要濃度

となった。このMg濃度が設定された根拠は，生命に危険をおよぼす高マグネシウム血症を回避するため，K同様に透析によるMgの除去を目的としたものと思われる。Linら[19]は約9,400例のHD患者の血清Mg濃度と生命予後を検討した結果，血清Mg濃度が2.0 mg/dL未満では有意に死亡リスクが高いと報告した。さらに，わが国の約14万例の透析患者における透析前血清Mg濃度と1年後の全死亡および心血管死のリスクを検討したSakaguchi[20]らの報告でも，血清Mg濃度が低い患者では死亡リスクが有意に高いとされ，透析前血清Mg濃度が2.7〜3.0 mg/dLで生命予後が最も良好であったとされる。透析液Mg濃度は透析中の循環動態に影響をおよぼすことは古くから知られており，2004年Kyriazisら[21]は，透析液Mg濃度が0.5 mEq/Lの透析液では血圧低下が有意に発生し，透析液Mg濃度を1.5 mEq/Lに変更すると透析中の血圧低下が抑制されたと報告している。今後，透析液Mg濃度についても見直される必要があると思われる。

おわりに

表3に，今求められる透析液組成についての私見をまとめて示す。求められる透析液組成は時代とともに常に変化している。現在，わが国で市販されている透析剤の組成は，今日求められる透析液の組成に必要な条件を必ずしも満足するものではないが，わが国では透析剤は医薬品扱いとなっており，透析剤のわずかな組成変更にも治験が必要で，薬剤が上梓されるまでにタイムラグが生じるのが現状である。今後，求められる組成への変更がより迅速に可能となることが期待される。

正解は ....
A1. 生体適合性の高さを示唆する成績が複数報告されている
A2. 2.5 mEq/L，2.75 mEq/L，3.0 mEq/L

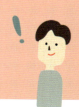

文　献

1) Bingel M, et al. Enhancement of in-vitro human interleukin-1 production by sodium acetate. Lancet 1987 ; 1 : 14-16.
2) Amore A, et al. Acetate intolerance is mediated by enhanced synthesis of nitric oxide by endothelial cells. J Am Soc Nephrol 1997 ; 8 : 1431-1436.
3) Bauer E, et al. Citrate Kinetics in Patients Receiving Long-Term Hemodialysis Therapy. Am J Kidney Dis 2005 ; 46 : 903-907.
4) Higuchi T, et al. A comparison of bicarbonate hemodialysis, hemodiafiltration, and acetate-free biofiltration on cytokine production. Ther Apher Dial 2004 ; 8 : 460-467.
5) Matsuyama K, et al. Acetate-free Blood purification can impact improved nutritional status in hemodialysis patients. J Artif Organs 2011 ; 14 : 112-119.
6) Tomo T. Preferred dialysate fluid for the high-performance membrane. Contrib Nephrol 2011 ; 173 : 44-52.
7) Todeschini M, et al. Effect of acetate-free biofiltration and bicarbonate hemodialysis on neutrophil activation. Am J Kidney Dis 2002 ; 40 : 783-793.
8) Movilli E, et al. Correction of Metabolic Acidosis on Serum Albumin and Protein Catabolism in Hemodialysis Patients. J Ren Nutr 2009 ; 19 : 172-177.
9) Oka M, et al. Correlation of Coronary Artery Calcification With Pre-Hemodialysis Bicarbonate Levels in Patients on Hemodialysis. Ther Apher Dial 2012 ; 16 : 267-271.
10) Kato A, et al. Association of Serum Bicarbonate with Bone Fractures in Hemodialysis Patients: The Mineral and Bone Disorder Outcomes study for Japanese CKD stage 5D patients (MBD-5D). Nephron Clin Pract 2014 ; 128 : 79-87.
11) 日本透析医学会統計調査委員会. わが国の慢性透析療法の現況（2008 年 12 月 31 日現在）. 2009. https://docs.jsdt. or.jp/overview/index2009.html
12) Yamamoto T, et al. Predialysis and Postdialysis pH and Bicarbonate and Risk of All-Cause and Cardiovascular Mortality in Long-term Hemodialysis Patients. Am J Kidney Dis 2015 ; 66 : 469-478.
13) John Gennari F. Very low and high predialysis serum bicarbonate levels are risk factors for mortality: what are the Appropriate Interventions? Semin Dial 2010 ; 23 : 253-257.
14) Karaboyas A, et al. Dialysate Potassium, Serum Potassium, Mortality, and Arrhythmia Events in Hemodialysiss: Results From the Dialysis Outcoms and Practice patterns Study (DOPPS). Am J Kidney Dis 2017 ; 69 : 266-277.
15) Pun PH, et al. Modifiable risk factors associated with sudden cardiac arrest within hemodialysis clinic. Kidney Int 2011 ; 79 : 218-227.
16) 久野　勉, 他. 透析液処方の実態に関するアンケート調査報告. 透析会誌 2016 ; 49 : 315-321.
17) Basile C, et al. Effect of Dialysate Calcium Concentrations on Parathyroid Hormone and Calcium Balance During a Single Dialysis Session Using Bicarbonate Hemodialysis: A Crossover Clinical Trial. Am J Kidney Dis 2012 ; 59 : 92-101.
18) Pun PH, et al. Dialysate calcium concentration and the risk of sudden cardiac arrest in hemodialysis patients. Clin J Am Soc Nephrol 2013 ; 8 : 797-803.
19) Lin Li, et al. Hypomagnnesemia and Mortality in Incident hemodialysiss patients. Am J Kidney Dis 2015 ; 66 : 1047-1055.
20) Sakaguchi Y, et al. Hypomagnesemia is a signify predictor of cardiovascular and non-cardiovascular mortality in patients undergoing hemodialysis. Kidney Int 2014 ; 85 : 174-181.
21) Kyriazis J, et al. Dialysate magnesium level and blood pressure. Kidney Int 2004 ; 66 : 1221-1231.

読めば自ずと見えてくる！ 透析 × 技術 の捉え方

急性腎障害（AKI）に対する急性血液浄化療法における透析液組成

根木　茂雄，大矢　昌樹，重松　隆

Q1. 急性血液浄化療法における透析液・補充液の緩衝剤として望ましいのは？
Q2. 日本のAKIへのCRRTの血液浄化量は海外推奨量のどの程度か？
▷正解は最後に！

key words ▶▶　急性腎障害，急性血液浄化療法，CRRT，IRRT

はじめに

　急性腎障害（acute kidney injury：AKI）は入院患者（特に集中治療室：ICUなどの救急・集中治療において）の重大な合併症の一つであり，透析技術や集中治療の進歩にもかかわらず，その予後はここ十数年，改善されたとは言いがたい。腎代替療法（renal replacement therapy：RRT）を必要とする重症のAKI患者の予後は特に不良である。AKIに対する根本治療は現在せず，最終的にはRRTに頼らざるを得ないのが現状である。AKIに対する腎代替療法は急性血液浄化療法とも呼称されるが，急性血液浄化療法においては，いまだ解決されていない問題点も多く残されている（表1）。Modality〔持続的腎代替療法（continuous renal replacement therapy：CRRT），間欠的腎代替療法

表1　AKIに対する急性血液浄化療法の問題点
1. 開始基準・中止基準
2. modality（持続か間欠か，SLEDか）
3. mode（HDFか，HFか，HDか）
4. 血液浄化量
5. 浄化膜の素材
6. 抗凝固薬
7. バスキュラーアクセス
8. 透析液・補充液

(intermittent renal replacement therapy：IRRT)いずれを選択すべきか？），血液浄化量に関してはある程度コンセンサスは得られているものの，それ以外はまだまだ議論の余地がある。本稿では，急性血液浄化療法と急性血液浄化療法において使用される透析液・置換液の組成を中心に概説する。

■ 急性血液浄化療法における問題点

Modality(CRRT，IRRT いずれを選択すべきか？)に関しては，これまで多くのランダム化比較試験(randomized controlled trial：RCT)やメタ解析があるが，死亡率に差があるという報告はない。KDIGO のガイドラインやわが国における AKI(急性腎障害)診療ガイドライン 2016 においてもこの問題は取り上げられているが，CRRT，IRRTのいずれを選択しても構わない，循環動態が不安定な症例に対しては CRRT が望ましい，とされる。急性血液浄化療法における血液浄化量に関しては，現在では血液浄化量を増加させても予後改善にはつながらない，と考えられている。海外において推奨される CRRT の血液浄化量は 20 〜 25 mL/kg/ 時であるが，わが国では 600 〜 800 mL/ 時が標準で，ICU 入室患者の平均体重を 60 kg とすれば，10 〜 13 mL/kg/ 時となり，海外の推奨量の約 1/2 に過ぎない。しかしながら，日本の RRT を必要とする AKI 患者の予後が海外と比較して悪い，ということはない。

最近最も話題となっているのは，急性血液浄化療法の開始時期の問題である。すなわち，AKI に対して早期の腎代替療法導入が待機導入と比較して予後改善をもたらすか，という点である。2016 年に発表された 2 つの RCT である ELAIN(Early Versus Late Initiation of Renal Replacement Therapy In Critically Ill Patients With Acute Kidney Injury) trial[1]，AKIKI(Artificial Kidney Initiation in Kidney Injury) trial[2] は相反する結果であった。ELAIN trial はドイツで施行された単施設研究で，早期導入が晩期導入と比較して，AKI 患者の 90 日死亡率を有意に低下させた(早期導入：晩期導入＝ 39.3%：54.7%，p=0.03)。一方，フランスにおいて施行された多施設共同研究である AKIKI では，早期導入と晩期導入では 60 日死亡率において有意差は認めなかった(早期導入：晩期導入＝ 48.5%：49.7%, p=0.79)。最新の RCT である IDEAL-ICU(Initiation of Dialysis Early Versus Delayed in the Intensive Care Unit) trial[3] はフランスで施行された多施設共同研究で，敗血症性の AKI を対象に早期群(n=246)，晩期群(n=242)にランダム化して検討した。主要評価項目の 90 日死亡率に関しては，早期群(58%)，晩期群(54%)で有意差(p=0.38)を認めなかった。最近の 3 編の RCT においても早期導入が予後改善するとは結論できない。大規模 RCT においても結果が異なるのは早期導入と晩期導入の定義が異なる，RRT の modality が異なる，AKI の原因が異なる，などに起因している可能性もある。現在，これまでで最大規模の RCT である STARRT-

表2　わが国において使用可能な急性血液浄化療法の透析液・置換液の組成

	Na (mEq/L)	K (mEq/L)	Ca^{2+} (mEq/L)	Mg^{2+} (mEq/L)	Cl (mEq/L)	P (mg/dL)	HCO_3^- (mEq/L)	CH_3COO^- (mEq/L)	ブドウ糖 (mg/dL)
サブラッド BSG	140	2.0	3.5	1.0	111.5	-	35	3.5	100
サブパック-Bi	140	2.0	3.5	1.0	113	-	35	3.5	100

AKI（Standard versus Accelerated Initiation of Renal Replacement Therapy in Acute Kidney Injury）trial[4]が進行中であり，2018年11月5日現在2,261名が登録されている（フランス762名，カナダ697名，豪州302名，ニュージーランド119名，他381名）。この RCT の結果がでれば，AKI 症例に対する RRT の開始時期に関しては結論が出るのかもしれない。

急性血液浄化療法における透析液・置換液

　わが国においては，AKI 症例に対して施行される CRRT において使用できる透析液・置換液は2種類しかない（**表2**）。この2つも AKI に対する CRRT において製造販売承認を受けた透析液・置換液ではなく，慢性腎不全に対して使用されている補充液を便宜的に使用しているに過ぎない。CRRT に関連する重要な合併は2008年に Maynar-Moliner らにより Dialytrauma，CRRT trauma という新たな概念として提唱された[5]。CRRT の長期間施行によりさまざまな合併症が生じることは知られており，CRRT において使用される透析液・置換液に起因する合併症（電解質異常，微量元素欠乏，水溶性ビタミン欠乏など），CRRT に使用されるカテーテル関連の合併症（感染，出血，血栓，気胸など），CRRT に使用される抗凝固薬に起因する合併症（出血，血小板減少など），CRRT 自体に起因する合併症（回路凝固による貧血，低血圧，抗菌薬の血中濃度の変動），などに分類される。そのなかでも CRRT 施行時において比較的よく認められるのが低リン血症，低カリウム血症である。

1. 低リン血症

　CRRT において低リン血症はしばしば認められる合併症である。この合併症は CRRT において使用される透析液・置換液にリン（P）が含まれていないことに起因する。海外で使用されている CRRT 用の透析液・置換液には P を含有している製剤もあるが，わが国の製剤には P が含まれていない。経口摂取できている患者であれば，仮に P を含有していなくとも低リン血症をきたすことは少ない。しかしながら，経口摂取できないような重症な AKI 患者の場合，長時間 CRRT を施行すれば必然的に低リン血症が生じる結果となり，P の補充が必要となる。CRRT 施行時の低リン血症の頻度は透析液

量を検討した大規模 RCT である Acute Renal Failure Trial Network(ATN)study[6], Randomized Evaluation of Normal versus Augmented Level Replacement Therapy (RENAL) study[7]ではそれぞれ 14.2%, 59.5% と報告されており, 血液浄化量の多い群で有意に頻度が高かった(ATN study：低用量群：高用量群 = 10.9%：17.6%, p = 0.001, RENAL study：低用量群：高用量群 = 54.0%：65.1%, p < 0.0001)。また, 最近のAKIKI study では低リン血症の頻度は全体で 18.6% であった[2]。低リン血症の頻度に差があるのは, RRT の modality の差に起因するものと考えられる。つまり, RENAL study では全例で CRRT が施行されていたのに対して, AKIKI study では CRRT, IRRT が施行され, ATN study は CRRT, SLED(sustained low-efficiency dialysis), IRRT が施行されていた。低リン血症は glyceraldehyde-3-phophate dehydrogenase 活性低下により赤血球の解糖系を抑制し, ATP や 2, 3 diphosphoglycerate(DPG)産生を障害し, 最終的には組織内低酸素血症を引き起こす。したがって, 低リン血症は意識障害, 呼吸不全, 心不全, インスリン抵抗性, 溶血, 血小板機能低下, 白血球機能低下, 横紋筋融解症などの原因となる。CRRT において低リン血症は独立した予後規定因子であるという報告[8]や, 長期間の呼吸不全との関連を指摘する報告[9]もあり, CRRT 施行の際には低リン血症の発症を常に念頭におき, 早期に対処する必要が大切である。

2. 低カリウム血症

　AKI 患者において高カリウム血症はよくみられる合併症の一つであり, 急激な高カリウム血症は不整脈を生じたり, 重篤な場合には心停止につながり, RRT 施行の絶対的適応といえる。一方, 低カリウム血症は AKI 患者において頻度は高くないが, CRRT 施行中には頻度が高くなる。日本で使用されている CRRT 用の透析液・置換液のカリウム(K)濃度が 2 mEq/L と比較的低いためである。海外では使用できる CRRT 用の透析液・置換液の K 濃度が 0 mEq/L, 2 mEq/L, 3 mEq/L, 4 mEq/L と豊富なラインナップとなっており, 患者の状態に合わせ濃度を変えることが可能である。K 濃度2 mEq/L では長時間 CRRT を施行していると, 低カリウム血症が容易に生じるため, K 補充が必要となることが少なくない。AKI に対する大規模 study において低カリウム血症の発症頻度が報告されており, ATN study, RENAL study, AKIKI study ではそれぞれ 23.9%, 4.5%, 22% であった。

3. 低マグネシウム血症

　マグネシウム(Mg)は透析患者においては最近注目されるようになってきており, 低マグネシウム血症が生命予後と関連することや, 動物実験において血管石灰化の危険因子であることも指摘されている。一方, AKI 患者においてはそれほど注意が払われていないのが現状である。Mg は P や K ほど注目されておらず, "forgotten electrolyte"

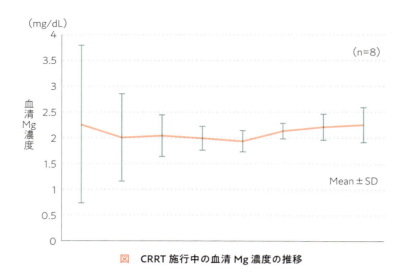

図　CRRT施行中の血清Mg濃度の推移

とも呼称される。しかしながら，ICUにおける重症患者では低マグネシウム血症は稀な合併症ではなく，低マグネシウム血症が予後規定因子であるとする報告[10]やAKI患者において低マグネシウム血症は腎機能非改善の危険因子であることも報告されている[11]。血清MgのCRRTによる変動は血清Pや血清Kほど有意ではないとされ，当院での検討でもCRRTを施行したAKI症例の血清Mg濃度は有意な変化は認めなかった（図）。

4．緩衝剤

　AKI患者では代謝性アシドーシスを合併している場合が多く，アシドーシスの補正もCRRT施行の目的の一つである。そのため，CRRTの透析液・置換液には緩衝剤として酢酸，乳酸，重炭酸などが使用される。現在，ほとんどの透析液・置換液の緩衝剤には重炭酸が用いられている。酢酸や乳酸は体内で代謝されて重炭酸イオンを生じるため，アシドーシス補正に時間を要するという欠点を有している。また，酢酸には血管拡張作用や心血管抑制作用などが知られており，乳酸は重篤な肝障害では代謝されず，体内蓄積のリスクが高まる。こういった点から現在の透析液・置換液の緩衝剤としては重炭酸が用いられている。透析液pH調節のため，少量の酢酸が添加されている。

5．急性血液浄化療法における望ましい透析液組成は？

　現在，日本においてCRRTの透析液・置換液として使用できる製剤の組成は必ずしも理想的な組成とはいえない。AKIの病態を考慮したうえで，CRRT施行する際の透析液・置換液の組成として著者が望ましいと考える組成は以下のごとくである（表3）。

表3 透析液・置換液の組成として著者が望ましいと考える組成

Na	140 mEq/L	P	3〜4 mg/dL	Mg	1.0〜1.2 mEq/L	HCO_3^-	35 mmEq/L
K	3〜4 mEq/L	Ca^{2+}	3 mEq/L	ブドウ糖	100 mg/dL		

おわりに

　AKI患者は年々増加しており，いまだ根本治療が存在しない現状では，RRTは中心的な役割を果たしている．現在，わが国において使用できる急性血液浄化療法における透析液・置換液は理想的な製剤とはいえない．新たな透析液・置換液の開発も進行中であり，その製剤が少しでも早い時期に臨床応用されることを期待したい．

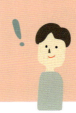

正解は....
A1. 重炭酸
A2. 約 1/2 程度

文献

1) Zarbock A, et al. Effect of early vs delayed initiation of renal replacement therapy on mortality in critically ill patients with acute kidney injury.The ELAIN randomized clinical trial. JAMA 2016；315：2190-2199.
2) Gaudry S, et al. Initiation strategies for renal-replacement therapy in the intensive care unit. N Engl J Med 2016；375：122-133.
3) Barbar SD, et al. Timing of renal-replacement therapy in patients with acute kidney injury and sepsis. N Engl J Med 2018；379：1431-1442.
4) Smith OM, et al. Standard versus accelerated initiation of renal replacement therapy in acute kidney injury (STARRT-AKI)：study protocol for a randomized controlled trial. Trials 2013；14：320.
5) Maynar-Moliner J, et al. Renal support in critically ill patients with acute kidney injury. N Engl J Med 2008；359：1960.
6) The VA/NIH Acute Renal Failure Trial Network, et al. Intensity of renal support in critically ill patients with acute kidney injury. N Engl J Med 2008；359：7-20.
7) The RENAL Replacement Therapy Study Investigators, et al. Intensity of continuous renal-replacement therapy in critically ill patients. N Engl J Med 2009；361：1627-1638.
8) Yang Y, et al. Hypophosphatemia during continuous veno-venous hemofiltration is associated with mortality in critically ill patients with acute kidney injury. Crit Care 2013；17：R 205.
9) Demirjian S, et al. Hypophosphatemia during continuous hemodialysis is associated with prolonged respiratory failure in patients with acute kidney injury. Nephrol Dial Transplant 2011；26：3508-3514.
10) Fairley J, et al. Magnesium status and magnesium therapy in critically ill patients：A systematic review. J Crit Care 2015；30：1349-1358.
11) Alves SC, et al. Hypomagnesemia as a risk factor for the non-recovery of the renal function in critically ill patients with acute kidney injury. Nephrol Dial Transplant 2013；28：910-916.

読めば自ずと見えてくる！ 透析 × 技術 の捉え方

透析膜の物理化学的特性と生体適合性

山下　明泰，櫻井　健治

Q1.　透析膜の物理構造の2つの評価法は？
Q2.　多くの合成高分子膜にPVPが使用されている2つの理由は？
Q3.　前希釈方式と後希釈方式のHDF，生体適合性に優れるのはどっち？

▷正解は最後に！

key words ▶▶　透析膜，電界放出型走査型電子顕微鏡（FE-SEM），内外濾過，外内濾過，生体適合性

はじめに

　透析膜は，ニトロセルロースをエーテルとアルコールの混合溶媒中に溶解したコロジオンに始まり，セロファン，再生セルロース，と材料を変えながら進化してきた。現在は，石油由来の合成高分子膜が世界市場の大半を占めているが，溶質の透過性および透水性に影響を与えるのは，膜の素材（化学的特性）よりも物理的構造である。素材や化学構造はむしろ生体適合性に影響する。
　本稿では，透析膜の物理化学的構造と溶質透過性の評価および生体適合性に関する臨床的および非臨床的評価の方法について概説する。

透析膜の物理化学的構造

　透析膜は種々の高分子化合物から作られているが，その素材は天然由来のセルロース系と石油由来の合成高分子系の2つに大別できる（図1）。透析膜の物理的構造は，膜の断面を走査型電子顕微鏡（scanning electron microscope：SEM）で観察することで評価することが多い。セルロース系膜は比較的薄く（15 μm程度），その断面は均質であるが，一部の合成高分子膜でも，均質構造をとるものがある（EVAL, PMMA, AN69®）。そ

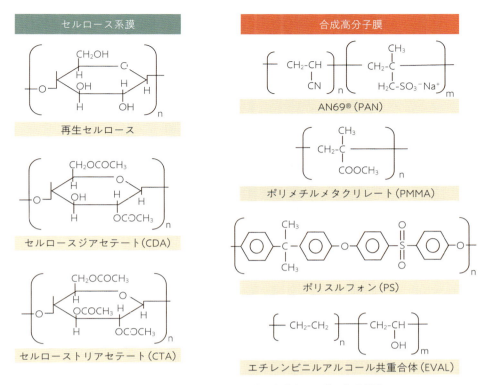

図1 血液浄化用セルロース系膜・合成高分子膜の化学構造

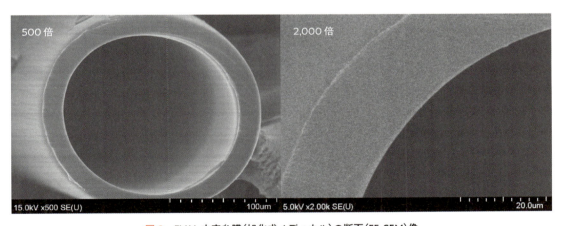

図2 EVAL中空糸膜(旭化成メディカル)の断面(FE-SEM)像

の一つであるエチレンビニルアルコール共重合体(ethylenevinylalcohol co-polymer：EVAL)の断面の電界放出型走査型電子顕微鏡(field emission SEM：FE-SEM)像を図2に示した。

これに対して他の多くの合成高分子膜は，血液と接する膜の内側表面に溶質や水の

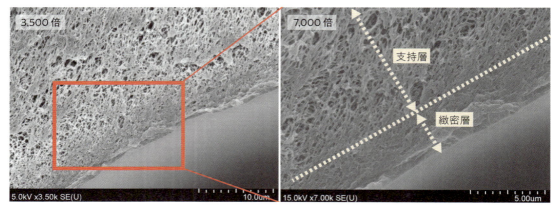

図3 PSf膜の中空糸膜（旭化成メディカル MT）の断面（FE-SEM）像

透過抵抗となる緻密層（1 μm 程度）が存在し，その他の部分は膜全体に機械的強度を付与する支持層（厚さ 25 〜 40 μm）となっている。図3 にはポリスルホン（polysulfone：PSf）膜断面の FE-SEM 像を示した。前述のように合成高分子は石油由来であり，材料自体はいずれも疎水性が高い。疎水性の材料が血液と接触すると，凝固をはじめとする生体不適合反応を惹起するため，これらの多くの膜には親水化剤が配合されている。親水化剤は膜の主たる素材との相性で決定されてきたが，現在はポリビニルピロリドン（polyvinylpyrrolidone：PVP）のみが世界中で使用されている。PVP は水溶性高分子であるため，製膜時には細孔形成剤として機能することも知られている。完成した膜の表面にどれだけの量の PVP がどのように残留しているかは，溶質透過性能にも生体適合性にも影響を与える。

　透析膜の物理構造を検討するもう一つの方法は，膜の内側から外側への移動と外側から内側への移動のしやすさを比較することで可能である。図4 にはその概念図を示した。すなわち均質膜では，双方向にほぼ同一の溶質透過性が期待されるのに対し，非対称性膜では内外方向に比べ，外内方向のほうが高い溶質透過性が期待される。図5 には3種類の膜〔cellulose triacetate（CTA），polyethersulfone（PES），asymmetry triacetate（ATA）〕について，希薄アルブミン水溶液を用いて内外および外内の限外濾過実験から得られた篩係数を示した。CTA 膜（図5中の FB）では両実験の結果はほぼ一致した。この結果は CTA 膜が均質膜であるという SEM の観察結果と一致する。これに対して，ATA 膜（図5中の FIX）や PES 膜（図5中の MFX）では，内外濾過に比べて外内濾過の篩係数が，それぞれおよそ2倍および4倍大きいことがわかる。このことより，非対称性が最も高いのは PES 膜であり，ATA 膜は CTA 膜と PES 膜の中間的な構造をとっているといえる。この比を非対称性の指標（index for asymmetry：IA〔-〕）とすれば，膜の非対称性を半定量的に評価することが可能である。同様な検証は，内外および外内の

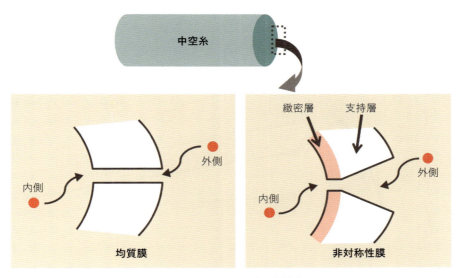

図4 透析膜の物理化学的構造

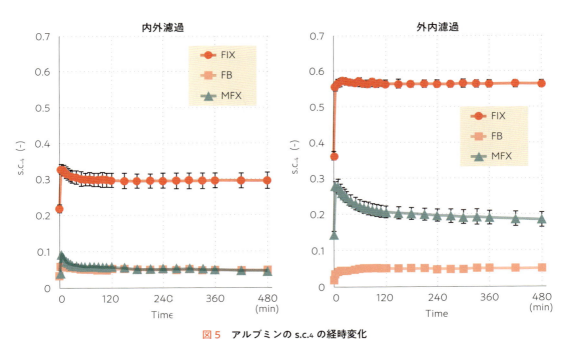

図5 アルブミンの s.c.4 の経時変化
モデル名 FIX：ATA 膜, モデル名 FB：CTA 膜, モデル名 MFX：PES 膜

透析実験を行って得られたクリアランスの比でも可能である[1]。

PVP の生体適合性に及ぼす影響

前述のように，PVP は疎水性材料(膜)の親水化に寄与するほか，膜表面で膨潤して，

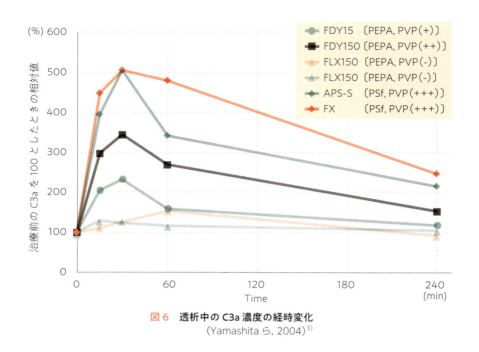

図6 透析中のC3a濃度の経時変化
(Yamashitaら, 2004)[3]

血球などの衝突に対してクッションの効果をもたらすといわれている[2]。これらは生体（血液）にとって重要な効果である。

図6はある患者にPVP含有量〔多いほうから順に半定量的に(+++), (++), (+), 使用されていないものを(-)の4段階で示した〕が異なるダイアライザを，6週間にわたり使用した際の透析中C3aの上昇率である[3]。主たる膜の素材はポリエステル系ポリーアロイ（polyester polymer alloy：PEPA）膜4週，PSf膜2週と異なるが，C3aの上昇率はPVP含有量に対して容量依存的に増大した。PVPを $in\ vitro$ で血液と接触させても，臨床で考え得る濃度の数百倍にならない限り不適合反応は惹起しない。これらのことから，膜表面に在留したPVPの量や在留の仕方が生体不適合反応を惹起している可能性が高い。臨床ではPVP不適合と考えられる症例の報告もある。合成高分子膜でも前出のEVALのほかAN69®，ポリメチルメタクリレート（polymethylmethacrylate：PMMA）膜には親水化剤が使用されていない。今後は疎水性材料に対して，PVPを使用しない親水化法を検討する余地がある。

膜面積・滅菌方法と生体適合性

ペントラクシン3（pentraxin-3：PTX-3），高感度インターロイキン6（interleukin-6：IL-6），（tumor necrosis factor-α：TNF-α）のサイトカインを用いた生体適合性の検討では，同じ銘柄のダイアライザを同一患者に使用した場合，大面積のモデルを使用したときのほうが，これらの指標が高値を示した（図7）[4]。ダイアライザの大面積化は，中・

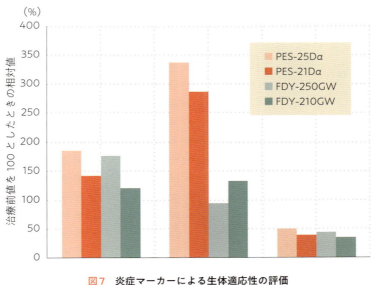

図7 炎症マーカーによる生体適応性の評価
(櫻井健治, 2016)[4]

大分子溶質の除去や血液透析濾過（hemodiafiltration：HDF）において膜間圧力差を低く抑えるうえで重要であるが，無闇な大面積化には注意を要する。

　図8は滅菌法が異なるPSf膜の生体適合性（血小板数）を，ヒト血液の in vitro 循環によって検討した結果である[5]。ガンマ線滅菌に比べ，高圧蒸気滅菌のほうが低下率がやや低い傾向がみられた（統計学的な有意差は認められなかった）。この実験は透析液側に空気を封入したまま行っているので，透析液が流れている臨床の条件とは異なる。しかし，ガンマ線が高分子鎖の一部を切断して，材料特性を変化させたことに起因すると思われる差異を再現できている点で興味深い。

　同じPSf膜ダイアライザにおいて，アルブミンの希薄水溶液を用いて限外濾過実験を行い，篩係数を測定した結果を図9に示す[6]。未滅菌（non-sterilized：NS）の場合に比較して，抗酸化剤を用いたガンマ線滅菌（G-ray(+)），抗酸化剤を用いないガンマ線滅菌（G-ray(−)），高圧蒸気滅菌（autoclave：AC）およびそれらを組み合わせた場合（AC+G-ray(−)，AC+AC）では，アルブミンの篩係数が増大し，AC滅菌において最大3倍に増加した。これは臨床におけるアルブミンの篩係数が，滅菌によって激増することを保証するものではないが，滅菌によって膜の透過特性が変化することは明らかである。

Pre-dilution vs. Post-dilution

　わが国では前希釈オンラインHDF（pre-dilution on-line HDF，以下pre-HDF）が主流であるが，欧州各国のHDFはその大半が後希釈オンライン方式（post-dilution on-

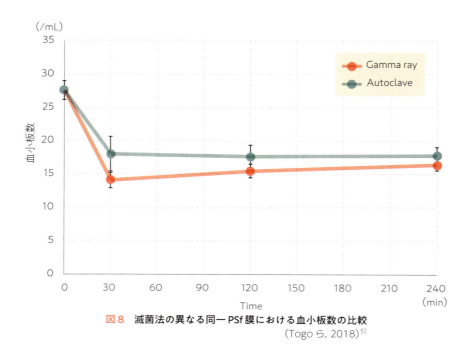

図8 滅菌法の異なる同一PSf膜における血小板数の比較
(Togoら, 2018)[5]

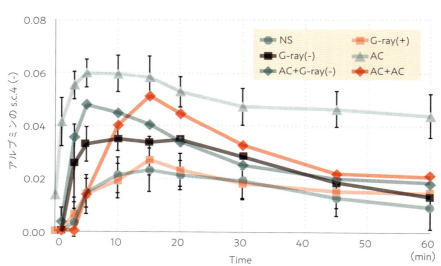

図9 水系限外濾過におけるアルブミンのs.c.4の経時変化
Q_B=200mL/分, Q_F=10mL/分 (n=3) (Yamashitaら, 2012)[6]

line HDF 以下, post-HDF) で行われている。pre-HDF および post-HDF にそれぞれメーカーが推奨するダイアフィルタを使用し, それに相当する高効率のダイアライザを用いて, pre-HDF, post-HDF および HD の生体適合性を比較した。血流量は Q_B=300 mL/分, 総透析液流量は 600 mL/分, 治療時間は 4 時間で統一した。使用したダイアライザ, ダイアフィルタ, 置換液量は以下の通りとした[7]。

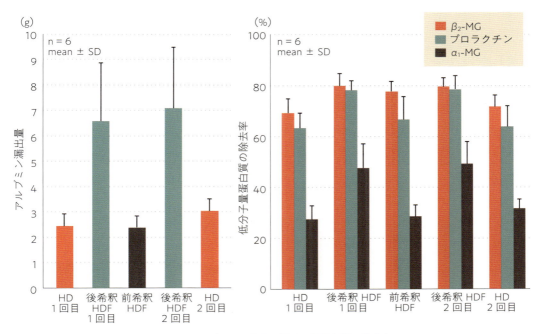

図10 アルブミン漏出量と低分子量蛋白質の除去率
(齊藤ら, 2015)[7]

・前希釈オンラインHDF：ABH-21P，60 L置換（Q_S = 250 mL/分）
・後希釈オンラインHDF：ABH-21F，20 L置換（Q_S = 83.3 mL/分）
・HD：APS-21E

図10に示すようにアルブミンの漏出量はHDとpre-HDFとでほぼ同等（2.4〜3.0 g）であったが，post-HDFではおよそ7.0 gとなり，メーカーの推奨するダイアフィルタを使用してもpost-HDFでは大量のアルブミンリークを招来した。しかし，α1-ミクログロブリン（α1-microglobulin：α1-m）の除去率では，HDやpre-HDFでは27〜31％であったが，post-HDFでは48〜49％と高効率を認めた。

生体適合性は，C反応性蛋白質（C-reactive protein：CRP）のほかに，図11に示すIL-6，PTX-3，Pセレクチン，β-トロンボグロブリン（β-thromboglobin：β-TG）で評価したが，各治療間で大きな違いは認められなかった。今回の設定では，pre-HDFにおいて血液（Q_B = 300 mL/分）がおよそ2倍に希釈される（Q_B + Q_S = 300 + 250 mL/分）。このとき血球が壁（膜）や血球同士で衝突する確率（回数）はおよそ半減するものと考えられる。しかし見かけの血流量が2倍に増大することで，壁から受ける応力も2倍に増大する。今回測定したマーカーでは，前述の2つの効果が互いに相殺して，明確な差にはならなかったものと理解できる。

欧州のHDFでは血流量400 mL/分を超えることも少なくない。これに対して主として血液回路のドリップチャンバー内で微小気泡が発生し，これが生命予後に影響を与え

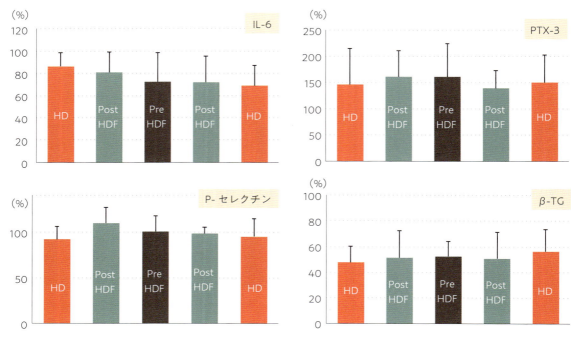

図11　種々のマーカーの変化率（透析後/透析前値）
n = 6, mean ± SD　　　　　　　　　　（齊藤ら, 2015）[7]

るとする報告もある[8〜10]。同様な現象は見かけの血流量が増大する pre-HDF でも生じる可能性がある。チャンバーの液面を下げることでマイクロバブルの発生量は激減できるほか，Q_B を 300 mL/ 分以下に抑えることでさらに低減できるとされているので，これらの点にも注意が必要である。

おわりに

　透析膜の物理構造は溶質透過性および透水性を支配し，PVP 含有量を含む化学構造は生体適合性に密接にかかわっている。このように，生体適合性は元来，材料と生体との相互作用で決まる概念とされてきた。しかし最近では，血流量や限外濾過圧などの使用条件を加味した概念にまで拡大解釈がなされるようになってきた。ここには膜面積や滅菌法が及ぼす影響も含まれる。オンライン HDF における希釈方式が生体適合性に及ぼす影響は，明確にはなっていない。また，血流量は材料との間で生体適合性に影響を及ぼすほか，血流量の増大に伴うマイクロバブルの発生が問題になる可能性がある。

正解は ....
A1. ① 走査型電子顕微鏡による観察
② 内外濾過・外内濾過実験による篩係数の比較
A2. ① 材料を親水化することで血液親和性を付与するため
② 製膜時に細孔を形成させるため
A3. いまだ結論は出ていない

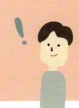

文献

1) Yamashita AC, et al. Verification of physicochemical structures of dialysis membrane using reversal dialysis technique. Hemodial Int 2017；21 Suppl 2：S3-S9.
2) Hayama M, et al. How polysulfone dialysis membranes containing polyvinylpyrrolidone achieve excellent biocompatibility? J Memb Sci 2004；234：41-49.
3) Yamashita A, et al. Blood compatibility and filtration characteristics of a newly developed polyester polymer alloy (PEPA) membrane. Hemodialysis Int 2004；8：368-371.
4) 櫻井健治. 生体適合性の評価法（Ⅰ）臨床評価に有用な各種マーカー. 臨牀透析 2016；32：531-536.
5) Togo K, et al. Comparison of biocompatibility in polysulfone dialysis membranes with different sterilization: Comparison of biocompatibility in polysulfone dialysis membranes, Hemodial Int 2018；22(S2)：S10-S14.
6) Yamashita AC, et al. Effect of sterilization on solute transport performances of super high-flux dialyzers. Hemodial Int 2012；16 Suppl 1：S10-S14.
7) 齊藤 毅, 他. 前希釈と後希釈 on-line HDF の生体適合性の検討. 腎と透析 2015；79（別冊 HDF 療法' 15）：103-105.
8) Stegmayr CJ, et al. Development of air micro bubbles in the venous outlet line: an in vitro analysis of various air traps used for hemodialysis. Artif Organs 2007；31：483-488.
9) Stegmayr B, et al. Microbubbles of air may occur in the organs of hemodialysis patients. ASAIO J 2012；58：177-179.
10) Wagner S, et al. Observation of microbubbles during standard dialysis treatments, Clin Kidney J 2015；8：400–404.

読めば自ずと見えてくる！ 透析 × 技術 の捉え方

血液透析中の生体反応

佐藤　元美

Q1. 血液浄化療法における生体適合性とは？
Q2. 血液 - 膜間相互作用でみられる現象は？
Q3. 「血液透析器の機能分類2013」において「S型」に分類されている膜は？

▷正解は最後に！

key words ▶▶ 透析膜生体適合性，血液 - 膜間相互作用，細胞 - 細胞間相互作用，微小循環障害，中間水コンセプト

はじめに

　体外循環による治療を行う際，治療材料と血液との接触により液性・細胞性のさまざまな活性化反応が惹起される。特に，血液浄化器は血液との接触面積が大きいために異物反応の主要な場を形成している。"生体適合性"はその異物反応を指標に素材の安全性を規定する概念で，生体適合性が良いということは「生体反応性が低い」，あるいは「生体に対して悪影響を及ぼさない」ということである[1]。さらに最近では，血液浄化療法に伴う生体反応を基準にその安全性を規定する概念として広義に捉えられている。
　これまで，透析膜生体適合性についてはさまざまな視点から多角的に検討されてきた。実際1つの指標で問題がなくても別の指標では非適合性を示す素材も少なくない。そのため，総合的な観点から治療材料の生体適合性を評価する必要があると思われる。
　本稿では，血液透析（hemodialysis：HD）中の異物反応，特に，透析膜と血液との接触による相互作用を中心に概説し，HD時の微小循環障害と生体適合性との関連などについても考察する。

表1 透析器で起こる異物反応

1. 透析膜と血液との接触
- 補体・凝固系活性化：C3a・C5a 産生，ブラジキニン産生,各種血液細胞への影響
- 血小板活性化：粘着・凝集，凝集塊形成，プロスタグランジン産生
- 顆粒球活性化：顆粒球エラスターゼ産生，活性酸素種産生
- 単球活性化：サイトカイン産生

2. 透析液の影響や汚染物質の流入
- 酢酸透析液：各種血液細胞への影響，酢酸不耐症
- 配管系細菌汚染：エンドトキシン・DNA フラグメントによる血液細胞への影響

3. 内圧・流速による生体反応

HD 中のさまざまな生体反応

1. 血液 - 膜間相互作用

　ダイアライザの性能は，膜素材に由来する生体適合性指標とそのものの持つ除去特性・除去効率指標などで評価される。透析治療において，血液との接触面積が大きいダイアライザは異物反応の主要な場を形成する。そこでは，透析膜と血液との接触だけでなく透析液を介した汚染物質の流入や内圧・流速による影響なども考慮する必要がある[2]（表1）。

　生体適合性が注目される契機となった異常所見は，いわゆる「First Use 症候群」であった。First Use 症候群とは，新品のダイアライザを使用した HD の開始直後に呼吸困難・胸苦やショック状態に陥る疾患であり，再使用時には症状を認めなかったことからそのように命名された。滅菌で用いたエチレンオキサイドがダイアライザに残留し，繰り返しの暴露により抗体が形成されアナフィラキシー反応が出現したことが原因の一つと推察された。また，1977 年に Craddock らが再生セルロース膜表面で補体活性化が惹起されることを報告[3]し，活性化補体による顆粒球の刺激と血管内皮細胞への接着・遊走，肺胞内への集積による一過性白血球減少などの一連の反応が First Use 症候群の原因と類推された。その後より，再生セルロース膜の遊離 -OH 基による補体活性化の機序が詳細に解析されたのである。

　透析膜による補体活性化作用は，急性合併症だけでなく慢性・長期合併症や予後にも影響する可能性が示され，1983 年に Henderson らによりサイトカイン仮説が提唱された[4]。すなわち，活性化補体が単核球からのサイトカイン産生を誘導し，炎症や酸化的ストレス亢進などの作用を介して長期的な透析合併症を引き起こすというものであった。さらに，透析液中のエンドトキシンや酢酸などさまざまな因子がサイトカイン産生を刺激することも明らかとなった。これらの知見から端を発して，近年，サイトカインなどのケミカルメディエータを中心に炎症・低栄養・動脈硬化が相互に影響して種々の透析合併症を発症・進展させる MIA 症候群（Malnutrition, Inflammation and Atherosclerosis syndrome）あるいは蛋白質 - エネルギー消耗状態という病態が注目さ

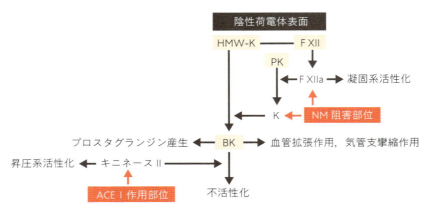

図1 「陰性荷電症候群」の病態
陰性荷電体表面では，陽性荷電因子である第XII因子，高分子キニノーゲン，プレカリクレンなどが反応を起こし，ブラジキニンが産生される。アンジオテンシン変換酵素阻害薬はキニネースIIのブラジキニン不活化作用を阻害し，結果的に，蓄積したブラジキニンにより血圧低下や呼吸困難などの臨床症状が出現する。
HMW-K：高分子キニノーゲン，F XII(F XIIa)：凝固第XII因子(活性型)，PK：プレカリクレイン，K：カリクレイン，BK：ブラジキニン，NM：メシル酸ナファモスタット，ACEI：アンジオテンシン変換酵素阻害薬

れている[5]。

　また，遊離-OH基の存在だけでなく膜表面の荷電状態も生体適合性に大きく影響する。特に陰性荷電状態はキニン-カリクレイン系の賦活化によるブラジキニン(bradykinin：BK)産生を増強することが明らかとなっている。通常，BKはアンジオテンシン変換酵素(angiotensin converting enzyme：ACE)と同じ酵素(キニネースIIと呼ばれている)で分解されるため，身体への影響はそれほど大きくはない。一方，降圧剤としてACE阻害薬を服用している患者では，キニネースIIによる分解が阻害されBKが体内に大量に貯留するため，結果的に血管透過性亢進，腸管・気管支平滑筋の収縮や血圧低下・ショックなどの症状が出現する。いわゆる「陰性荷電症候群」といわれる病態である(図1)。膜表面の陰性荷電が強いほど内因系活性化は増強される。実際，ポリアクリロニトリル-メタリルスルホン酸ナトリウム共重合体(AN69®)膜は陰性荷電が強いため[6]，同膜を用いたダイアライザをACE阻害薬服用患者に使用するのは禁忌となっている。

　細胞成分も透析膜との接触により直接的・間接的に刺激を受ける。血小板は膜表面において活性化され，粘着・凝集やP-セレクチン発現[7]，プロスタグランジン産生の促進などにより，短期・長期透析合併症の発症に関与する可能性がある。また，異物との接触は顆粒球の活性化も引き起こし，活性酸素種(reactive oxygen intermediates：ROIs)や顆粒球エラスターゼなどが産生される。

　以上，血液-膜間相互作用や透析液の影響などを図2にまとめた。

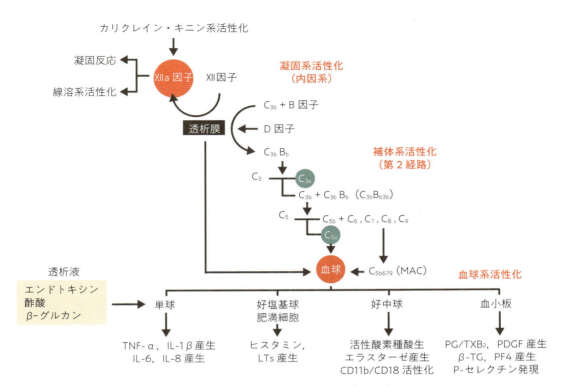

図2 透析膜と血液成分との相互作用（まとめ）
透析膜との接触により補体系・凝固系の活性化が惹起される。さらに、これらの活性化を介して、あるいは直接的に細胞成分が刺激・活性化され、さまざまな化学物質を産生する。
MAC：膜侵襲複合体、LTs：ロイコトルエン、PG：プロスタグランジン、TXB2：トロンボキサン B_2、PDGF：血小板由来増殖因子、β-TG：β-トロンボグロブリン、PF4：血小板第4因子

このように、HD施行中、補体系・凝固系活性化や血球成分の量的・質的変化および活性化などがさまざまな程度・頻度で発生していると思われる。したがって、透析膜の生体適合性を適切に評価するためには、いくつかの血液マーカーの変化や動態を同時に確認するのが妥当である。

2. 細胞−細胞間相互作用

さらに、HD時には血漿成分と細胞成分との相互作用だけでなく細胞-細胞間の相互作用も確認されており、これらも生体適合性の重要な指標となっている。近年、膜表面を修飾し適合性を向上させたセルロースジアセテート膜や汎用されているポリスルホン（polysulfone：PS）膜使用時において、HD開始早期（0〜30分程）の血小板-好中球凝集や好中球活性酸素産生が著明に亢進することが明らかとなった。そしてエチレンビニルアルコール共重合体（ethylene-vinylalchol copolymer：EVAL）膜やAN69膜使用時には、これらの生体反応がPS膜に比し有意に低下していることが示され、血球成分に対する良好な適合性が確認された[8]。また、透析中の好中球によるROIs産生の増加は、

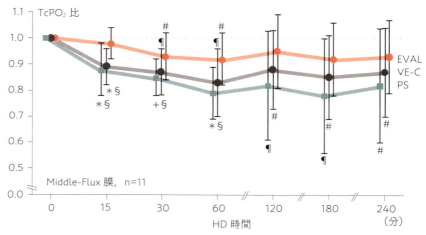

図3 血液透析(HD)中の微小循環動態
3種のMiddle-Flux膜ダイアライザ使用時におけるHD中の経皮酸素分圧($TcPO_2$)を経時的に測定し，各測定値の開始時$TcPO_2$値に対する比で比較した。
EVAL：エチレンビニルアルコール共重合体膜，VE-C：ビタミンE固定化セルロース膜，PS：ポリスルホン膜，§：$p<0.005$，¶：$p<0.01$，#：$p<0.05$ vs. 各膜開始時．＊：$p<0.01$，＋：$p<0.05$ vs. EVAL　　　　（Satoら，2006より引用，改変）[9]

全身性炎症反応として動脈硬化症など心血管合併症に関与している可能性がある。

HD中の微小循環動態について

1. HD時微小循環障害

　　HD中に惹起される血液-膜間および細胞-細胞間相互作用は，酸化的ストレスなどを介して微小循環動態に何らかの影響を及ぼす可能性が考えられる。われわれは，HD中の皮膚微小循環動態への透析膜の影響を足背部経皮酸素分圧($TcPO_2$)測定を用いて評価・検討した。まず，明らかな末梢動脈疾患を有していない11名の維持血液透析患者に，異なる膜材質からなる3種類のダイアライザを各2週間(6回)使用したクロスオーバースタディを行った。そして6回目に，HD開始から終了まで継続的に$TcPO_2$測定を実施した。各膜における平均$TcPO_2$比の変動を比較すると，PS膜使用時ではHD開始直後より急激な低下をきたし終了時まで低値が持続していた。一方，EVAL膜においては，PS膜やビタミンE固定化セルロース膜に比してHD開始早期の$TcPO_2$比の低下は緩やかで両膜との間に有意差を認めた(図3)[9]。これらの結果から，EVAL膜はHD時における微小循環障害を引き起こしにくい膜であることが示された。さらに，PS膜使用時では開始時に比し開始60分後および終了時の血小板数の有意な減少を認め，血小板活性化に伴う変動が示唆された。別の検討においても，血小板活性化の一指標である血中血小板由来マイクロパーティクル濃度がPS膜ダイアライザ使用時に上昇したことか

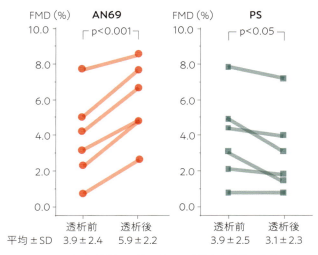
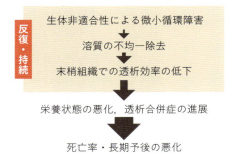

図4 血液透析(HD)前・後での血管内皮機能の変化
2種のダイアライザ使用時における単回のHD施行前・後の血流依存性血管拡張反応(FMD)を解析した。
AN69：ポリアクリロニトリル-メタリルスルホン酸ナトリウム共重合体膜，PS：ポリスルホン膜

図5 透析時微小循環障害の意味するもの(仮説)
単回のHDで起こる微小循環障害は，不均一除去やリバウンド現象の原因となる。さらに，繰り返し継続的に起こることで，心血管合併症の進展や長期予後の悪化を引き起こす可能性がある。

ら，血小板とPS膜との強い相互作用の存在が推察された[10]。

さらに，AN69膜とPS膜を用いて同様のクロスオーバースタディを実施し，微小循環動態の変動を観察・検討した。AN69膜使用時において，開始から60分までのTcPO$_2$値の低下はほとんどなく，開始後より徐々にTcPO$_2$値が低下したPS膜との間に有意差を認めた。また，単回のHDにおいて，血流依存性血管拡張反応がAN69膜においてむしろ上昇したのに対し，PS膜使用時には有意に低下した（図4）。これらのことから，HD時に起こる血液‐膜間相互作用は直接的・間接的に血管内皮細胞を傷害し，あるいは，一酸化窒素との相互作用などを介して血管機能障害を誘導し，それらの結果として微小循環障害が発生するものと思われた。

2. HD時微小循環障害の意味するもの

前述したHD中にみられる細動脈～毛細血管レベルでの微小循環障害は，末梢組織における水分・溶質の血管への移動を阻害し，結果的に，溶質のリバウンド現象や不均一除去に関連していると推察される。不均一除去については，血漿量の再増加率や透析効率などに関与しており，臨床的には不均衡症候群や栄養障害，長期透析合併症，患者予後などにも影響している可能性がある（図5）。実際，及川らは，末梢循環障害によりウレアの％クリアスペース低下や透析終了45分後での高いリバウンド現象が引き起こされることを示した。そして，この末梢循環障害の有無がHD効率に大きく影響しHDの臨床効果そのものを左右する因子であると指摘している[11]。

現在，透析患者の死因の約40%は心不全など心血管系合併症である。また，心血管系合併症による死亡リスクは一般患者の40～50倍も高率であるといわれている。したがって，透析患者の長期予後を改善するためには，慢性ストレスや微小循環障害，栄養障害など慢性腎不全特有の病態に対する適切な対応・治療が重要である。

生体適合性の発現機構

1. 血漿蛋白質の吸着メカニズム

血液が材料と接触したときには，まずその表面に水が吸着し，次いで血漿蛋白質の吸着が起こる。その後，吸着蛋白質の変性を介して血球成分の粘着・活性化が惹起される。この血漿蛋白質の吸着を引き起こす膜表面のさまざまな特性については検討が重ねられてきた。蛋白質非吸着性表面の特性は，①親水性，②無荷電，③立体斥力，であることが明らかとなっている[12]。一方で，孔径制御と親水性向上を目的に疎水性高分子素材に配合されたポリビニルピロリドンが，透析中に血中に溶出し，アレルギー症状や血小板減少をきたす可能性なども指摘されている。

2. 中間水コンセプト

材料表面のさまざまな物理・化学特性は，その表面に形成される水の構造に影響を及ぼすことが明らかとなってきた。田中は，高分子材料中に吸着した水を，ある分析手法を用いて「自由水」「中間水」「不透水」の3種類に分類した。そして，高分子材料・蛋白質・細胞の相互作用に影響する「バイオ界面」において，異物反応が「中間水」の存在により抑制されることを示した[13]。

血液中の蛋白質や細胞も，自由水，中間水，不透水からなる水和殻をもっており，この水和構造により安定に存在することが知られている。材料表面の「不透水」は，吸着した生体成分の水和殻に直接接触することでそれを撹乱あるいは破壊し，変性・活性化を引き起こす。一方，中間水は不透水と水和殻との間に存在することで両者が直接接触することを阻害するため，結果的に異物反応が生じないと推察されている[13]。すなわち，材料表面の中間水の存在が生体適合性発現の重要な要素となり，膜材料の開発においては，中間水を介して膜表面への血漿蛋白質の吸着・活性化をいかに制御するかが鍵となる。

おわりに

透析膜に対する優れた溶質除去性能や良好な生体適合性への追及は，新しいダイアライザ開発の原動力となった。そして現在では，生体への影響が小さく中分子量領域の物質除去に優れた合成高分子膜ダイアライザが市場の主流となっている。

表2 膜素材・構造などによるダイアライザの分類

ダイアライザ構造	特定積層型：AN69	中空糸型：その他
膜材質	ハイドロゲル：AN69	多孔質合成膜：その他
膜親水性付与方法	non-PVP：AN69，PMMA，EVAL，PAN	PVP：PS，PES，PEPA，CTA
添加剤	ビスフェノールA非含有：AN69，PMMA，PAN	ビスフェノールA含有：PS，PEPA，CTA，EVAL
膜荷電	強陰性荷電：AN69	中性〜弱陰性荷電：その他
膜構造	対称膜（濾過＋吸着膜）：AN69，PMMA	非対称膜（濾過膜）：PS，PEPA，CTA，PAN，EVAL

PVP：ポリビニルピロリドン，AN69：ポリアクリロニトリル-メタリルスルホン酸ナトリウム共重合体，PMMA：ポリメチルメタクリレート，EVAL：エチレンビニルアルコール共重合体，PAN：ポリアクリロニトリル，PS：ポリスルホン，PES：ポリエーテルスルホン，CTA：セルローストリアセテート，PEPA：ポリエステル系ポリマーアロイ

　そのような流れのなかで，「血液透析器（中空糸型）の機能分類2013」において，物質除去能とは別に，生体適合性に優れる，抗炎症・抗酸化性を有する，吸着によって溶質を除去できる，など特別な機能をもつ血液浄化器を「S型」と分類した．現在，EVAL膜とPMMA膜がそれに該当している[14]．

　しかしながら，表2で示すように，合成高分子膜はそれぞれ固有の性能・機能やさまざまな生体反応性を有しているため，年齢，原疾患，合併症，栄養状態，QOL・活動性，さらには生命予後などにも考慮して選択すべきである．すなわち，透析療法を実施する際には，除去による尿毒症症状の改善と生体非適合性状態の形成とのバランスに配慮しなければならないということである．

正解は ....
A1. 血液浄化療法に伴う生体反応を基準にその安全性を規定する概念
A2. 補体系・凝固系活性化や血球成分の量的・質的変化および活性化である
A3. 現在．EVAL膜とPMMA膜が該当している

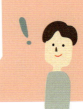

文　献
1) 秋澤忠男．最近の透析器 - 生体適合性．臨牀透析 1988；1：397-405.
2) 川西秀樹．透析膜の生体適合性．透析会誌 2017；50：369-372.
3) Craddock PR, et al. Hemodialysis leukopenia. Pulmonary vascular leukostasis resulting from compliment activation by dialyzer cellophane membranes. J Clin Invest 1977；59：879-888.
4) Henderson LW, et al. Hemodialysis hypotension：the interleukin-1 hypothesis. Blood Purif 1983；1：3-8.
5) Fouque D, et al. A proposed nomenclature and diagnostic criteria for protein-energy wasting in acute and chronic kidney disease. Kidney Int 2008；73：391-398.

6) Tielemans C, et al. Anaphylactoid reactions during hemodialysis on AN69 membranes in patients receiving ACE inhibitors. Kidney Int 1990；38：982-984.
7) 伊藤佐生智．血液透析膜による血液細胞の活性化と細胞接着— P-セクレチンを介する血小板-白血球複合体の形成—．川西秀樹，他（編）．透析膜の生体適合性，48-57，東京：東京医学社，2010.
8) Sirolli V, et al. Leukocyte adhesion molecules and leukocyte-platelet interactions during hemodialysis：effect of different synthetic membranes. Int J Artif Organs 1999；22：536-542.
9) Sato M, et al. Effect of different dialyzer membranes on cutaneous microcirculation during hemodialysis. Clin Nephrol 2006；66：426-432.
10) 佐藤元美，他．微小循環に対する透析膜の影響．川西秀樹，他（編）．透析膜の生体適合性，114-120，東京：東京医学社，2010.
11) 及川一彦，他．透析中の末梢循環変動とウレアのクリアスペース．腎と透析 2004：56（別冊ハイパフォーマンスメンブレン'04）；157-160.
12) 滑川亘希，他．透析膜の表面特性と蛋白質吸着．川西秀樹，他（編）．透析膜の生体適合性，16-26，東京：東京医学社，2010.
13) 田中　賢．中間水コンセプトによる生体親和性高分子の分子設計．日本接着学会誌 2015：51；423-432.
14) 川西秀樹，他．血液浄化器（中空糸型）の機能分類 2013．透析会誌 2013；46：501-506.

読めば自ずと見えてくる！

透析

×

QOL

の捉え方

読めば自ずと見えてくる！ 透析 × QOL の捉え方

認知症透析患者の看護
— その課題と取り組み —

大坪　みはる

Q1.　透析中の認知症発病にかかわる危険因子は何か？
Q2.　幻視やパーキンソニズムが特徴の認知症のタイプは？
Q3.　通院や交流は認知症予防因子の何に該当する？

▷正解は最後に！

key words ▶▶　認知症透析患者，透析看護，透析中安全確保，介護家族支援

はじめに

　透析看護は主に治療中の看護であり，また，その治療環境は，オープンルームかつ多人数を同時に，長時間にわたって治療する空間という，他領域とは異なる特徴を有している。一方，対症療法であるがゆえに継続的看護が可能で，患者の個別性や変化に気づきやすく，家族との関係性も構築しやすいといった特徴がある。
　このような看護の対象となる透析患者の認知機能障害は，透析中の安全やセルフマネジメント支援などにおいて重大な課題であり，その取り組みが急がれている。

認知症透析患者の増加

　2016年末の慢性透析療法の現況[1]によると，65歳以上の透析患者の割合はすでに66.2％であり，わが国の高齢化率（全人口に占める65歳以上人口の割合）27.4％（2017年），39.9％（2060年推計）と比べて極めて高いといえる。加齢に伴う認知症の割合は5歳刻みで倍増するといわれており，導入患者の高齢化が続いていることから今後も増加することが予想される。2010年の調査（日本透析医学会統計調査委員会）では認知症透析患者は約10％を占め，年齢が上昇するに従い認知症合併とサポートを要する割合は

表1　4大認知症の主な病態と経過・症状

分類	中枢神経変性疾患			血管性認知症
疾患名	アルツハイマー型認知症	レビー小体型認知症	前頭側頭型認知症	血管性認知症
病態	脳にアミロイドβ蛋白のしみ（老人斑）と神経原繊維変化で神経細胞が脱落し脳萎縮・脳室拡大が起こる	レビー小体という異常構造物が脳幹や大脳皮質全体に蓄積する	前頭葉と側頭葉の神経細胞が変性し、限定して脳萎縮する。左右差がみられる	脳の血管障害がもとで起こる認知症の総称。主に脳梗塞が原因で起こる
発症と経過	潜行性に発症し、ゆるやかに進行	潜行性に発症し、ゆるやかに進行	潜行性に発症し、ゆるやかに進行	急激に発症し、段階的に進行
特徴的な症状	初期から記憶障害が主な症状。進行すると全般的な認知機能低下。特定の神経症状・身体疾患の合併はない	日内変動が大きい。初期は記憶障害は目立たない。幻視やパーキンソニズムがある	初期や中期は記憶や視空間は保持されている。早期から性格変化、脱抑制、常同行動がある	病巣部位に関連して症状が異なる。身体疾患や神経症状の合併が多い

（河野（監），2016 より抜粋，一部改変）[4]

増加すると報告している。現在，さらに増加していると推測される。

透析患者の認知症発病にかかわるリスク

　透析患者は，高齢や糖尿病，高脂血症，高血圧などの共通の危険因子に加え，腎障害による尿毒症や貧血，血管の石灰化，炎症など腎性の危険因子，さらに透析中の血圧低下，脳浮腫など透析に関係する危険因子が加わり，脳血管や神経変性疾患，神経細胞の直接損傷を受けやすいことから認知症の発症リスクは高くなる[2]。

　フレイルも認知症の危険因子であることが知られているが，透析患者は健腎者と比べ低栄養や加齢，合併症などからフレイルとなる割合は3倍高いといわれており[3]，ここからも認知症の発症リスクが高いことがうかがえる[3]。

主な認知症のタイプ

　河野は，認知症をアルツハイマー型認知症（Alzheimer-type dementia：ATD）44％，レビー小体型認知症（dementia with Lewy bodies：DLB）21％，前頭側頭葉変性症（frontotemporal lobar degeneration：FTLD）15％，血管性認知症（vascular dementia：VaD）10％，その他の認知症（神経変性認知症，二次性認知症など）10％に大別している[4]。4大認知症の特徴的な病態や症状を整理し，**表1**[4] にまとめた。なお，**表1** では前頭側頭葉変性症の代表的な前頭側頭型認知症の特徴を示した。

　脳血管型とアルツハイマー型の合併した混合型も存在する。

認知症透析患者の看護 —その課題と取り組み—　**229**

■ 認知症のタイプ・経過と看護のポイント

　認知症のタイプによって経過や現われる症状が異なるので十分な観察が必要である。また，経過とともに重症度は変化するため支援も適切に変化させていく。

1. アルツハイマー型認知症（ATD またはアルツハイマー病：AD）

　中年期の生活習慣病が高齢期の認知症発症に関与し，特に糖尿病では 2 倍のリスクといわれる。65 歳以降の発病が多く，物忘れなどの記憶障害，計算ができない，家に帰れないなどの見当識障害などの症状や病識に乏しく，末期まで運動・歩行障害はないなどが特徴である。ゆるやかに進行し 10 年ほどで寝たきりで行動や発話がないなど末期に至ることが多い。

　看護のポイントとして，新しいことを覚えられないので周囲が状況を判断してうまく誘導すること，一つのことにこだわると他に注意が向かないので注意を上手に他へ向けること，自分が病気だと理解していないことを理解して対応すること，が重要である。

2. レビー小体型認知症（DLB）

　70 代，80 代の高齢で，男性が女性の 2 倍の発症で病前性格が真面目な人が多く，表情が乏しいことからうつと間違われやすい。調子のよいときと悪いときの明暗により激しい動揺を示し，具体的で反復する幻視がみられ，表情に乏しく動作は緩慢でありパーキンソニズムがみられる。ATD と比べ中期以降の進行が早くなる。罹病期間は約 7 年ほどで末期に至る。

　看護のポイントとして，一日の中でも調子が変わるので，悪いときには様子をみること，幻視については正面から否定せず，視線を移動させることにより幻視が消えることがある。パーキンソニズムで四肢の動きがこわばり転びやすくなるため，移乗や歩行時は転倒転落に注意する。

3. 前頭側頭型認知症（frontotemporal dementia：FTD）

　前頭葉と側頭葉前部が変性する認知症の総称を「前頭側頭葉変性症」という。異常蛋白の蓄積が病因といわれている。臨床症状から 3 つのタイプに分類される。最も多いのが人格変化を特徴とする FTD である。他の 2 つは言葉の意味がわからなくなる「意味性認知症」，発語が困難になる「進行性非流暢性失語」がある。脳梗塞では失語が進行しないのに対し，これら 2 つのタイプでは失語が進行するのが特徴である。中核症状として人格の変化があり，反社会的行動など性格が変わる，横柄で無頓着になる，勝手に立ち去る（立ち去り行動），同じことを繰り返す（常同行動），甘いものを大量に食べる，無意識にびっくりしたような眼をする，などがあり，好き勝手にふるまうような行動に対し

介護が困難になるタイプの認知症である。経過年数は 6 年ほどで末期に至る。

看護のポイントとして，本人は病識がないことを理解し，問題行動だけで振り回されないようにする。同じことを繰り返すので，生活スケジュールや日課の時間を毎回同じにする。記憶力や食事・更衣などの日常生活動作は比較的保たれるので上手に誘導する。家族が疲弊する状況なら，デイサービス利用など本人が落ち着く環境を利用するなどがある。

4. 血管性認知症（VaD または VD）

VaD の発症リスクには，高血圧や糖尿病など生活習慣病がある。脳血管性ではまだら状に認知機能が保存されることから，別名「まだら認知症」とも呼ばれる。脳梗塞が起こるたびに悪化し，症状が階段状に進行していく。脳血管性認知症の特徴として，感情や欲求の抑制が障害され，場違いに泣いたり笑ったりなどの「感情失禁」を起こす。脳の病巣に対応して片麻痺や失語・失行・失認などの症状が現れる巣症状，嚥下や発語に関する神経が障害される仮性球麻痺で，嚥下障害や構音障害が起こる。また，実行機能障害や注意障害，アパシー（自発性や意欲の低下した状態）などがみられる。

看護のポイントとして，日常生活行動に時間がかかるので，遂行するための時間をとる。接するときは時間をかけて返事や反応を待つ。自発性や意欲・周囲への関心の低下に対しては積極的な働きかけを行う。そのほか，血圧管理で再発や症状悪化を防ぐ，などがある。

透析中の安全確保

透析治療に影響する患者の行動は多彩である。そのなかでもハイリスクなのが透析中に針を抜こうとする，絆創膏を剝がす，突然起き上がる，透析終了後すぐにベッドから降りて動き転倒しやすいなどがある。また，穿刺を嫌がる，透析中大声を出すなどもオープンルームにおいては対応に困る行動である[5]。

透析中ではないが，透析施設に行きたがらない，服薬管理・食事管理・バスキュラーアクセス（VA）管理ができない，なども介護家族の負担とともに透析療法が不安定になる要因となる。

看護師は，患者個々の性格や生活状況，認知症のタイプや合併する疾患の理解，血圧下降や気分不快，疼痛やかゆみ，倦怠感などの"身体症状"，緊張や不安，人間関係などの"精神症状"，ベッド位置や隣のベッドの患者の状況，なじみのないスタッフとの対応といった"環境状態"など，認知症患者の状況を把握し，行動の意味を読み取るアセスメント力が安全確保のケアに影響すると考える。理屈で説得するよりも，患者本人が納得できる対策が効果的である。

認知症透析患者の看護 —その課題と取り組み— **231**

表2　認知症高齢者とのコミュニケーションの基本	表3　透析室での認知症高齢者とのコミュニケーション
①大人の言葉を使う ②ゆっくり，低く，落ち着いた声の調子 ③簡単な言葉と短い文章を用いる ④静かな環境の中で ⑤非言語的コミュニケーションを用いる ⑥一度に複数のメッセージを盛り込まない ⑦伝わらない場合は，言いかえてみる ⑧時間をかけて聞き，待つ ⑨軽く触れる，アイコンタクトを持続する ⑩昔話を引き出す	①目線の合う位置で話す ②優しく笑顔で話しかける ③ゆっくり短い言葉で話す ④単語で答えられる質問とする ⑤快いスキンシップを併用する ⑥穿刺時は優しく落ち着いた状況をつくる ⑦処置時は安心させる声掛けを繰り返す ⑧叱ったり，制御したりしない ⑨感情は豊かであることを忘れない ⑩患者の自尊心を保つ配慮をする

(北川, 2016)[6]

認知症透析患者とのコミュニケーション

　認知症高齢者とのコミュニケーションの基本[6]については，看護基礎教育で学習している（表2）[6]。しかし，透析室においては，治療を前提としているため，さらなるコミュニケーション力を必要とする。透析室においての注意点を表3に示す。ほかにも患者の落ち着くアプローチがあればチームで工夫する。

透析を受ける認知症患者への治療・ケア

　透析を受ける認知症患者への治療・ケアについては，十分な透析，周辺症状への薬物療法，問題行動の早期発見と対策，十分な観察，身体的自覚症状緩和，視力・聴力の補正，無用の刺激を避けるなどがある。そして，看護するうえで最も重要なのは，認知症患者にとって数時間の安静を保ち透析を受け続けることは高いハードルであると思い起こすことである[2]。

　困った問題が生じたときは，患者側の問題として片付けるのではなく透析スタッフの対応を工夫することが必要である。

認知力維持・認知症進行防止の看護

　日本神経学会「認知症疾患診療ガイドライン2017」[7]によれば，効果的な認知症防御因子として適度な運動，食事因子，余暇活動，社会参加，精神活動，認知訓練などをあげている。そこで効果があるといわれる項目について日常の透析看護と照らし合わせてみると，まず，進行防止として安定した透析，特に透析中の急激な血圧低下を予防することがあげられる。次に，フレイル患者の把握と経時的変化を把握してアセスメントし，患者に合わせた体を動かす生活習慣が維持できるように支援する。そして，食事状況の把握と低栄養状態の改善および口腔ケアで感染予防する。また，余暇活動として，患者

表4　認知症を疑う10の症状
・日常生活に支障をきたすほどの物忘れがある
・計画を立て，問題を解決する力が低下している
・家庭や職場などで，慣れたことが終わりまでできない
・時間や場所がよくわからない
・視覚的に位置関係を理解するのが難しい
・話したり書いたりするなど，言葉に支障がある
・物の置き場所を忘れ，それを見つけられない
・判断したり決定する力が低下している
・仕事や社会活動から引きこもる
・気分や性格が変わる

（三宅, 2011）[9]

表5　認知症透析患者を抱える家族の問題
・透析治療にかかわる意思決定代理人としての役割
・通院維持透析の通院介護あるいは介護サービス手配
・セルフマネジメントにかかわる介護 　食事・服薬・バスキュラーアクセス・体重などの管理
・認知症状への対応
・経済的問題
・医療・福祉職員との調整，人間関係
・自身の健康問題，将来への不安　など

（大坪, 2016）[10]

の日々の楽しみを把握し話題にする。さらに，患者が孤立しない環境づくりを地域連携で支援するなどがある[8]。

透析室における認知症の早期発見

前述したように，透析看護は継続的な患者とのかかわりにより，患者の変化に気づきやすい。認知症も早期に発見することで進行を防止できることから，看護師の観察は重要である。

認知症を疑う症状を**表4**[9]に示す。透析看護師が認知症を疑う場面は，家族からの悩み情報や患者自身の話から，また，ベッドの場所を間違える・ベッドの準備時間がかかる・止血中もすぐに手を放すなど以前と異なる行動から，そして，前回の絆創膏が貼ったままであったり，これまで記載していた自己管理ノートの記載がなくなったりすることなどから，患者の認知機能の低下に気づくことがある。気づきがあった場合はカンファレンスで情報共有し，次につないでいく。

介護家族支援

認知症透析患者を抱える家族の問題として，**表5**[10]に整理しまとめた。しかし，以前と比べ，透析室で介護家族と直接会う機会は減っており，意図的に家族との話し合いの場を設定する必要がある。そしてこのような場では，家族の困りごとに耳を傾け，認知症の症状への上手な対応についてアドバイスするスキルをもって臨む（**表6**）。また逆に家族から対応について学ぶ機会ともなる。介護家族が負担感で疲弊しないように介護することで，技術の修得や他者との交流，視野の拡がりや生きがい・存在感など自身の人間的成長などを実感し，自己を肯定的に捉えることができるようにかかわっていく。

現代においては多様な家族のあり方があるので，看護者や医療者の価値観で家族を捉えないこと，患者と介護家族の意思を尊重すること，多職種・地域連携で支援すること，

表6 認知症患者への介護のポイント

症状	患者の行動	対応のポイント
物忘れ	ご飯まだ？を繰り返す	話題を変える。忘れることを利用する
妄想	財布盗まれた！と騒ぐ	否定しない。感情共有し一緒に探す。本人が見つけられるように上手に誘導する
見当識障害	今日は何日？と心配する	同じ立場で不安を取り除く。日めくりカレンダーなど用意する
人物誤認	あなたはどなた？と家族にいう	否定しないで受け入れる
徘徊	帰り道がわからない	安全策を講じておく
幻視	お化けがいる！	安心感を抱かせる。患者の視線をそらすように動く
人格変化	突然攻撃的になる	冷静になる
失禁・不潔行為	失禁する。便をいじる	叱るのは逆効果。先回りして上手に誘導する

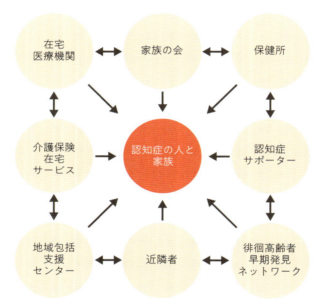

図 認知症の人と家族を支える地域のネットワーク
(三宅, 2011)[9]

などが重要である(図)[9]。

認知症透析患者への看護課題と取り組み

これまで述べてきた透析患者の認知症看護の課題と取り組みについて以下にまとめた。

1. 個々の透析患者への理解と対応

認知症の早期発見や認知症患者のニーズを把握するには，患者・家族および生活環境

を情報収集する。そのためにはコミュニケーション力やアセスメント力を向上させ，情報共有するチーム力が必要である。なぜなら看護師はベッドサイドにおいて患者との日常会話から，心身の状況，暮らしや思いなどを意図的に聞いている。しかし，他職種や経験の浅い看護師はそれを「雑談」と受け取り，忙しい時間に何をしているのかと批判的にみることがあり，職種間の感情的対立の火種となることがある。看護師は得た情報を自分のなかだけで消化せず，カンファレンスなどチームで情報共有・計画立案していくことで，患者理解や必要な対応に結び付けることができる。

2. 透析中の安全・安楽な援助

リスクマネジメントの視点をもち，透析中の観察を行う。また，身体症状などの改善や時間経過に対してケアの工夫をする。工夫にあたっては，「1. 個々の透析患者への理解と対応」が前提となる。

3. 透析生活の継続支援

認知機能障害の程度や日常生活動作（activities of daily life：ADL）を把握し，介助すべきセルフマネジメント（自己管理）について家族に依頼する。通院は社会参加の機会でもあり，認知症予防の役割もあることを患者・家族と共有する。

4. 介護家族への支援

介護家族の状況を把握し，心身の負担軽減ができるよう社会資源を活用する。介護の限界時は，施設入所を検討する。また，介護肯定感がもてる支援を行う。

5. エンド・オブ・ライフケア

認知症透析患者の場合，人生の最期について意思確認ができないことが想定される。慢性腎臓病療養指導看護師など腎臓病すべての病期に対応できる人材育成でそれぞれの課題場面に対応していく底上げを行う。

■ おわりに

脳科学や認知症治療は急速に進歩しつつある。しかし，まだ効果的な認知症の改善薬には至っていない現状がある。今日では生活習慣病予防や脳活動と身体活動を併せて行う非薬物療法での認知力維持・向上が報告されるようになった。認知症透析患者・家族が穏やかな透析生活（人生）を過ごせるように，患者の最も身近にいて患者・家族の暮らしや思いを知る専門職である看護師には，効果的なケア実践・研究・人材育成への取り組みが期待されている。

認知症透析患者の看護 —その課題と取り組み— **235**

正解は ....
- A1. 透析中の急激な血圧低下
- A2. レビー小体型認知症
- A3. 社会参加

文献
1) 日本透析医学会統計調査委員会；わが国の慢性透析療法の現況．http://docs.jsdt.or.jp/overview/pdf2017/p008.pdf (2018年10月23日)
2) 堀川直史, 他. 認知症. 腎と透析 2013；74：999-1004.
3) 加藤明彦. フレイル. 透析ケア 2017；23：838-841.
4) 河野和彦(監). 全部わかる認知症の事典. 12-57. 東京：成美堂出版, 2016.
5) 大坪みはる(監). 認知症透析患者の看護のポイント. 透析ケア 2016；22：1023-1072.
6) 北川公子：コミュニケーションの方法, 系統看護学講座. 老年看護学. 東京：医学書院, 318, 2016.
7) 日本神経学会(監). 認知症疾患診療ガイドライン 2017. 118-120, 133, 135, 東京：医学書院, 2017.
8) 大坪みはる. 認知力維持のための透析看護の役割. 臨牀透析 2018；34：511-516.
9) 三宅貴夫. 認知症ぜんぶ図解. 10, 183, 大阪：メディカ出版, 2011.
10) 大坪みはる. 認知症透析患者に対する看護. 臨牀透析 2016；32：1023-1028.

読めば自ずと見えてくる！　透析 × QOL の捉え方

レビー小体型認知症と血管性認知症

芳川　浩男

Q1. 維持透析患者の認知症合併率は？
Q2. 透析脳症といわれる病態は？
Q3. CKD 患者の脳卒中リスクは？

▷ 正解は最後に！

key words ▶▶　生活習慣病，大脳白質病変，BPSD

はじめに

　わが国は超高齢社会に突入し，2012 年時点で，認知症患者の数は全国に 462 万人と報じられて久しいが，その同じ統計で Mild Cognitive Impairment（MCI：軽度認知障害）患者も 300 万人いると推定され，大きな波紋を呼んだ。兵庫医科大学病院では，2009（平成 21）年 4 月に阪神南圏域における認知症疾患医療センターの指定を受け，認知症疾患における鑑別診断・地域における医療機関などの紹介・問題行動への対応についての相談の受付を行っている。2017 年の当センター統計において，鑑別診断の内訳でアルツハイマー型認知症（Alzheimer-type dementia：ATD）が 30%，MCI が 33% を占め（両者の合計が 63%），全国レベルでの日本の統計（ATD 67%）と変わりないことが示された。

　MCI の疾患概念は 1999 年 Petersen らにより提唱され[1]，当初は記憶障害のみに重点がおかれ，将来 ATD を発症する前段階との認識であった。しかし，2003 年に改訂され，複雑な日常生活動作にも最小限の障害がみられることが追加されたのち，2012 年 DSM-5 において名称が「mild neurocognitive disorder（MND）」（日本語訳としては軽度認知障害）に変更され，より具体的内容が盛り込まれた。したがって，今後は DSM-5 による定義に基づく MND と従来からの Petersen らによる MCI を区別する必要が出ている。最近の研究で，1 年間に軽度認知障害から ATD に移行する率が前者の基準で

は 3.4%，後者の基準では 1.9% とされている。

さらに，軽度認知障害の基礎疾患として当初は ATD のみ想定されたが，後述するレビー小体型認知症(dementia with Lewy bodies：DLB)や血管性認知症(vascular dementia：VaD)，前頭側頭葉変性症，うつ病なども注目され，最近の高齢者の剖検病理診断からは高齢者タウオパチー，具体的には神経原線維変化型老年認知症(別名：辺縁系神経原線維変化型認知症)，あるいは嗜銀顆粒性認知症が ATD よりも頻度が多いことが判明してきた。この事実は軽度認知障害を治療する方針に重大な変更を生じる可能性があることを示唆しており，今後の推移に注目したい。

■ アルツハイマー型認知症(ATD)

ATD の発症過程の解明に伴い，ATD の診断に対する考え方も変化している。ATD では，まず脳アミロイド蓄積と脳脊髄液中 Aβ の変化が出現し，シナプス障害に伴う FDG-PET や functional MRI の変化が続き，タウ蓄積，神経原線維変化，神経細胞死が誘導され，脳脊髄液中タウ/リン酸化タウが増加する過程が想定されている。この変化に基づいて脳萎縮，認知機能障害が出現し，社会生活に支障をきたす認知症を発症した ATD と診断される。この一連の経過が ATD という概念で捉えられるようになり，米国国立加齢研究所(National Institute on Aging：NIA)から新たな診断基準が提案され，Preclinical ATD，MCI due to ATD，Probable ATD，Pathophysiologically proved ATD と分類された。Preclinical ATD は，脳脊髄液バイオマーカーとアミロイド PET，MR と FDG-PET 所見および MCI 基準を満たさない程度の認知機能障害で，3 つの段階に分類されている。Preclinical ATD の各ステージの診断の目安として，ステージ 1 は，Aβ 蓄積が始まった証拠はあるものの，症状はみられない時期，ステージ 2 は Aβ 蓄積に加えてシナプス機能異常や初期の神経変性が起きているものの無症状の時期，ステージ 3 は，さらに微細な認知機能低下がみられるものの MCI レベルには至っていない時期である。Preclinical ATD のステージ 1 で β セクレターゼ，γ セクレターゼを阻害する薬を開始することが治療戦略上重要とされているが，実用化には至っていない。

■ レビー小体型認知症(DLB)と血管性認知症(VaD)

DLB は認知症患者の 10 ～ 20% を占める頻度の高い認知症ではあるものの，比較的疾患概念が新しく，認知症を専門としない医師の間ではあまり知られていないのが実情である。

DLB は特有な幻視やそれに基づく妄想が起こりやすく，うつ状態にもなりやすい。

しかもそれらは認知機能の障害が目立たないうちに起こることが多く，うつ病や統合失調症，老年期精神病などと誤診されて抗精神病薬を使用され，かえって症状を悪化させることがある。パーキンソン病の経過中に幻視が出現し，薬剤性として見過ごされることもある。

DLB の特徴を列挙すると，①特有の幻視，②REM 睡眠障害，③うつ状態，④抗精神病薬に対する過敏性，⑤パーキンソン症状の合併，などであり，これらの症状がみられたら DLB を疑い，積極的に治療を進めることが肝要である。

DLB は MIBG 心筋シンチグラフィの H/M 比が早期・後期ともに低下，あるいは脳血流 SPECT で後頭葉の血流低下を認めることが多く，DLB の診断基準となっている。一方，VaD は ATD に次いで頻度の高い認知症であり，典型例は脳血管障害後 3 カ月以内に発症する。しかし，脳血管障害の明瞭な既往がなく，MRI 画像で脳血管障害を示す所見があれば，安易に VaD と診断される例もある。生前 ATD と診断され，剖検では VaD と診断される例や，脳血管障害が ATD の発症を促進し，重症化させるという疫学調査もあり，両者の区別は意外に難しい。

典型的な VaD の特徴は，①段階的増悪，②記憶障害よりも情報処理速度，複雑注意，実行機能に障害がみられる，③夜間の錯乱や情動失禁が起こりやすい，などである。VaD は身体症状から嚥下障害や歩行障害などを伴うことが多いため，誤嚥や転倒に注意する必要があり，この点では DLB と共通している。

脳血管障害発症予防（高血圧症，糖尿病，不整脈などの管理）は VaD だけでなく，ATD の発症予防と悪化抑制にもつながると考えられており，よりよい生活習慣が求められる。

■ 認知症の治療薬

現在，わが国で ATD 治療薬として臨床で使用可能な薬剤は，コリンエステラーゼ阻害薬のリバスチグミン，ドネペジル，ガランタミンの 3 種類と NMDA 受容体拮抗薬のメマンチンである。これらはいずれも ATD の進行抑制を目的としている。日本では 1999 年にアセチルコリンエステラーゼ阻害薬のドネペジルが承認されて以降，しばらくの間 ATD 治療薬としてドネペジルのみの時代が続いたが，2011 年にリバスチグミン，ガランタミン，メマンチンが相次いで承認され，選択肢が大きく拡がった。ドネペジルは，アセチルコリンエステラーゼを阻害することによりアセチルコリンの分解を抑制し，脳内におけるアセチルコリン濃度を上昇させる。リバスチグミンはアセチルコリンエステラーゼに加え，ブチリルコリンエステラーゼも阻害するデュアル阻害のコリンエステラーゼ阻害薬である。また，パッチ剤であるため，経皮吸収により消化器系の副作用リスクが少なく，血中濃度を持続的かつ一定に保つ。両薬剤は 1 日 1 回投与という

こともあり，介護者の負担軽減やコンプライアンスの改善が期待できる。ガランタミンは，アセチルコリンエステラーゼ阻害に加え，アセチルコリンの産生を促すニコチン受容体に対する作用もあるが，1日2回内服する必要がある。ATDではグルタミン酸神経系の機能異常が関与しており，グルタミン酸受容体のサブタイプであるNMDA受容体チャネルの過剰な活性化が原因の一つとして考えられている。NMDA受容体拮抗薬のメマンチンは，病的状態において，NMDAオープンチャネルをブロックして細胞内へのCa^{2+}の流入を防ぎ，神経細胞傷害を抑制する。メマンチンのNMDA受容体阻害作用は，速やかに発現・消失することがわかっている。なお，メマンチンは生理的状態ではNMDAオープンチャネルから離れ，正常な神経伝達が行われ，病的状態ではCa^{2+}の流入をブロックし，なおかつ正常な神経伝達に影響しないため，長期増強(LTP)を抑制することはないとされている。

生活習慣病と認知症

　福岡県久山町では，1961年から生活習慣病の疫学調査(久山町研究)が進められているが，その一環として，1985年から65歳以上の高齢住民を対象にした認知症の疫学調査も行われてきた。性・年齢調整後のATD発症率(vs. 1,000人/年)は，耐糖能異常群が15.0，耐糖能正常群が5.2であった。また，VaD発症率はそれぞれ耐糖能異常群が15.0，耐糖能正常群が5.9で，ATD，VaDとも耐糖能異常群の発症率が高い結果が示された。また，性，年齢，長谷川式簡易知能評価スケール，高血圧，心電図異常(左室肥大，ST低下，心房細動)，body mass index(BMI)，血清総コレステロール，血清総蛋白，喫煙，飲酒を調整した多変量解析では，耐糖能異常は特にATDとの関連が強いことが示された(相対危険3.1)。海外のいくつかの追跡研究でも，糖尿病はATDの有意な危険因子であることが報告されている。血圧レベルと認知症発症率の関連を調査した結果では，性・年齢調整後のVaD発症率は，至適血圧レベルの人(＜120/80 mmHg)と比べ，軽症高血圧(140～159/90～99 mmHg)およびそれを超える中等症・重症高血圧の人において有意に高頻度であった。一方，血圧レベルとATD発症率の間に有意な相関はみられなかった。脂質異常症と認知症との関連については，高血圧や糖尿病と比べると不明な点が多いのが現状である。

透析患者の認知症

　近年，慢性腎臓病(chronic kidney disease：CKD)が認知機能低下の危険因子であることが明らかになってきている。腎機能低下に伴いその割合は増加し，透析患者においては同年齢の健常人と比較して2倍以上に及んでいるとの報告がされている。透析患者

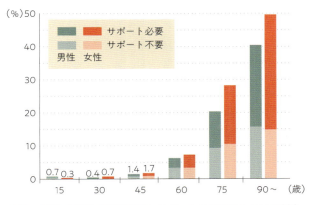

図1 性別，年齢と認知症頻度，サポートを必要としている割合
（日本透析学会，2010）[3]

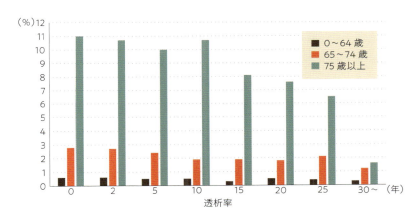

図2 透析歴と認知症新規発症割合
（日本透析学会，2010）[3]

ではATDよりVaDが多い特徴がある。また，透析患者において，大脳白質病変と認知症との関連が指摘され，脳ドックの5年間の縦断研究で，CKDは大脳白質病変の危険因子であると報告（オッズ比1.4）されている[2]。2010年末の統計では，透析人口全体のうち9.9%（2.3万/23.4万）に認知症を合併し，60歳を超えると認知症の合併率が増加し，90歳以上においては25〜35%がサポートを必要とする（図1）[3]。しかし，どの年齢においても透析歴の増加とともに認知症の新規発症割合は減少する傾向が認められている点は透析患者にとっては福音である（図2）[3]。

透析脳症について

1970年代に，透析脳症とよばれる病態があった。その主な臨床症状は，言語障害，

不随意運動，精神障害で，次第に進行性に悪化して認知症に陥り死亡する。脳波所見では突発性高振巾徐波を示し，棘波や徐波群発を伴う。その発症に関係したと考えられる要因として，透析液に混入したアルミニウムとの関連，動脈硬化症，感染・手術などのストレス，薬剤(INAH，降圧薬など)，副甲状腺機能亢進，透析による退行変性，血圧の変動，ウイルス感染，栄養障害があげられた。早産未熟児では長時間アルミニウムを含む輸液を行うと精神発達障害が生じるとされている。

　しかし，現在において注意すべきは先に紹介したDLBの合併である。DLBでは，αシヌクレインが中脳黒質や大脳皮質に蓄積し，社会生活に支障がある程度の進行性認知症があり，初期には記憶障害は目立たないこともあるが，進行とともに明らかになる。注意力，前頭葉皮質機能，視空間認知障害が目立つこともある。以下の3項目の中核症状のうちprobable DLBでは2項目，possible DLBでは1項目が認められることが診断基準となっている[4]。すなわち，①注意や覚醒レベルの明らかな変動を伴う認知機能の動揺，②現実的で詳細な内容の幻視が繰り返し現れる，③パーキンソニズムの出現である。なお，認知症を伴うパーキンソン病との違いは運動障害の症状の1年前より，①②が生じていることとされている。これ以外にDLBの診断を示唆する症状として，レム睡眠行動障害，重篤な抗精神病薬過敏，基底核でのドパミントランスポータの減少がある。さらにDLBの診断を支持する症状として，①繰り返す転倒と失神，②一過性の意識障害，③重篤な自律神経障害，④幻視以外のタイプの幻覚，⑤系統的な妄想，⑥うつ，⑦CT，MRIで側頭葉内側が保たれている，⑧SPECT・PETでの後頭葉の取り込み低下，⑨MIBG心筋シンチグラフィの異常，⑩脳波での徐波と側頭葉での一過性の鋭波，がある。

CKD患者の脳卒中について

　脳卒中ガイドラインによると，CKDは出血性脳卒中の危険因子であり，CKDを有しない者に比し，約3倍の危険性があるとされる[5]。透析患者の脳出血発症率は1,000人/年あたり3.0〜10.3と報告され，一般住民(久山町研究：1.2)に比べて極めて高い。好発部位は非透析患者の脳出血と同様に基底核が最も多く50〜80%を占めるが，皮質下出血の頻度も高いとの報告も散見される。大部分が高血圧を原因とする脳出血で，非透析患者よりも血腫が大きく，予後不良であるのが特徴である。死亡率は27〜83%(平均53%)と一般住民の19%より高く，特に血腫量が50 mL以上の例や脳室穿破例では極めて予後不良である。また，入院翌日に血腫の増大が認められる例の予後も極めて不良である[6]。

behavioral and psychological symptoms of dementia（BPSD）

　認知症患者に出現する周辺症状（精神症状や行動障害）はさまざまな用語が用いられていたが，1996年と1999年のLandsdowne（米国）での国際会議でbehavioral and psychological symptoms of dementia（BPSD；認知症の行動心理学的症候）という用語を用いることで合意がされた。BPSDは，抑うつや不安，妄想，幻覚などのように，面接によって評価される心理症状と，落ち着きのなさ，暴言，暴力，徘徊などのように，行動観察によって評価される行動症状に分類することができる。BPSDは，孤立・不安，不適切な住環境，不適切なコミュニケーション，身体合併症・不調，不適切な薬物の使用，認知症の進行，睡眠など生活リズムの乱れ，家族や介護者の無関心・過干渉などを背景に出現すると考えられている。BPSDはすべての患者に共通してみられるわけではないが，個々の患者の要因を明らかにし理解したうえで，まず非薬物的な対応，すなわちケアを行う。ケアにあたっては，患者の個性や人生観を参考に，環境，心理状態，介護者の心理状態を考慮することが大切である。また，要因がはっきりしていれば，その除去，または緩和を図るケアを行う。非薬物的な対応で効果が不十分な場合に，薬物療法を検討する。「抑制および薬物による鎮静をしなければ，安全に対外循環を実施できない」や「経口摂取不能」な認知症患者では，透析の見合わせを検討する症例も増加しており，超高齢社会における社会問題になりつつある。

正解は ....

A1. 9.9%

A2. アルミニウムによる脳症

A3. 出血性脳卒中が3倍

文献

1) Petersen RC, et al. Mild cognitive impairment: clinical characterization and outcome. Arch Neurol 1999; 56: 303-308.
2) Kuriyama N, et al. Intracranial deep white matter lesions (DWLs) are associated with CKD and cognitive impairment: a 5-year follow-up MRI study. Arch Gerontol Geriatr 2013; 56: 55-60.
3) 日本透析医学会．わが国の慢性透析療法の現況（2009年12月31日現在）」CD-ROM版．東京：日本透析医学会, 2010.
4) McKeith IG, et al. Diagnosis and management of dementia with Lewy bodies (DLB). Neurology 2005 ; 65: 1863-1872.
5) Bos MJ, et al. Decreased glomerular filtration rate is a risk factor for hemorrhagic but not for ischemic stroke: the Rotterdam Study. Stroke 2007 ; 38 : 3127-3132.
6) 日本透析医学会．血液透析患者における心血管合併症の評価と治療に関するガイドライン．日透析医学会誌 2011 ; 44 : 337-425.

読めば自ずと見えてくる！ 透析 × QOL の捉え方

透析患者のかくれ低栄養，どうやってみつける？

加藤　明彦

Q1. 透析患者の栄養障害の特徴は？
Q2. サルコペニアにはどうやって気がつく？
Q3. 具体的な食事・栄養指導はどうする？

▷正解は最後に！

key words ▶▶　サルコペニア，高齢化，サルコペニア診療ガイドライン2017年版，たんぱく質，分岐鎖アミノ酸

はじめに

　超高齢社会を迎え，透析患者においても高齢化が加速している。現在，70歳代の日本人では3人に1人，80歳以上では3人に1人が慢性腎臓病（chronic kidney disease：CKD）を合併しており，まさに「CKD≒高齢者」という関係にある。日本透析医学会統計調査委員会の報告では，65歳未満の透析患者数は2011年以降から減少に転じているものの，65歳以上の高齢者は一貫して増えている。2016年末の報告では，すでに3人に1人が75歳以上であり，高齢者の増加が患者数増加の原因となっている。
　高齢透析患者では，単なる生物学的な寿命延長ではなく，「健やかに安寧な透析ライフを送る」ことが目標である。そのため，日常生活活動度（activities of daily life：ADL）および生活の質（quality of life：QOL）を維持・向上することが基本となる。特に，高齢者では"低栄養"はADLの低下と密接に関連しうるため，早く気づいて食事・栄養面から適切に介入することが重要となる。
　本稿では，高齢透析患者における栄養障害の身体的特徴およびその原因を概説するとともに，栄養障害において最も問題となるサルコペニア（骨格筋減少症）のスクリーニング法，そしてサルコペニアの発症・進展予防に有用な食事・栄養療法について紹介する。

高齢透析患者における身体的特徴

1. やせが多い

「日本人食事摂取基準 2015 年度版」（厚生労働省）では，高齢者が目標とする body mass index（BMI）は 60 歳代で 20.0 〜 24.9 kg/m²，70 歳以上で 21.5 〜 24.9 kg/m² と高めに設定している。しかし，2016 年末の「わが国の慢性透析の現況」（日本透析医学会統計調査委員会）によると，60 〜 74 歳の透析患者において BMI ＜ 20.0 kg/m² の頻度は 34.2%，75 〜 90 歳において BMI ＜ 22.0 kg/m² の頻度は 68.6% であり，多くの高齢透析患者が目標 BMI を下回っている現状がうかがえる。

国際腎栄養代謝学会（International Society of Renal Nutrition and Metabolism：ISRNM）から protein-energy wasting（PEW）の診断基準が提案されているが，診断項目の一つである BMI のカットオフ値は 23.0 kg/m² 未満である。しかし日本人の血液透析（hemodialysis：HD）患者では，BMI ＜ 20.0 kg/m² が生命予後の予測因子であると報告されている。

2. 四肢骨格筋量が少ない

CKD 患者では，ステージの進行とともに骨格筋量が減る。われわれの予備的検討では，dual X-ray absorptiometry（DXA）法で四肢骨格筋量を計測すると，アジア人のサルコペニア診断基準である四肢骨格筋量の身長補正値（skeletal muscle mass index：SMI）が基準値未満（男性 ＜ 7.0 kg/m²，女性 ＜ 5.7 kg/m²）に相当する HD 患者は，男性は 90.9%（平均年齢 57 歳），女性は 92.9%（平均年齢 64 歳）であり，多くの透析患者で骨格筋量が減少している。

3. 内臓脂肪が蓄積しやすい

腹部 CT の横断像より内臓脂肪面積および腹部脂肪面積を計測すると，HD 患者では年齢とともに内臓脂肪面積および大腿部の筋肉内脂肪面積が増加する[1]。一方，皮下脂肪面積は年齢の影響を受けない。

透析患者における栄養障害

透析患者における栄養障害の原因を**表 1** に示す。主な要因として，① 食欲低下，② 炎症，③ インスリン抵抗性，④ 透析関連，があげられる。

1. 食欲低下

尿毒症状態になると，食欲中枢調節ペプチドホルモンおよび視床下部におけるアミノ

表1　透析患者における栄養障害

要因	理由
1. たんぱく質およびエネルギーの摂取不足	食欲低下，食事制限，歯科口腔領域の異常，抑うつ症状，貧困で食品購入が困難
2. 代謝亢進	エネルギー消費量の増加：炎症，血中の炎症性サイトカイン上昇，肥満によるインスリン抵抗性，アディポサイトカイン代謝異常 ホルモン異常：インスリン抵抗性，グルココルチコイド活性の上昇
3. 代謝性アシドーシス	
4. 身体活動度の低下	加齢，フレイル
5. 蛋白同化作用の低下	栄養素の摂取不足，GH/IGF-1経路の抵抗性，テストステロン欠乏，甲状腺機能低下症
6. 合併症	糖尿病，慢性心不全，体液過剰，慢性閉塞性肺疾患，肝硬変，膠原病，抑うつ症状，疼痛，冠動脈疾患，末梢動脈疾患，悪性腫瘍，感染症
7. 透析関連	透析液からの栄養素の喪失，透析に関連した炎症・代謝の亢進，残腎機能の低下

酸代謝に異常がみられ，約1/3のHD患者は透析日を中心に食欲低下を自覚している。

　グレリンは，成長ホルモン放出促進因子受容体の内因性リガンドとして胃から発見され，食欲増進やエネルギー消費を抑制する作用を有する。HD患者では，活性型グレリン（アシルグレリン）の血中濃度が低下しており，炎症反応，高レプチン血症，生命予後と関連する。HD患者では，ピロリ感染によって胃粘膜萎縮が高度になると，血漿グレリン濃度は低下する[2]。

　必須アミノ酸である分岐鎖アミノ酸（branched-chain amino acids：BCAA）の血中濃度が低下すると，食欲が減る。BCAAは血液・脳関門に存在するトリプトファン輸送体と拮抗するため，血中BCAA濃度が低下することでトリプトファンが脳内に輸送され，食欲抑制物質であるセロトニンが多く合成されて食欲が低下する機序（brain hyperserotoninergic-like syndrome）が推定されている。栄養障害のある高齢HD患者が高用量のBCAA（12g/日）を3カ月間内服することで，食欲低下が改善し，栄養状態が良くなることが観察されている[3]。

2. 炎症反応の亢進

　炎症によって安静時エネルギー消費量の増加，血清アルブミン低下による浮腫，骨格筋の分解亢進による筋萎縮，食思不振などが惹起される。

　透析患者では，炎症反応が陽性の場合が少なくない。悪液質（カヘキシア）の診断基準[4]では，血清C反応性蛋白（C-reactive protein：CRP）が0.5 mg/dL以上，インターロイキン-6が4 pg/mL以上を炎症反応陽性のカットオフ値としている。2016年度末の日本透析医学会統計調査委員会の報告によると，血清CRP ≧ 0.5 mg/dLの割合は施設HD患者で24.9%，血液透析濾過患者で22.7%，腹膜透析（peritoneal dialysis：PD）患者で24.4%であり，全体の約1/4の患者は炎症反応が陽性である。

表2　Asian Working Group for Sarcopenia（AWGS）のサルコペニア診断基準

対象者	60 または 65 歳以上	対象者	60 または 65 歳以上
筋肉量の減少		握力または歩行速度の低下	
ALM/身長^2（kg/m^2, DXA法）	男性＜7.0，女性＜5.4	握力（kg）	男性＜26，女性＜18
ALM/身長^2（kg/m^2, BIA法）	男性＜7.0，女性＜5.7	歩行速度（m/s）	≦0.8

ALM：Appendicular Lean mass, DXA：Dual Energy X-Ray Absorptiometry, BIA：Bioelectrical Impedance Analysis
（Chen ら，2014 より引用，改変）[7]

3. インスリン抵抗性

　透析患者では，筋肉でのインスリン受容体および受容体結合後の情報伝達系の異常によってインスリン感受性が低下し，インスリン抵抗性となる。さらに，膵 β 細胞からのインスリン分泌も低下するため，空腹時血糖値はおおむね正常だが，経口ないし経静脈的ブドウ糖負荷後には高血糖となる。また，インスリンに反応する末梢組織（主に筋肉）でのブドウ糖利用障害および空腹時の高インスリン血症を認める。

4. 透析関連

　透析不足は尿毒症性物質の蓄積をきたし，食欲を低下させる。しかし，HD 患者の標準化透析量（Kt/V）（シングルプール）を平均 1.32 と平均 1.71 の 2 群に割り振り，3 年間の前向き介入を行った HEMO 研究では，両群とも同様に栄養指標は悪化している[5]。そのため，週 3 回の通常 HD では，ガイドラインの基準値以上に透析量を増やしても，栄養状態は改善しない可能性がある。

　一方，最近の少人数でのランダム化比較試験（randomized controlled trial：RCT）では，後希釈オンライン血液透析濾過（online hemodiafiltration：オンライン HDF）とハイフラックス膜による HD を 1 年間施行して栄養指標を比較すると，オンライン HDF では標準化蛋白窒素出現率（normalized protein nitrogen appearance：nPNA）が平均 0.26 g/kg/ 日増加，高感度 CRP が平均 13.31 mg/dL 低下し，骨格筋量の減少が予防されることが報告されている[6]。

■ 透析患者におけるサルコペニアの頻度は？

　日本サルコペニア・フレイル学会の「サルコペニア診療ガイドライン 2017 年版」では，日本人のサルコペニア診断として Asian Working Group for Sarcopenia（AWGS）の診断基準（表2）[7]を用いるよう推奨している。

　過去に報告された透析患者のサルコペニア頻度を表 3 に示す。サルコペニアの合併率はおおよそ 9.5 ～ 31.5% であったが，アジア系 HD 患者を対象として AWGS 診断基準を用いてサルコペニアを検討した報告[8]では，男性の 50.0%，女性の 52.4% にサ

透析患者のかくれ低栄養，どうやってみつける？　**247**

表3 透析患者におけるサルコペニアの頻度

N	平均年齢(歳)	透析	筋肉量カットオフ値	握力カットオフ値	頻度
330	53±13 (スウェーデン) HD 100%	導入期	DEX法 男<7.3 kg/m² 女<5.5 kg/m²	男<30kg 女<20kg	20%
95	64±10 (韓国) HD 57%	維持期	BIA法 若年者≦2SD		9.5%
102	71±7 (ブラジル) HD 73.5%	維持期	I. DEX法 II. BIA法 若年者≦2SD		I. 30.6% II. 12.7%
111	77.5(71〜85) (フランス) HD 100%	維持期	BIA法 男<8.87 kg/m² 女<6.42 kg/m²		31.5%

DXA：dual energy X-ray absorptiometry, BIA：bioelectrical impedance analysis

ルコペニアを合併しており，アジア人患者ではサルコペニアを合併しやすい可能性がある。

サルコペニアを早期発見するには？

近年，わが国の地域居住高齢者を対象として，サルコペニアのスクリーニング法が開発されている。四肢骨格筋量は，DXAまたは生体電気インピーダンス(bio-impedance analysis：BIA)法で測定するが，DXA法は被曝，BIAは装置や解析ソフトウエアの違いで値がバラつくといった問題がある。そこで，最大下腿周囲長から四肢骨格筋量を推定する「指輪っかテスト」が考案されている。

「指輪っかテスト」は，椅子に深く座った状態で自分自身の両手の親指と人さし指で輪っかを作り，利き足と反対のふくらはぎを囲む方法である。サルコペニアを合併しているリスクは，両手で囲めない場合と比較し，ちょうど両手でふくらはぎを囲める場合は2.4倍，隙間ができる場合は6.8倍高い。さらに，4年以内に新規に要介護となるリスクはそれぞれ2.0および3.2倍高い[9]。

サルコペニアの3つの診断項目のうち，HD患者では握力と歩行速度低下が生命予後に関連するが，筋肉量は関連しない[10]。したがって，サルコペニアを早期に見つけるには，身体機能検査である握力に注目し，経時的に変化を観察することが有用である。サルコペニアは，急性疾患の合併を契機に急速に悪化しやすい(catabolic crisis model)ため，特に急性疾患の罹患後には注意する。台湾の保存期CKD患者では，腎予後予測に有用な握力は男性<20.15 kg，女性<10.15 kgであるため[11]，透析患者の握力もAWGS(男性<26 kg，女性<18 kg)よりカットオフ値が低くなる可能性がある。

栄養・食事療法

「サルコペニア診療ガイドライン 2017 年版」では，サルコペニア発症の予防・抑制に適正な栄養，特にたんぱく質を 1.0 g/kg 適正体重 / 日以上の摂取を推奨している（エビデンスレベル：低，推奨レベル：強）。さらにサルコペニア治療には，必須アミノ酸を中心とした栄養介入によって膝伸展力の改善効果があると記載している（エビデンスレベル：非常に低，推奨レベル：弱）。

わが国の透析患者はたんぱく質摂取量が明らかに少なく，75 歳以上の約 90% の HD 患者は標準化蛋白異化率（normalized protein catabolic rate：nPCR）が 1.0 g/kg/ 日未満である。特に透析日で食事量が少ない傾向にあるため，透析日の食事は米やパンなどの主食からでなく，まずは肉や魚類などの副菜から食べるよう指導する。特に，筋肉合成に必要なビタミン D を多く含むサンマ，イワシ，サケや，エネルギー含有量の多い豚バラ肉や鶏モモ肉がお薦めである。

血清アルブミンが 4 g/dL 未満またはここ 3 カ月間でドライウェイト（dry weight：DW）が 3% 以上低下した HD 患者を対象に，1 日 2 ～ 3 缶の経腸栄養剤（水分 200 mL，エネルギー 400 kcal，たんぱく質 14 g，炭水化物 41.3 g，脂肪 19.2 g，ナトリウム（Na），カリウム（K），リン（P）含有量が少ない）および透析中に軽食（エネルギー 300 kcal，たんぱく質 14 g，炭水化物 55 g，脂肪 10 g）を提供し，目標エネルギー量 35 kcal/kg/ 日を達成するよう目指すと，6 カ月後には筋肉量が有意に増える[12]。同様に，分岐鎖アミノ酸を豊富に含むホエイたんぱく 27 g とロイシン 3.3 g を透析時に摂取すると，6 カ月後に通常歩行速度が改善することが報告されている[13]。

おわりに

超高齢社会を迎え，高齢透析患者の目標は心血管イベント発症や死亡率を抑制することだけでなく，ADL および QOL を維持し，その人らしい生きがいをもった日々を過ごしてもらうことにも大きな関心が集まっている。特に高齢者では，これまでの過栄養やメタボリック予防から，低栄養・フレイル予防へ栄養療法がシフトしている。

かくれ低栄養に気がつくタイミング，それは DW が減ったときである。体重が減った原因は何か？　食べられていないのか？　どうして食べられないか？　などを評価し，もし，食事量が少ない場合は必要なエネルギー（≧ 30 kcal/kg/ 日）およびたんぱく質量（≧ 1.0 g/kg/ 日）を確保できるよう，適切に食事・栄養介入する必要がある。特に，透析日では食事量が減りやすいため，透析中や透析直後に食事や経腸栄養剤を提供するなどの対応が必要である。

正解は....
A1. やせ，骨格筋量減少，筋肉内および内臓脂肪の増加
A2. 指輪っかテストや握力低下
A3. DW が減った直後に食事量をチェックし，必要栄養素量を確保する

文献

1) Ohkawa S, et al. Association of age with muscle mass, fat mass and fat distribution in non-diabetic haemodialysis patients. Nephrol Dial Transplant 2005 ; 20 : 945-951.
2) Ichikawa H, et al. Relationship between ghrelin, *Helicobacter pylori* and gastric mucosal atrophy in hemodialysis patients. World J Gastroenterol 2016 ; 22 : 10440-10449.
3) Hiroshige K, et al. Oral supplementation of branched-chain amino acid improves nutritional status in elderly patients on chronic hemodialysis. Nephrol Dial Transplant 2001 ; 16 : 1856-1862.
4) Evans WJ, et al. Cachexia : a new definition. Clin Nutr 2008 ; 27 : 793-799.
5) Rocco MV, et al. The effect of dialysis dose and membrane flux on nutritional parameters in hemodialysis patients : Results of the HEMO study. Kidney Int 2004 ; 65 : 2321-2334.
6) Molina P, et al. The effect of high-volume online haemodiafiltration on nutritional status and body composition : the ProtEin Stores prEservaTion (PESET) study. Nephrol Dial Transplant 2018 ; 33 : 1223-1235.
7) Chen LK, et al. Sarcopenia in Asia : consensus report of the Asian Working Group for Sarcopenia. J Am Med Dir Assoc 2014 ; 15 : 95-101.
8) Yoowannakul S, et al. Differences in the prevalence of sarcopenia in haemodialysis patients : the effects of gender and ethnicity. J Hum Nutr Diet 2018 ; 31 : 689-696.
9) Tanaka T, et al. "Yubi-wakka" (finger-ring) test : A practical self-screening method for sarcopenia, and a predictor of disability and mortality among Japanese community-dwelling older adults. Geriatr Gerontol Int 2018 ; 18 : 224-232.
10) Kittiskulnam P, et al. Sarcopenia and its individual criteria are associated, in part, with mortality among patients on hemodialysis. Kidney Int 2017 ; 92 : 238-247.
11) Chang YT, et al. Handgrip strength is an independent predictor of renal outcomes in patients with chronic kidney diseases. Nephrol Dial Transplant 2011 ; 26 : 3588-3595.
12) Sezer S, et al. Long-term oral nutrition supplementation improves outcomes in malnourished patients with chronic kidney disease on hemodialysis. JPEN J Parenter Enteral Nutr 2014 ; 38 : 960-965.
13) Tomayko EJ, et al. Intradialytic protein supplementation reduces inflammation and improves physical function in maintenance hemodialysis patients. J Ren Nutr 2015 ; 25 : 276-283.

読めば自ずと見えてくる！ 透析 × QOL の捉え方

透析弱者への平易で持続可能な栄養支援を考える

松本　芳博

Q1. 透析患者は「やせ」と「肥満」，どちらの生存率が高い？
Q2. リン摂取量を減らすためには，たんぱく質摂取量を減らしていい？

▷正解は最後に！

key words ▶▶　PEW，燃え尽き糖尿病，カルニチン欠乏症候群，reverse epidemiology，インクリメンタル HD

はじめに

　痩せている透析患者は多い。痩せてきた透析患者が高たんぱく質の食事を欲求するとき，医療者はどう対応するだろうか。20 年以上に及ぶ，主にリン（P）制限を目的にした"たんぱく質制限"指導が見直される時期にあることを透析医療の進歩として受け止めたい。筆者は 1990 年代にカルニチンという栄養素に関心をもった。エネルギー代謝に必須の物質であって，透析で奪われるが，食事制限をしてしまうと補充が困難となりやすい栄養素である。当時は輸入健康食品でのみ入手できたが，今では多くの患者に処方されるようになった。透析により奪われて困るものはカルニチンだけにとどまらないはずで，対策の最も簡単な方法が制限を止めることであると考えている。また，昨今の導入患者高齢化の事実や患者満足度を尊重する考え方は，透析医療者の"制限させようとする"意識に変化をもたらしているに違いない。腎臓病患者の診療において"運動制限"から"運動推奨"の流れになってきたように，過度の食事制限指導をやめることで透析弱者への栄養支援へと舵を切ることが期待される

透析患者の栄養素欠乏

　市販の透析液には Na+ や K+ などの電解質や糖は含まれていても，ビタミン類，あ

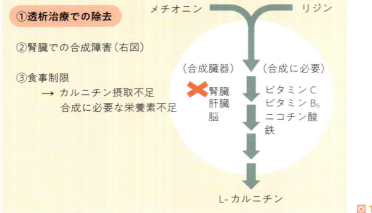

図1 カルニチン欠乏症の機序

るいは亜鉛や鉄といった微量元素が含まれているわけではない。強い抗酸化作用のあるビタミンC（水溶性，分子量176）は，透析患者の40％程に高度の欠乏（<2μg/mL）がみられ[1]，血液透析濾過や長時間透析を受けている患者においてその比率はさらに高くなっている[2]。同様に，ビタミンB_1（チアミン，水溶性，分子量337）の欠乏による脳症（Wernicke脳症）は，脳血管障害とならび，透析患者の意識障害の鑑別に重要である。実際，原因のわからない脳症を呈した透析患者は，チアミン濃度が著しく低値であったことが報告されている[3]。

現在ではあたり前に投与されるようになったL-カルニチンも低分子水溶性（分子量161）であるために，透析患者での欠乏が目立っている（後天性カルニチン欠乏症）（図1）。L-カルニチンはエネルギー代謝の根本に関与する物質であるため，この慢性的かつ進行性の欠乏は透析患者にとって深刻で，透析心，エリスロポエチン（EPO）抵抗性貧血，透析ミオパチーなどの原因に関与する可能性を示すエビデンスは，長期透析症例を抱えるわが国から多く生まれた[4〜7]。

そもそも透析医療は，救命のため電解質補正，クレアチニン（Cr）や尿素窒素（BUN）の除去（尿毒症の改善?）を目的に発展し，その後，慢性期合併症対策として$β_2$-ミクログロブリンを含む中分子の除去，あるいは透析量増大のために高性能膜やモダリティの開発が進められた（除去優先治療）。その裏で，こうした重要栄養素がクレアチニンやBUNと同様に除去され，体内で欠乏する事実が過小評価された。

透析/尿毒症による異化

MIA症候群（malnutrition inflammation atherosclerosis syndrome）という言葉が1999年Stenvimkelにより提唱された。①尿毒症状態における炎症，②たんぱく質・エネルギー低栄養状態（protein-energy wasting：PEW），③動脈硬化，これら3つの相互関与

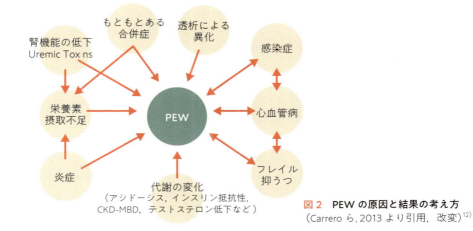

図2　PEWの原因と結果の考え方
（Carreroら，2013より引用，改変）[12]

を示したものである．透析患者は炎症性サイトカインや酸化的ストレスなどの炎症に曝露されるためにすでに異化状態にあるなかで，PEWが目立ってくると異化は急速に進むように思える．ダイアライザからのたんぱく質漏出量は1回の透析で1g前後から10gと幅広い．有害物質と結合したアルブミン除去の有益性が指摘されることもあり，たんぱく質漏出の許容程度については見解が分かれる．一方，アミノ酸8g以上の漏出は1982年KoppleグループのWolfsonら[8]によってすでに指摘された重要な問題である．2002年，Ikizlerらは透析中に筋肉のたんぱく質が分解されていること（異化）を報告し[9]，その後，（アミノ酸，ブドウ糖，脂肪を用いた）透析時静脈栄養（intradialytic parenteral nutrition：IDPN）が体全体のたんぱく質代謝を改善させることを報告した[10]．ほかにも，透析治療を受ける前からの制限食（低カロリー，低たんぱく質）の習慣化，空腹感・満腹感を調節する機能の障害[11]，うつ気分など，透析治療は直接関係しないものの結果的に相対的食事量を不足させ，PEWへと導くことになる．MIAの考え方がベースとなり，2013年にPEWを中心とした図2[12]のような概念モデルが腎栄養代謝国際学会によって提唱された[12]．

逆の疫学

コレステロール値が200〜250 mg/dLの透析患者を対照として，＜150 mg/dLの患者は4倍近く死亡リスクが高いのに対して，＞350 mg/dLの患者はわずか1.2倍程度であった[13]．2003年Kalantar-Zadehは，透析患者は一般と異なり肥満であることが生存に有利であることを報告し，この疫学現象をReverse Epidemiologyと表現した[14]．心不全患者，慢性呼吸不全患者においても当てはまる（過体重あるいは肥満であるほうが長く生存しやすい）[15]ことから，腎不全のような慢性疾患を有する患者，あるいは超高齢者に対する栄養指導のあり方に警鐘が鳴らされた．

■ 栄養素などの摂取量

1. P摂取とたんぱく質摂取

　2004年米国の透析患者4万人に対する調査[16]は，高リン血症が死亡リスクを高める（P ＞9 mg/dL で4＜P＜5の2.0倍 ）ことを示したが　これは栄養状態，年齢などを調整した場合で，無調性の場合は高リン血症が死亡リスクにほとんど影響しなかった。血清P濃度が栄養状態と強く相関した結果と考えることができる。一方，低リン血症患者は調整・無調整にかかわらず死亡リスクが高くなった。

　それでは実際の食事ではPをどうするとよいのか，2つの貴重な報告がある。

　1つ目は食事によるたんぱく質摂取量を減らすことで，リンを調節することの有益性を調べたものである[17]。3万人の透析患者を対象に，まず半年間のたんぱく質摂取量の変化とP摂取量の変化で分類し，その後追跡していくと，たんぱく質摂取量もP摂取量も増加した群を基準として，たんぱく質摂取量の減少した群はP摂取量の増減に関係なく死亡リスクが高くなり，たんぱく質摂取量増かつP摂取量減の群は死亡リスクが低下することがわかった。

　2つ目は食事中のP摂取量と生存の関係を検討している[18]。1,750人の透析患者を対象にして，P≦870 mg/日のP摂取制限群を基準とすると，P摂取を制限しない患者の生命予後が良いことが示された。これはP摂取量制限をしたことで意図しないたんぱく質摂取量の低下が発生したものと考えられる。いずれの報告からもたんぱく質摂取制限下の患者は予後不良となりやすいことになる。P摂取量の少ないたんぱく質摂取（すなわち，低い P-to-Protein 比）が理想といえるが，持続可能であるかどうかが問われる。

2. カリウム（K）摂取量

　「腎不全だから果物はダメ」と勘違いしている患者は多い。一度，高カリウム血症で指導を受けたことで，トラウマになったかのように果物を食べなくなった患者もいる。心臓病，高血圧に良いとされる食事（DASH食）は，果物・野菜などKが豊富で塩分が少なくなっているが，透析患者には不向きとされやすい。米国 DaVita グループ 80,000人規模の調査[19]では，透析前K濃度4.6〜5.3の患者の予後が最も良好で，K＜4.0 or ≧5.6で死亡リスクが高まった。注意しなければいけないのは，この調査では採血が水曜か木曜の透析前であったことである。われわれの予備調査では週始めと週の中頃では透析前K値は平均で0.37 mEq/L 異なっており，日本式検査結果に合わせると，（約0.4加えて）週初め透析前5.0〜5.7で良好な予後が期待される。国内の単施設260人の調査でも同様の報告がなされた[20]。この調査のエンドポイントは心血管死であるが，多変量解析の結果は，透析前K≦5.0が予後不良となり，ハザード比は4.5＜K≦5.0で2.7，K≦4.5で6.4であった。両者の報告は矛盾するものではなく，K≦4.5を避けて，K

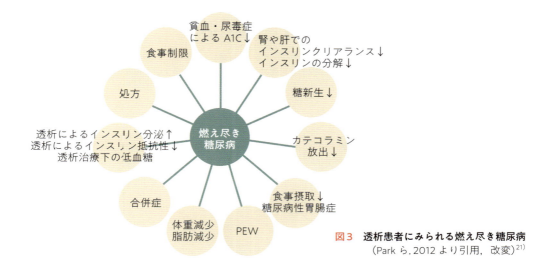

図3 透析患者にみられる燃え尽き糖尿病
（Park ら, 2012 より引用, 改変）[21]

≧5を目標とした栄養支援がよいことになる。

3. 血糖管理

　糖尿病と診断され糖尿病指導を受けると，腎不全合併の有無にかかわらず，食べること自体がよくないことと勘違いしやすい。そうすると透析を始めてもなお，カロリーを控えた食事が続けられる。一方，腎不全が進行し透析導入時期になってくると多くの糖尿病患者において，血糖値が低下し，経口糖尿病薬は減量され，インスリン使用者はその量や回数を減らされることが，特にインスリン非依存タイプの糖尿病患者に多くみられる。これらはインスリンの腎クリアランスが低下しているだけでなく，糖新生の低下，カテコラミン放出の低下，体重減少や脂肪減少，時には糖尿病性胃腸症の合併なども関与し，この糖尿病状態は"Burnt-Out Diabetes（燃え尽き糖尿病）"と称される。さらに透析下となると，治療そのものや食事制限などでむしろ低血糖が生じやすくなる（図3）[21]。

　それでは，血糖管理目標をどの程度にするといいのだろうか。腎不全のない2型糖尿病患者（およそ10,000人）を強化療法群（HbA1C＜6%）と標準療法群（HbA1C 7.0〜7.9%）に分けて予後をみた調査（ACCORD試験）では，驚いたことに強化療法群で全死亡率が増え，この試験は中止された[22]。理由は明らかでないが，強化療法群で低血糖リスクが高まった可能性や，低いHbA1Cが低栄養（PEW）と関係していた可能性などが考えられた。これを受けて，一般糖尿病診療において，フレイルや認知機能障害を伴った患者の管理目標値が緩和される傾向にある。糖尿病透析患者においても当然緩和されるべきで，特にA1c＜6%の患者はアウトカムが不良であることを考慮し，Kalantar-Zadehらが主張するように[23]，7.0〜8.0%を目標にして，A1c＜7.0%の患者には糖制限を緩め，高いA1cであっても少なくとも30〜35 kcal/kg/日は維持できるように支援できるとよい。なお，管理のパラメーターについての論争（HbA1cかグリコアルブミン

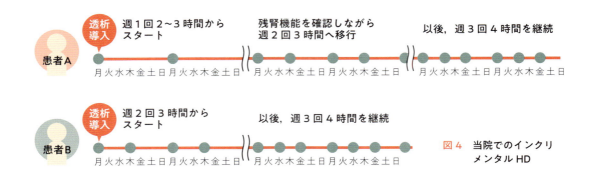

図4 当院でのインクリメンタルHD

か)は決着がついていない。

水分量の問題 ─ 残腎機能とインクリメンタルHD（hemodialysis：血液透析）

　ここまでP，K，糖など溶質について述べてきたが，溶媒である水の管理はどのようにしたらよいのか。塩分制限をすれば飲水は減るかもしれない。しかし，日頃から血漿浸透圧が高めのこともあって口渇を感じやすい患者に，飲水を控えるよう強いることは拷問に近いようにも感じる。そこで，残腎機能である。筆者は以前より段階的透析導入を血液透析において行ってきた（インクリメンタルHD）。患者の残腎機能や体格に合わせて透析量を段階的に増やしていく方法である。図4のように週1回3時間ぐらいからはじめ，体重増加量や血液データをもとに透析時間や回数を調節する。平均17カ月経過した週1～2回透析下の70人の1日平均尿量は1,300 mLで，飲水制限をしなくても体重増加がなく無除水に近い状態の透析が可能となった。残腎機能を保持することのアウトカムへの影響が期待されるだけでなく，塩分制限・水分制限が緩和されることへの期待が大きい。しかし，残腎機能の減少しやすい患者がいることから，全患者に当てはまるものでもなく，残腎機能を保持するための研究が待たれる。

おわりに

　わが国は少子高齢化の時代を迎え，導入患者の平均年齢は今や70歳であり，透析患者3人に1人が75歳以上となっている。80歳代の体の小さな女性と，体格のいい中年男性，あるいは，尿量1.5 Lと無尿の患者に同じような透析を行うことに違和感を覚える。オーダーメイド的な透析や食事支援を行い，QOLも考慮した透析環境，食環境を提供したいものである。どんなに良い治療や支援があっても継続してもらわなければ意味がない。ここに示した内容は持続可能性を意識した無理のない栄養支援であることを強調したい。

正解は ....
A1. 肥満であるほうが生存率が高い[14]
A2. たんぱく質摂取量が減少するとリンの摂取量の増減にかかわらず死亡リスクが高くなる[17]

文献

1) Zhang K, et al. Association between vitamin C deficiency and dialysis modalities. Nephrology (Carlton) 2012 ; 17 : 452-457.
2) Morena M, et al. Convective and diffusive losses of vitamin C during haemodiafiltration session: a contributive factor to oxidative stress in haemodialysis patients. Nephrol Dial Transplant 2002 ; 17 : 422-427.
3) Hung SC, et al. Thiamine deficiency and unexplained encephalopathy in hemodialysis and peritoneal dialysis patients. Am J Kidney Dis 2001 ; 38 : 941-947.
4) Sakurabayashi T, et al. Improvement of myocardial fatty acid metabolism through L-carnitine administration to chronic hemodialysis patients. Am J Nephrol 1999 ; 19 : 480-484.
5) Higuchi T, et al. Levocarnitine Improves Cardiac Function in Hemodialysis Patients With Left Ventricular Hypertrophy: A Randomized Controlled Trial. Am J Kidney Dis 2016 ; 67 : 260-270.
6) Matsumoto Y, et al. Effects of L-carnitine supplementation on renal anemia in poor responders to erythropoietin. Blood Purif 2001 ; 19 : 24-32.
7) Sakurauchi Y, et al. Effects of L-carnitine supplementation on muscular symptoms in hemodialyzed patients. Am J Kidney Dis 1998 ; 32 : 258-264.
8) Wolfson M, et al. Amino acid losses during hemodialysis with infusion of amino acids and glucose. Kidney Int 1982 ; 21 : 500-506.
9) Ikizler TA, et al. Hemodialysis stimulates muscle and whole body protein loss and alters substrate oxidation. Am J Physiol Endocrinol Metab 2002 ; 282 : E107-116.
10) Pupim LB, et al. Intradialytic parenteral nutrition improves protein and energy homeostasis in chronic hemodialysis patients. J Clin Invest 2002 ; 110 : 483-492.
11) Wright MJ, et al. A novel technique to demonstrate disturbed appetite profiles in haemodialysis patients. Nephrol Dial Transplant 2001 ; 16 : 1424-1429.
12) Carrero JJ, et al. Etiology of the protein-energy wasting syndrome in chronic kidney disease: a consensus statement from the International Society of Renal Nutrition and Metabolism (ISRNM). J Ren Nutr 2013 ; 23 : 77-90.
13) Lowrie EG, et al. Death risk in hemodialysis patients: the predictive value of commonly measured variables and an evaluation of death rate differences between facilities. Am J Kidney Dis 1990 ; 15 : 458-482.
14) Kalantar-Zadeh K, et al. Reverse epidemiology of cardiovascular risk factors in maintenance dialysis patients. Kidney Int 2003 ; 63 : 793-808.
15) Horwich TB, et al. The relationship between obesity and mortality in patients with heart failure. J Am Coll Cardiol 2001 ; 38 : 789-795.
16) Block GA, et al. Mineral metabolism, mortality, and morbidity in maintenance hemodialysis. J Am Soc Nephrol 2004 ; 15 : 2208-2218.
17) Shinaberger CS, et al. Is controlling phosphorus by decreasing dietary protein intake beneficial or harmful in persons with chronic kidney disease? Am J Clin Nutr 2008 ; 88 : 1511-1518.
18) Lynch KE, et al. Prescribed dietary phosphate restriction and survival among hemodialysis patients. Clin J Am Soc Nephrol 2011 ; 6 : 620-629.
19) Kovesdy CP, et al. Serum and dialysate potassium concentrations and survival in hemodialysis patients. Clin J Am Soc Nephrol 2007 ; 2 : 999-1007.
20) 大前清嗣, 他. 生命予後からみた維持透析患者の適正血清カリウム値の検討. 日透析医会誌 2013 ; 46 : 915-921.
21) Park J, et al. Glycemic control in diabetic dialysis patients and the burnt-out diabetes phenomenon. Curr Diab Rep 2012 ; 12 : 432-439.
22) Action to Control Cardiovascular Risk in Diabetes Study Group, et al. Effects of intensive glucose lowering in type 2 diabetes. N Engl J Med 2008 ; 358 : 2545-2459.
23) Kalantar-Zadeh K, et al. Dietary restrictions in dialysis patients: is there anything left to eat? Semin Dial 2015 ; 28 : 159-168.

読めば自ずと見えてくる！ 透析 × QOL の捉え方

透析患者の運動療法に関するエビデンスとリハビリの課題

河原崎　宏雄，花房　規男

Q1. 運動療法は透析患者の身体機能，生活の質（quality of life：QOL）を改善する？
Q2. 透析患者の運動療法に関するエビデンスの課題は？

▷正解は最後に！

key words ▶▶ 運動療法，リハビリテーション，フレイル，運動耐容能，生活の質（QOL）

はじめに

慢性腎臓病（chronic kidney disease：CKD）の進行とともに筋力低下も進行することが報告されており[1]，それに付随する身体機能の低下は生命予後に関連する[2]。腎不全となると身体活動度が最も低くなり[3]透析患者においても日常生活動作（activities of daily living：ADL）の低下が生命予後と関連することが証明されている[4]。これらのエビデンスから筋力低下と身体機能の低下は，CKD 診療において介入すべき重要な要因であることがわかる。今回は，身体機能の向上を主眼とした運動療法の意義についてシステマチックレビューとメタ解析を行ったので簡単に述べる[5]。

透析患者に対する運動療法のエビデンス

PubMed を用いて，透析患者に対する運動療法に関する論文を網羅的に検索する検索式を作成し，一次・二次スクリーニングを経て（システマチックレビュー）残った論文をアウトカムごとにメタ解析した。代表的アウトカムである運動耐容能の評価（VO$_2$max），QOL（SF36），6 分間歩行距離について述べる。

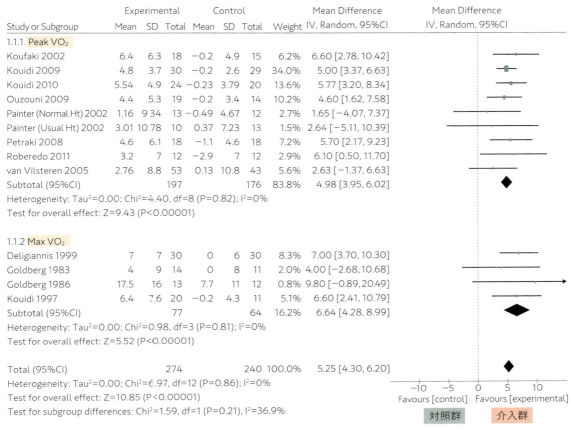

図1 運動耐容能（VO₂）の変化

運動耐容能（VO₂）

図1に運動耐容能の結果を示す。運動介入群はコントロール群と比較してVO₂maxで6.64（95% CI 4.28-8.99）L/分/kg，VO₂peakで4.98（95% CI 3.95-6.02）L/分/kgの有意な増加を認めている（図1）。

1. SF36で評価したQOL

図2にQOLの結果を示す。運動介入群はコントロール群と比較して身体的QOLスコア，精神的QOLスコアともに有意なスコアの上昇を認めている（図2）。ただし，Hristeaらの研究が特に大きな改善効果を認めたことで，全体の評価が偏った可能性はある。

2. 6分間歩行距離

図3に6分間歩行距離の結果を示す。運動介入群はコントロール群と比較して6分間歩行距離が30.15（95% CI 24.22-36.07）mと有意に伸びた（図3）。なお，透析患者の監視

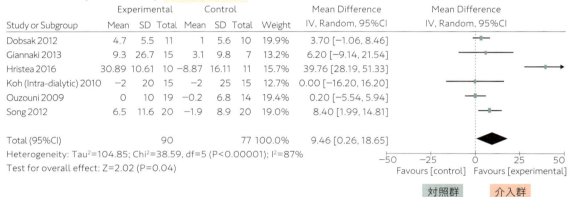

図2 QOLスコアの変化

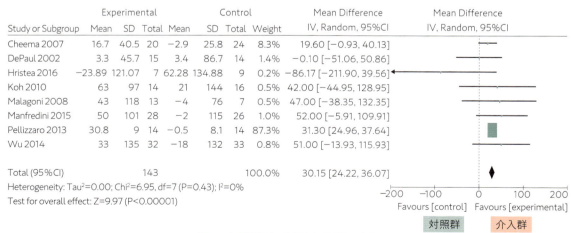

図3 歩行機能(6分間歩行距離)の変化

表　既存 RCT の特徴	
・平均年齢約 50 歳	・介入・追跡期間が 12 カ月以内
・透析歴 5 年以内	・patient reported outcome の報告は少ない
・介入方法はさまざま	・日本の透析患者を対象とした報告が少ない
・栄養療法の併用の検討は少ない	

下での運動療法による副作用の増加は認めておらず，運動療法を禁止するものではない。

　後述するが，本解析を含めた既存のメタ解析で用いられたランダム化比較試験（randomized controlled trial：RCT）は，普段日本の透析診療で対象としている患者の特徴とは異なる[6]。つまり，高齢で透析歴が長い患者は除かれている。数少ない日本の透析患者を対象とした RCT では[7]介入群がイスからの反復立ち上がり運動を透析前に実行した効果を検証している。この研究では対象者の平均年齢が約 68 歳，透析歴約 13 年で，運動療法群で機能的自立度評価表（functional independence measure：FIM）や SF36 で評価した身体的 QOL スコアの改善を認めている。

　以上のような結果から，生命予後の延長まで認めた報告はないものの，エビデンス全体としては透析患者に対する有益性が高いと評価され，日本腎臓リハビリテーション学会では運動療法を推奨している[5]。

透析患者に対する運動療法のエビデンスの課題

　今回のメタ解析では透析患者に対する運動療法が各種身体機能評価において有効であることがわかる。同時にいくつかの制限も浮き彫りになり，表に示す。透析患者への運動療法として透析中のエルゴメータが頻用されていた。透析中に監視下で行うことが可能で，比較的安全性も問題ないようである。しかし，長期的に継続が可能か，また，長期的な継続可能性と効果についてはいまだ不明である。以前のメタ解析からも 6 カ月以上継続しないと運動耐容能の効果が現れにくいことが示唆されている[8]。また RCT のメタ解析ということもあり，日本の透析施設で遭遇するフレイル高齢患者に比べて総じて若く，透析歴が短いことがあげられる。

　高齢，フレイルな透析患者の身体機能および QOL の改善を目指す方法は，栄養療法などを含めて，ほかにもいくつか存在し，多面的な介入の有効性が期待される。

透析患者に対するリハビリテーションの課題

　ここでリハビリテーションの意義について再考してみる。

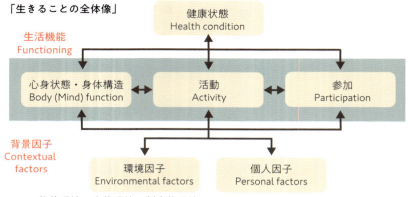

図4 国際生活機能分類（International Classification of Functioning, Disability and Health）
〔国際生活機能分類—国際障害分類改訂版—（日本語版）〕[11]

世界保健機構によるリハビリテーションの定義

①能力低下および社会的不利をもたらすような状態の影響を軽減し，能力低下および社会的不利のある者の社会的統合を達成するためのあらゆる手段を包含している。

②能力低下および社会的不利のある者を環境に適応するように訓練するだけでなく，彼/彼女たちの社会的統合を促進するため，彼/彼女たちの直接的な環境や社会へ，全体として介入することを目標としている。能力低下および社会的不利のある者自身，彼/彼女たちの家族および生活しているコミュニティも，リハビリテーションに関係する諸サービスの計画立案および実行に参加すべきである[9]。

腎臓リハビリテーションの定義

・腎疾患や透析医療に基づく身体的・精神的影響を軽減させ，症状を調整し，生命予後を改善し，心理社会的ならびに職業的な状況を改善することを目的として，運動療法，食事療法と水分管理，薬物療法，教育，精神心理的サポートなどを行う，長期にわたる包括的なプログラムである[10]。

つまり医療者による腎不全患者に対する直接的介入のみならず，腎不全患者の社会的統合を目的とした透析患者の生活環境，コミュニティの参加に対する働きかけも重要となることを指摘している。

おわりに

「生きることの全体像」を図式化した国際生活機能分類を図4[11]に示す。医療者の役割は「健康状態」，および「心身状態・身体構造」（機能障害）に対する介入が中心となってお

り，今回は運動療法の有益性について述べた．つまり「心身状態・身体構造⇒生命の質」に対する介入が中心であることがわかる．しかし，「生活していく」ことを考えると生活活動を中心とした各種要因が重要であることがわかり，「活動⇒生活の質」，「参加⇒人生の質」も含めて取り組まないとQOL（「生命の質」，「生活の質」，「人生の質」を統合した質）の向上が得られない可能性がある．患者の生活の場（地域）を基盤とした多方面からの介入をリハビリテーションと称し，現在推進されている地域連携，地域包括ケア構想がその役割を担ったシステムと考えられる．

正解は ....
- A1. 運動療法は透析患者の身体機能，QOL を改善するエビデンスが多い
- A2. 透析患者の運動療法に関するエビデンスは，日本の通常診療で遭遇する患者に比べて比較的若年であり，透析期間も短い．運動療法と栄養療法などの併用に関するエビデンスはまだ多くない

文 献

1) Hiraki K, et al. Decreased physical function in pre-dialysis patients with chronic kidney disease. Clin Exp Nephrol 2013 ; 17 : 225-231.
2) Johansen KL, et al. Association between body composition and frailty among prevalent hemodialysis patients : a US Renal Data System special study. J Am Soc Nephrol 2014 ; 25 : 381-389.
3) Zelle DM, et al. Physical inactivity : a risk factor and target for intervention in renal care. Nat Rev Nephrol 2017 ; 13 : 152-168.
4) O'Hare AM, et al. Decreased survival among sedentary patients undergoing dialysis : results from the dialysis morbidity and mortality study wave 2. Am J Kidney Dis 2003 ; 41 : 447-454.
5) 日本腎臓リハビリテーション学会（編）．日本腎臓リハビリテーションガイドライン．東京：南江堂, 2018.
6) Matsuzawa R, et al. Exercise Training in Elderly People Undergoing Hemodialysis : A Systematic Review and Meta-analysis. Kidney Int Rep 2017 ; 2 : 1096-1110.
7) Matsufuji S, et al. Effect of chair stand exercise on activity of daily living : a randomized controlled trial in hemodialysis patients. J Ren Nutr 2015 ; 25 : 17-24.
8) Sheng K, et al. Intradialytic exercise in hemodialysis patients : a systematic review and meta-analysis. Am J Nephrol 2014 ; 40 : 478-490.
9) Disability prevention and rehabilitation : report of the WHO Expert Committee on Disability Prevention and Rehabilitation, World Health Organization technical report series 668. Geneva : World Health Organization, 1981.
10) 上月正博（編）．腎臓リハビリテーション．東京：医歯薬出版, 2012.
11) 国際生活機能分類−国際障害分類改訂版−（日本語版）https://www.mhlw.go.jp/houdou/2002/08/h0805-1.html

読めば自ずと見えてくる！ 透析 × QOL の捉え方

透析患者に対する運動療法

山内　真哉，児玉　典彦，道免　和久

Q1. 透析患者への運動療法で注意しておく合併症は？
Q2. 透析患者に対する運動療法の種類は？
Q3. 有酸素運動の運動強度の決め方は？

▷正解は最後に！

key words ▶▶ 血液透析，合併症，腎臓リハビリテーション，運動療法

はじめに

　透析患者の多くは，おおよそ1日4時間，週3回に及ぶ透析治療により安静臥床を余儀なくされ，透析後の疲労感も加わって日常の身体活動量が減少しやすい。さらに，透析が長期間に及ぶとさまざまな合併症が出現し，活動量はさらに低下する。活動量の低下は身体機能の低下を引き起こし，最近では透析患者の身体活動量の低下は生命予後に影響を及ぼすことが報告されている[1]。これらの問題に対して，運動療法が果たす役割は大きい。運動療法は腎臓リハビリテーションの中核をなし，運動耐容能や身体機能，生活の質（quality of life：QOL）改善などの効果が報告されている。しかし，実際の臨床場面では透析患者が抱える特有の問題により運動療法に難渋するケースが多い。
　本稿では，透析患者に対する運動療法について述べる。

透析患者が抱える問題点と運動療法に必要な評価

　透析患者の多くはさまざまな合併症を有し，それは運動療法の阻害因子となりやすい。透析患者の運動療法を行ううえで問題となりやすい主要な合併症としては，心血管合併症，骨関節合併症，倦怠感，血圧異常（高血圧・低血圧），腎性貧血，感染症，栄養

表1　透析患者に対して運動療法を実施するうえで必要な評価項目

基本的情報	
心血管合併症	心不全，心筋梗塞，脳血管障害など
骨関節合併症	脊椎症，脊柱管狭窄症，圧迫骨折など
感染症	発熱，CRP（C-reactive protein）
貧血	ヘモグロビン（Hb）値
電解質	カリウム（K）値
不整脈	心房細動など

自覚症状
動悸，息切れ，胸痛，倦怠感，痛みなど

浮腫，体重
四肢の浮腫，ドライウェイト（dry weight：DW）

血圧
高血圧，低血圧

運動機能	
関節可動域	ROM（range of motion）
筋力	握力，徒手筋力測定（manual muscle test：MMT），徒手筋力計（hand held dynamometer：HHD），30秒椅子立ち上がりテスト（chair stand 30：CS30），5回椅子立ち上がりテスト（sit to stand-5：SS-5）
バランステスト	Timed Up & Go Test（TUG），functional reach test（FRT）
歩行速度	10 m歩行テスト
運動耐容能	6分間歩行テスト，心肺運動負荷試験（cardio pulmonary exercise test：CPX）

日常生活動作（ADL）
機能的自立度評価法（functional independence measure：FIM），barthel index（BI）

栄養状態
主観的包括的評価（subjective global assessment：SGA），簡易栄養状態評価表（mini nutritional assessment-short form：MNS-SF），GNRI（geriatric nutritional risk index），PEW（protein energy wasting）

認知機能
mini-mental state examination（MMSE），長谷川式簡易知能評価スケール（HDS-R）

障害，認知機能障害などがある。透析患者に対しては，これらの合併症に注意して運動療法を進めていく必要がある。透析患者に対して運動療法を行ううえで必要な評価項目を表1に示す。

透析患者は，体液過剰による溢水に伴う心不全，カルシウム（Ca）やリン（P）などの骨・ミネラル代謝異常による血管石灰化に伴う心筋梗塞や脳血管障害などの心血管合併症を有することが多い。また，長期の透析患者では透析性アミロイドーシスに伴う骨関節症状を有する。さらに，免疫機能の低下による感染症の合併や，電解質異常に伴うアシドーシスや不整脈，腎性貧血などを合併していることも多く，リスク管理の観点からも運動療法を行う際には事前にこれら合併症の有無を知っておく必要がある。

臨床場面において，倦怠感や低血圧により運動療法が進まないケースは多い。倦怠感については，性格やモチベーションの問題で片づけられることもある。しかし，倦怠感

透析患者に対する運動療法　**265**

の背景には，貧血や栄養障害，尿毒症，炎症，不安や抑うつ，睡眠障害などが存在するとされる[2]。したがって，倦怠感により運動療法の受け入れが悪い患者を，単なる性格やモチベーションの問題で片づけるのではなく，倦怠感の背景にある要因の把握に努めることが必要である。低血圧については，心機能低下，透析による過度の除水，自律神経機能障害などを考慮する必要がある。

運動機能については，関節可動域や筋力，バランス，歩行速度，運動耐容能などを評価する。さまざまな疾患において各評価項目のカットオフ値が報告されているが，透析患者を対象とした報告は少ない。われわれは，透析患者を含む慢性腎臓病(chronic kidney disease：CKD)入院患者の自立歩行に関連する評価項目を検討し，評価項目とそのカットオフ値を等尺性膝伸展筋力体重比 30.5%，片脚立位保持時間 2.7 秒であることを報告した[3]。運動機能評価を定期的に行い，運動療法の効果判定と運動処方の見直しを行っていくことが必要である。

透析患者においては，栄養状態や認知機能を評価する必要性が高い。低栄養状態は筋肉量や筋力の低下を招き，さらにそれは身体活動量の低下を招く。身体活動量の低下により食欲は低下し，さらに低栄養状態が悪化するという悪循環に陥りやすい。また，栄養障害がある患者は運動療法の効果が得られにくい場合も多い。認知機能については，日本透析医学会の統計調査によると，透析患者のおおよそ 10 人に 1 人が認知症を合併しており，認知症を合併した透析患者では終日寝たきりの患者が 30% に達し，日常生活動作(activities of daily living：ADL)の低下がみられるとされている[4]。このように，栄養状態や認知機能は運動機能や身体活動量に影響を及ぼすため，これらの項目を評価し，個々の患者に適した運動療法介入を行っていく必要がある。

■ 透析患者に対する運動処方と運動療法

透析患者に対する運動療法についてはさまざまな効果が報告され，有酸素運動とレジスタンス運動を組み合わせた運動療法が効果的とされている[5]。いくつかのガイドラインにおいては運動療法の重要性が述べられているものの，明確な運動療法のプロトコールが確立されるまでには至っていない。ここでは米国スポーツ医学会(American College of Sports Medicine：ACSM)の慢性腎疾患患者のための運動勧告(表 2)[6]をもとに有酸素運動とレジスタンス運動について述べていく。

1. 有酸素運動

運動処方は FITT の原則に基づいた処方を行うことが望ましい。FITT とは Frequency(運動の頻度)，Intensity(運動の強度)，Time(運動の時間)，Type(運動の種類)を示したものである。

表 2　慢性腎不全患者の ACSM の運動勧告

頻度	有酸素運動：3～5 日/週　レジスタンス運動：2～3 日/週
強度	中等度強度の有酸素運動〔すなわち酸素摂取量の 40～60%，borg 指数（RPE）6～20 点（15 点法）の 11～13 点）。およびレジスタンス運動は 1RM の 60～75%
時間	有酸素運動：持続的な有酸素運動で 20～60 分/日。しかしこの時間に耐えられないのであれば，10 分間の間欠的運動曝露で 20～60 分/日。レジスタンストレーニング：10～15 回反復で 1 セット。患者の耐容能と時間に応じて，何セット行ってもよい
種類	ウォーキングやサイクリングのような有酸素運動。レジスタンス運動のためには，マシーンあるいはフリーウエイトを使用する。大筋群を動かすための 8～10 種類の異なる運動を選ぶ。血液透析を受けている患者：トレーニングは透析直後に行うべきではないが，透析しない日には実施してもよい。もしもトレーニングが透析中に行われるのであれば，低血圧反応を避けるために，その運動は治療の前半中に試みられるべきである
特別な配慮	心拍数は運動強度の指標としての信頼性は低いので，RPE を使用する。患者の動静脈接合部に直接体重をかけない限りは，動静脈接合部のある腕で運動を行う。腹膜透析を受けている患者：持続的携行式腹膜透析中の患者は，腹腔内に透析液があるうちに運動を試みるかもしれないが，この結果が思わしくない場合には，患者は体液を除去することが勧められる

ACSM：American college of sports medicine，　RPE：rating of perceived exertion，　RM：repetition maximum
（ACSMs Guidelines for Exercise Testing and Prescription, 10th ed, 2017）[6]

1）運動の強度

　代表的な運動強度の決め方としては，心拍数，心肺運動負荷試験（cardio pulmonary exercise test：CPX），自覚的運動強度（ratings of perceived exertion：RPE）などがある。心拍数を用いた運動処方は，%HR max や Karvonen 法がよく用いられる。いずれも最大心拍数を用い，実測最大心拍数の測定が困難な場合は予測最大心拍数を 220 － 年齢で求める。%HR max は「目標心拍数＝最大心拍数×運動強度」により表され，運動強度は 50 ～ 70% の間で設定する。Karvonen 法は「目標心拍数＝（最大心拍数－安静時心拍数）×定数 k ＋安静時心拍数」により表され，定数 k は 0.3 ～ 0.5 までの間で設定する。しかし，心拍数は個人差があり，実際の最大心拍数と予測最大心拍数には誤差が生じる。また，心拍数は体調やストレス，睡眠不足などによってかなり影響を受ける。さらに，透析患者は心房細動を合併している場合や β 遮断薬など心拍数に影響を与える薬剤を使用している場合もあり，心拍数による運動処方はやや信頼性にかけることもあるため注意が必要である。

　CPX による運動処方は，呼気ガス分析装置によって嫌気性代謝閾値（anaerobic threshold：AT）を求める方法であり，最も信頼性が高く，可能な限りこの CPX による運動処方を行うことが推奨されている。増加する運動強度において，ある運動強度を超えると乳酸が生成され，酸性になった血液を中和するために重炭酸イオンで緩衝されて二酸化炭素排泄量が増加し換気が亢進する。この換気が亢進する直前の運動強度が AT レベルであり，疲労物質である乳酸が蓄積することなく長時間の持続的運動が可能である。また，交感神経活性が亢進しにくく，アシドーシスの進行や血中カテコールアミンの著明な増加がないことから，狭心症や不整脈の発生のリスクが少なく安全に運動療法

表3 Borg scale（ボルグスケール）

指数（Scale）	自覚的運動強度	運動強度（%）
20		100
19	非常にきつい	95
18		
17	かなりきつい	85
16		
15	きつい	70
14		
13	ややきつい	55（ATに相当）
12		
11	楽である	40
10		
9	かなり楽である	20
8		
7	非常に楽である	5
6		

を施行できる。これらのことから透析患者においてはATレベル以下での運動が推奨される。しかし，呼気ガス分析装置がない施設やCPXが行えない患者もいるため，そういった場合はCPXを用いない方法を用いる。

RPEによる運動処方は，CPXを用いない簡便な方法の一つである。RPEとは，運動時の主観的疲労度を数字で表したもので，Borg scale（表3）が代表的である。Borg scaleは，数字を10倍するとほぼ心拍数になるように工夫されており，RPE 11〜13がATレベルに相応するとされる。ただし，RPEはあくまでも自覚的なもので，患者の性格やモチベーションによっては過小評価になったり逆に過負荷になったりする場合もあるため注意が必要である。そういった場合には，RPEに加えて心拍数や呼吸数などの他覚的所見を併せて判断する。運動強度がATレベルを超えると心拍数の上昇や換気亢進といった呼吸循環応答が生じるため，運動中の患者の脈拍や会話中の息切れをよく観察しながら運動強度を見極めることも大切である。

2）運動の種類

主な運動の種類は，ウォーキングや自転車エルゴメータである。患者の状態に応じて適切な運動種目を選択する。ウォーキングや自転車エルゴメータが困難な患者の場合，上肢エルゴメータやリカンベントエルゴメータを利用する。

3）運動の時間

運動の時間は持続的な有酸素運動で20〜60分/日，この時間に耐えられないのであれば，10分間の間欠的運動を計20〜60分/日行うことが推奨される。また，運動の前

後にはウォームアップとクールダウンを必ず行うことが大切である。ウォームアップは運動筋の血管拡張を促すことで運動開始時の心負荷を減じ，骨格筋の障害を予防することができる。また，急激に運動を停止すると静脈環流が減少し，低血圧やめまいを引き起こすことがあるため，クールダウンによって脈拍や血圧を徐々に安静時の値に戻すことが大切である。

4）運動の頻度

運動の頻度は3～5回/週が推奨される。また，運動療法は非透析日に行うことが望ましく，透析直後の実施は避けるべきとされている。Konstantinidou ら[7]の報告では，非透析日の施設での監視下運動群で改善率は最も高かったが，脱落率も高いという結果が示されている。一方，透析中のトレーニングは，改善率は施設での運動群に劣るものの，脱落率が少なく継続しやすいとしている。以上のことから，運動療法は非透析日に行うことが望ましく，透析中のトレーニングはコンプライアンスの面でメリットがあると考えられている。

2. レジスタンス運動

レジスタンス運動についても明確なプロトコールは示されていない。ACSM のガイドラインをもとにすると，レジスタンス運動では，運動の強度は1RM（1 repetition maximum/1回が限界の負荷）の60～75% の強度で行う。運動の種類は，マシーンや重錘，セラバンド，あるいはフリーウエイトにより行い，大筋群を動かすための8～10種類の異なる運動を選択する。運動の回数は10～15回反復で1セットとし，患者の耐容能と時間に応じて何セット行ってもよいとされている。頻度としては2～3回/週が推奨されている。ただし，実際の臨床では画一的な方法で行えないことも多いため，患者個々の状態に合わせて調整していく必要がある。また，運動の強度についても1RMの測定が困難な場合も多いため，有酸素運動と同様に RPE を利用されることも多い。Chen らの報告[8]では主観的疲労感を指標とし，「ややきつい～きつい」と感じる強さにて重錘などを用いレジスタンス運動を行い，short physical performance battery（SPPB）と膝伸展筋力に有意な改善を認めている。また，高齢者や認知機能の低下した患者などでは，あまり難しい運動種目を課すのではなく，椅子からの立ち上がりなどを利用し，なるべく安全かつ簡便で理解しやすい運動を考慮することも必要である。

■ 透析中の運動療法

最近では，透析の最中に運動療法を行うようになってきている。透析中の運動療法は医療者の監視下でバイタルサインを確認しながら実施することができる。また，週3回の透析中に運動療法を行うことで，改めて透析以外の時間帯に運動療法を行わないでよ

表4　運動負荷試験の禁忌

絶対禁忌
1.　2日以内の急性心筋梗塞
2.　内科治療により安定していない不安定狭心症
3.　自覚症状または血行動態異常の原因となるコントロール不良の不整脈
4.　症候性の高度大動脈弁狭窄症
5.　コントロール不良の症候性心不全
6.　急性の肺塞栓または肺梗塞
7.　急性の心筋炎または心膜炎
8.　急性大動脈解離
9.　意思疎通の行えない精神疾患

相対禁忌
1.　左冠動脈主幹部の狭窄
2.　中等度の狭窄性弁膜症
3.　電解質異常
4.　重症高血圧*
5.　頻脈性不整脈または徐脈性不整脈
6.　肥大型心筋症またはその他の流出路狭窄
7.　運動負荷が十分行えないような精神的または身体的障害
8.　高度房室ブロック

*：原則として収縮期血圧＞200 mmHg，または拡張期血圧＞110 mmHg，あるいはその両方とすることが推奨されている。
（心血管疾患におけるリハビリテーションに関するガイドライン2012年改訂版）[10]

表5　運動負荷の中止基準

1.　症　状	狭心痛，呼吸困難，失神，めまい，ふらつき，下肢疼痛（跛行）
2.　兆　候	チアノーゼ，顔面蒼白，冷汗，運動失調
3.　血　圧	収縮期血圧の上昇不良ないし進行性低下，異常な血圧上昇（225mmHg以上）
4.　心電図	明らかな虚血性ST-T変化，調律異常（著明な頻脈ないし徐脈，心室性頻拍，頻発する不整脈，心房細動，R on T，心室期外収縮など），Ⅱ～Ⅲ度の房室ブロック

（心血管疾患におけるリハビリテーションに関するガイドライン2012年改訂版）[10]

いことから効率的な運動療法が可能である。透析中の運動療法メニューとしては，下肢エルゴメータを用いた有酸素運動と，ゴムバンドやボールを用いたレジスタンス運動などが行われていることが多い。エルゴメータ運動は透析開始から原則2時間以内に行うことが望ましいとされ，ACSMのガイドラインにおいても低血圧症状を避けるために透析中のトレーニングは治療の前半に行われるべきとされている。

■運動療法が困難な患者に対する取り組み

臨床現場においては，ガイドラインに示されるような運動療法の実施が困難な重症患者も多く存在する。こういった患者でも身体活動量を維持することは重要である。先にも述べたように，透析患者の身体活動量の低下は生命予後に影響を及ぼすとされている。また，透析患者の活動量の減少に伴う身体機能の低下は，要介護患者の増加を招き，医療経済的にも医療費の増加をきたすことにつながる。透析患者が確保すべき身体活動量の明確な推奨値は存在しないが，最近では活動目標として「非透析日1日あたり4,000歩以上」[9]との報告もある。患者の状態に合わせて個別に活動目標を設定し，活動量を維持する必要がある。

運動療法における注意点

　運動療法の禁忌や中止基準については，現時点において明確な基準がないため，「心血管疾患におけるリハビリテーションに関するガイドライン」[10]に示されている禁忌・中止基準(**表4, 5**)を適用することが勧められている．特に透析患者の場合は，心不全症状やアシドーシス，高カリウム血症による不整脈，貧血，感染症などがコントロールされていない場合には注意が必要である．

　運動療法期間中においては，透析直前は体液過剰による心不全や高血圧となりやすく，逆に透析直後は低血圧になりやすいため注意が必要である．また，運動療法後は過労を避けるために十分な休養や睡眠が重要となる．さらに，運動療法経過のなかで浮腫の増悪や著明な体重増加がないかを確認しながら運動量を調節していく必要がある．

　倦怠感が強い患者や高齢者では，運動に対するコンプライアンスの低下に注意する．運動療法のコンプライアンスを高める方法としては，オーバーワークにならないようにする，なるべく理解しやすく簡便な運動を行う，運動の動機づけ(歩数計や運動手帳などの利用)を行う，定期的な効果のフィードバックを行う，などが重要である．

おわりに

　腎臓リハビリテーションは，主に慢性腎不全透析患者に対して，運動療法，教育，食事療法，薬物療法，精神的ケアなど包括的リハビリテーションを行うことである．今回，そのなかの運動療法について述べたが，運動療法だけでなく包括的プログラムが重要であることを忘れてはならない．特に高齢で重複疾患を有する透析患者においては，他職種による包括的管理がなければ改善は見込みにくい．包括的な管理を行うことで，腎疾患の進行抑制(透析までの期間の延長)，運動耐容能の改善，QOLの向上，生命予後の改善などが見込まれる．

正解は….
- A1. 心血管合併症，骨関節合併症，倦怠感，血圧異常，貧血，感染症，栄養障害，認知機能障害など
- A2. 有酸素運動とレジスタンス運動
- A3. 心拍数，心肺運動負荷試験，自覚的運動強度

文　献

1) Johansen KL, et al. Association of physical activity with survival among ambulatory patients on dialysis：the Comprehensive Dialysis Study. Clin J Am Soc Nephrol 2013；8：248-253.
2) Jhamb M, et al. Fatigue in patients receiving maintenance dialysis: a review of definitions, measures, and contributing factors. Am J Kidney Dis 2008；52：353-365.
3) 山内真哉，他．慢性腎臓病入院患者における自立歩行に関連する評価項目の検討．日透析医学会誌 2018；51：435-440.
4) 中井　滋，他．わが国の慢性透析療法の現況（2010 年 12 月 31 日現在）．日透析医学会誌 2012；45：1-47.
5) Sheng K, et al. Intradialytic exercise in hemodialysis patients: a systematic review and meta-analysis. Am J Nephrol 2014；40：478-490.
6) ACSMs Guidelines for Exercise Testing and Prescription, 10th ed, Philadelphia：Lippincott Williams & Wilkins, 2017.
7) Konstantinidou E, et al. Exercise training in patients with end-stage renal disease on hemodialysis：comparison of three rehabilitation programs. J Rehabil Med 2002；34：40-45.
8) Chen JL, et al. Effect of intra-dialytic, low-intensity strength training on functional capacity in adult haemodialysis patients：a randomized pilot trial. Nephrol Dial Transplant 2010；25：1936-1943.
9) Matsuzawa R, et al. Management of Physical Frailty in Patients Requiring Hemodialysis Therapy. Contrib Nephrol 2018；196：101-109.
10) 日本循環器学会．心血管疾患におけるリハビリテーションに関するガイドライン（2012 年改訂版）．

読めば自ずと見えてくる！ 透析 × QOL の捉え方

透析患者における サルコペニアとフレイル

庄司 哲雄

Q1. サルコペニアと protein-energy wasting（PEW）はどこが違うの？
Q2. フレイルと診断したら，何に注意すればいい？

▷正解は最後に！

key words ▶▶ サルコペニア，フレイル，高齢化，protein-energy wasting（PEW），致死率

はじめに

透析患者の高齢化が指摘されて久しい。透析患者の抱える医学的問題点は年齢によっても大きく異なることが容易に想像できる。

本稿では，最近話題になっているサルコペニアやフレイルについて取り上げ，透析患者における実態を概説する。

透析患者の高齢化と臨床的問題点

日本は高齢化先進国であり，透析患者においても高齢化が進んでいる。日本透析医学会の統計調査によると，透析患者全体としては増加が続いている一方，65歳未満の透析患者の絶対数は2012年頃をピークに減少に転じているのに対し，65歳以上の透析患者の割合は増加の一途であり，2016年末時点で65歳以上の患者の割合が66％を，75歳以上の患者の割合が33％をそれぞれ超えている[1]。

高齢者特有の臨床的問題点として，高い死亡率に加え，脳心血管疾患，癌，感染症などの疾病リスクが高いこと，それ以外に認知症やうつ，転倒・骨折，日常生活動作（activities of daily living：ADL）の低下・要介護状態などが列挙される。これらと密接に関連してサルコペニアやフレイルに関心が高まっている。

表1 サルコペニアの診断基準(EWGSOP)

四肢骨格筋量(ALM)	身体機能(歩行速度)	筋力(握力)
ALM÷身長(m)の2乗 男性：7.23 kg/m² 以下，女性：5.67 kg/m² 以下	0.8 m/秒以下	男性：30 kg 未満，女性：20 kg 未満

(Cruz-Jentoft ら, 2010)[3]

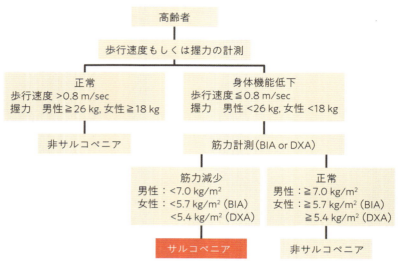

図1 サルコペニア診断のアルゴリズム(AWGS)
BIA：バイオインピーダンス法，DXA：2強度X線吸収測定法
(Chen ら, 2014. 荒井, 2014)[4,5]

サルコペニアの概念・定義と診断基準

　サルコペニアとは，1989年 Rosenberg により「加齢に伴い骨格筋量の減少が起こること」と定義された[2]。その後，骨格筋量の低下を必須とし，それ以外に筋力低下または身体能力の低下がある場合にサルコペニアと診断するという European Working Group on Sarcopenia in Older People (EWGSOO)の定義[3]が用いられるようになり，この定義に基づき表1[3]の診断基準が作成された。アジアでは Asian Working Group for Sarcopenia(AWGS)によりサルコペニア診断のアルゴリズムが提示された[4]。これにより，まず歩行速度もしくは握力の測定により筋力低下または身体能力の低下の有無を判断し，ありと判断された場合に骨格筋量を測定するという手順が示された(図1)[4,5]。また BMI(body mass index)の計算と同様，骨格筋量は身長の2乗で割って標準化した値を用いるように提案されている。

透析患者におけるサルコペニアの実態

　透析患者でサルコペニアが高い割合でみられることは臨床の実感から明らかである。

しかし，診断基準により具体的な割合は大きく異なることが示されている。例えば，入所していない 60 歳以上の維持血液透析患者 102 名を対象とした調査[6]によると，握力で判断した筋力低下は 85% で認められたが，骨格筋の減少は診断基準により 4 〜 73.5% とばらつき，両者を合併するサルコペニアの割合も 4 〜 63% の範囲でばらつくという。別の報告[7]によると，645 名の血液透析患者を調べたところ，骨格筋量を身長の 2 乗で割り付けるより，体重，BMI，体表面積で標準化した値のほうが歩行速度との関連が強かったことから，透析患者における骨格筋量の最適な評価方法について再考を求めている。ともあれ，骨格筋が少ないこと[8]，あるいはサルコペニアを有する患者では，長期予後が不良である[9,10]ことが次々と報告されている。

■ MIA 症候群，MICS，PEW

サルコペニアは身体機能の低下のみならず死亡率が高いということが問題にされている。しかしサルコペニアという用語が普及する以前から，腎不全領域では，やせている透析患者の予後が不良であるという認識があった。例えば，malnutrition inflammation atherosclerosis（MIA）症候群という概念は 2000 年に Stenvinkel ら[11]により提唱されたもので，やせ，炎症は動脈硬化を促進して死亡リスクを高めると考えられた。Kalantar-Zadeh らは，2003 年に malnutrition inflammation complex syndrome（MICS）という用語を用いて同様の概念を表現した[12]。これら以外にも多数の研究者により類似の病態概念がさまざまな用語で語られるようになり，国際的に統一を図る必要性がでてきた。そこで，国際腎臓栄養代謝学会が中心となり protein energy wasting（PEW）という用語を提唱した[13]。PEW には身体機能障害の評価項目は含まれていない。なお，PEW は骨格筋や血清アルブミン（protein），体脂肪（energy）の量が低下している状況を表現するが，その原因を栄養摂取の異常（malnutrition）や炎症に限定しておらず，動脈硬化が促進するかどうかについても直接言及しない用語になっていることに注意が必要である。

一般では，肥満が死亡率を高めるという病態が問題視されており，「死の四重奏」，「インスリン抵抗性症候群」，「内臓脂肪症候群」などの用語が次々と提唱され，WHO により「メタボリックシンドローム」に集約された経緯がある。やせと肥満という真逆の病態において，用語の集約化という類似の歴史があることは興味深い。

■ フレイルの概念・定義と診断基準

フレイルとは英語の frailty に対応するもので，日本老年医学会が提示した公式の和訳である[5]。フレイルの定義としては，2001 年 Fried らによる定義[14]が重要視されており，「フレイルとは，ストレッサーに対する予備力や抵抗力の低下した状態と定義でき，

表2　Fried らのフレイル診断基準

以下の5項目のうち3つ以上あればFrailtyと診断する
①意図しない体重減少
　　（shrinking）
②疲労感の自覚（exhaustion）
③測定した筋力の低下
　　（weakness）
④遅い歩行速度（slowness）
⑤身体活動の低下（low activity）

（Fried ら, 2001）[14]

表3　日本老年医学会が用いているフレイル診断基準

構成要素	評価内容および基準
体重減少（weight loss）	6カ月間で2～3 kg以上の減少
筋力低下（weakness）	握力低下 男性＜26 kg, 女性＜18 kg
疲労（exhaustion）	（ここ2週間）わけもなく疲れたような感じがする
歩行速度の低下（slowness）	通常歩行速度＜1.0 m/s
身体活動量の低下（low activity）	「軽い運動・体操」，および「定期的な運動・スポーツ」のいずれもしていない

・該当なし⇒健常（robust）　・1～2つに該当 ⇒プレフレイル（pre-frailty）
・3つ以上に該当⇒身体的フレイル（frailty）　　　（Shimada ら, 2013）[15]

さまざまな生理学的システムにわたる劣化の蓄積によるもので，悪い転帰に陥りやすい（筆者試訳）」というものである。Fried らの診断基準では，**表2**[14] に掲げる5項目のうち3つ以上あればフレイルと診断するとしている。

日本老年医学会[5]によると，「フレイルとは，加齢に伴う様々な機能変化や予備能力低下によって健康障害に対する脆弱性が増加した状態と理解される」と記載されており，「加齢による 様々な生理的予備能の衰えにより，外的なストレスに対する脆弱性が高まり，感染症，手術，事故を契機として元の生活機能を維持することができなくなることが多くなってくる」と述べられている。フレイルには身体的フレイル，精神的フレイル，社会的フレイルの側面があり，日本老年医学会が用いている診断基準（**表3**）[15] では5項目のうち3つ以上該当すれば身体的フレイル，1～2つ該当の場合はプレフレイル，該当項目がなければ健常と診断される。

フレイルは，健康な状態と要支援・要介護状態の中間に位置づけて考えることもできる（**図2**）[16]。この場合，適切な対応によりフレイルは健康な状態に戻すことも可能であると考えられる。

フレイルの診断基準や尺度は，上記以外にも多数使用されている。例えば Clinical Frailty Scale（CFS）[17] では1 very fit, 2 well, 3 managing well, 4 vulnerable, 5 mildly frail, 6 moderately frail, 7 severely frail, 8 very severely frail, 9 terminally ill の9段階に評価している。わが国では，簡易フレイルインデックスや，身体的側面医学も評価できる「基本チェックリスト」というツールも利用されている。

■ 透析患者におけるフレイルの実態

透析導入患者1,576名を対象とした調査によると，73%がフレイルに該当したと報告されている[18]。18歳以上の透析患者2,275名におけるフレイルの有病率を年齢別にみた報告[19]によると，高齢群ほど有病率が高いこと，40歳未満でも44.4%にフレイルが認められる。また，透析導入患者390名のCFSを評価した検討[20]では，スケールで高値を示す

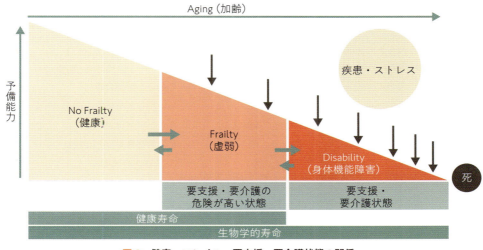

図2 健康，フレイル，要支援・要介護状態の関係
(葛谷, 2009 より引用, 改変)[16]

群ほど死亡する割合が高く，腎移植実施率が低いことが示されている。

心血管死亡の疫学とサルコペニア・フレイル

透析患者の心血管死亡リスクは一般住民の10～30倍高リスクである[21]。これは心血管疾患(cardiovascular disease：CVD)の発症が数倍高く，CVD発症後の致死リスクが数倍高いことで説明できる[22]。透析患者でCVDを発症する危険因子と，CVDを発症後の致死に関連する危険因子を解析した報告がある。BMIはCVDの発症には有意な関連を示さなかったが，低BMIはCVD発症後の致死リスクの独立した予測因子であった。この結果から，PEWあるいはサルコペニアはCVDの発症より，むしろCVD発症後の致死リスクに密接に関連する病態であると考えられる。

フレイルとは，前述の通り，ストレッサーに対する予備力や抵抗力の低下した状態と定義されている。言いかえると，フレイルとはCVDなど身体に侵襲的な状態(ストレッサー)が加わると抵抗力がない状態であり，容易に死に至る状態と考えられる。前述のようにCVD死亡を発症と致死の2段階に分けて考えると，フレイルとは致死リスクの高い状態とほぼ互換できる概念のように思われる。

フレイルの発生機序

心筋梗塞発症後の致死リスクは腎機能が低いほど高いことが示されている[23,24]。フレイルの病態は未透析CKDの段階から徐々に悪化してくるものと捉えることができるが，その機序については必ずしも明らかではない。高齢CKD患者におけるフレイルの原因

表4 高齢CKD患者におけるフレイルの原因

臨床的な原因	
1. 摂食量の減少(尿毒素,食欲調整因子,味覚障害,炎症,情動,薬剤,認知症,貧困)	9. 身体的不活発と機能低下
	10. アポトーシスの亢進/障害
2. 透析液や尿中への栄養分喪失	11. 老化した細胞の増加
3. 異化亢進	12. 幹細胞による細胞の補充の減少
4. 臨床的に明らかな疾患に随伴する炎症	13. オートファジーの減少
5. 異化促進ホルモンの上昇	14. 化学的修飾を受けた蛋白の蓄積
6. 同化促進ホルモンの欠乏・抵抗性	15. DNA修復の障害
7. 代謝性アシデミア	16. エピジェネティックな変化
8. 一次性神経筋疾患	17. 遺伝素因

(Kimら,2013)[25]

表5 フレイルを診断したらどうするか

どうする?	具体的には?
フレイルの次を予測	身体活動低下・ひきこもり,転倒・骨折・臥床・褥創,誤嚥・窒息・肺炎,認知症・うつ,PAD・足壊疽,QOL低下・早期死亡
フレイルの悪化要因を同定し除去に努める	年齢,腎不全,その他の合併症,栄養,寝かせきり,薬剤,その他
フレイルを改善させる対策を講じる	栄養学的対策,運動療法的アプローチ,薬物的
診療方針を切り替える	発症リスク対策中心→致死リスク対策中心

(筆者の私見)

としてさまざまな因子が想定されている(表4)[25]。

おわりに:フレイルを診断してどうするか

　臨床的にフレイルを診断する意義は何か。筆者は①フレイルの次に何が起こるのかを予測し,②フレイルの悪化要因を同定し除去に努め,③可能であればフレイルを改善させる対策を講じ,④場合によっては診療方針を再考する,ということが重要であると考えている(表5)。今後ますます重要性の高まるトピックスであり,実診療への反映が重要と考えられる。

正解は....
A1. サルコペニアには骨格筋量低下と運動機能の低下が含まれるが,PEWの概念には骨格筋以外に体脂肪の低下が含まれる一方で,運動機能の低下は含まれない
A2. フレイルの次に生じることを予測して対策するとともに,フレイルの原因の除去と改善に努めることが望まれる

文　献

1) 日本透析医学会. 図説わが国の慢性透析療法の現況 2016 年 12 月 31 日現在. 2017.
2) Rosenberg IH. Summary comments. Am J Clin Nutr 1989 ; 50 : 1231-1233.
3) Cruz-Jentoft AJ, et al. European Working Group on Sarcopenia in Older People. Sarcopenia: European consensus on definition and diagnosisReport of the European Working Group on Sarcopenia in Older People. Age and Ageing 2010 ; 39 : 412-423.
4) Chen LK, et al. Sarcopenia in Asia: consensus report of the Asian Working Group for Sarcopenia. J Am Med Dir Assoc 2014 ; 15 : 95-101.
5) 荒井秀典. フレイルの意義. 日老医誌 2014 ; 51 : 497-501.
6) Lamarca F, et al. Prevalence of sarcopenia in elderly maintenance hemodialysis patients: the impact of different diagnostic criteria. J Nutr Health Aging 2014 ; 18 : 710-717.
7) Kittiskulnam P, et al. Sarcopenia among patients receiving hemodialysis: weighing the evidence. J Cachexia Sarcopenia Muscle 2017 ; 8 : 57-68.
8) Noori N, et al. Mid-arm muscle circumference and quality of life and survival in maintenance hemodialysis patients. Clin J Am Soc Nephrol 2010 ; 5 : 2258-2268.
9) Giglio J, et al. Association of Sarcopenia With Nutritional Parameters, Quality of Life, Hospitalization, and Mortality Rates of Elderly Patients on Hemodialysis. J Ren Nutr 2018 ; 28 : 197-207.
10) Kittiskulnam P, et al. Sarcopenia and its individual criteria are associated, in part, with mortality among patients on hemodialysis. Kidney Int 2017 ; 92 : 238-247.
11) Stenvinkel P, et al. Are there two types of malnutrition in chronic renal failure? Evidence for relationships between malnutrition, inflammation and atherosclerosis (MIA syndrome). Nephrol Dial Transplant 2000 ; 15 : 953-960.
12) Kalantar-Zadeh K, et al. Malnutrition-inflammation complex syndrome in dialysis patients: causes and consequences. Am J Kidney Dis 2003 ; 42 : 864-881.
13) Fouque D, et al. A proposed nomenclature and diagnostic criteria for protein-energy wasting in acute and chronic kidney disease. Kidney Int 2008 ; 73 : 391-398.
14) Fried LP, et al. Frailty in older adults: evidence for a phenotype. J Gerontol A Biol Sci Med Sci 2001 ; 56 : M146-156.
15) Shimada H, et al. Combined prevalence of frailty and mild cognitive impairment in a population of elderly Japanese people. J Am Med Dir Assoc 2013 ; 14 : 518-524.
16) 葛谷雅文. 老年医学における Sarcopenia & Frailty の重要性. 日老医誌 2009 ; 46 : 279-285.
17) Rockwood K, et al. A global clinical measure of fitness and frailty in elderly people. CMAJ 2005 ; 173 : 489-495.
18) Bao Y, et al. Frailty, dialysis initiation, and mortality in end-stage renal disease. Arch Intern Med 2012 ; 172 : 1071-1077.
19) Johansen KL, et al. Significance of frailty among dialysis patients. J Am Soc Nephrol 2007 ; 18 : 2960-2967.
20) Alfaadhel TA, et al. Frailty and mortality in dialysis: evaluation of a clinical frailty scale. Clin J Am Soc Nephrol 2015 ; 10 : 832-840.
21) Foley RN, et al. Clinical epidemiology of cardiovascular disease in chronic renal disease. Am J Kidney Dis 1998 ; 32 : S112-119.
22) Nishizawa Y, et al. Paradox of risk factors for cardiovascular mortality in uremia: is a higher cholesterol level better for atherosclerosis in uremia? Am J Kidney Dis 2001 ; 38 : S4-7.
23) Smith GL, et al. Renal impairment predicts long-term mortality risk after acute myocardial infarction. J Am Soc Nephrol 2008 ; 19 : 141-150.
24) Wanner C, et al. The heart and vascular system in dialysis. Lancet 2016 ; 388 : 276-284.
25) Kim JC, et al. Frailty and protein-energy wasting in elderly patients with end stage kidney disease. J Am Soc Nephrol 2013 ; 24 : 337-351.

読めば自ずと見えてくる！ 透析 × QOL の捉え方

透析患者の疲労

小山　英則

Q1. 透析患者の疲労の評価法は？
Q2. 透析患者の疲労と栄養状態は関連する？
Q3. 疲労は患者の予後に影響する？

▷正解は最後に！

key words ▶▶ 疲労，栄養，炎症，心血管イベント，QOL

はじめに

疲労は透析患者がしばしば訴える症状の一つであり，生活の質（quality of life：QOL）の低下に深く関与する。欧米の報告によると疲労の頻度は維持透析患者の 60～97％ に上るとされている[1~4]。しかしながら透析患者の疲労の頻度と重症度は，医療従事者にはおおむね認識されていない[5]。透析患者の疲労度の評価は必ずしも容易でなく，また，1回の透析後の疲労回復時間には患者間で大きな差があることが知られている[6]。疲労症状の背後には種々の疾患，例えばうつ病，甲状腺機能低下症，尿毒症（不十分な透析），貧血，睡眠障害などが存在する可能性があり，これらを発見するきっかけになることも多い。

透析患者の疲労度の実態

透析患者の疲労を評価するうえで，いくつかの簡便な方法が用いられてきている。一般的に QOL を評価する目的で使用される SF-36®（MOS Short-Form 36-Item Health Survey）は，活力スコアとして最も広く用いられている。透析患者の活力は，その他の QOL スコアと同様，国民基準値より著明に低下していることが報告されている[7]。し

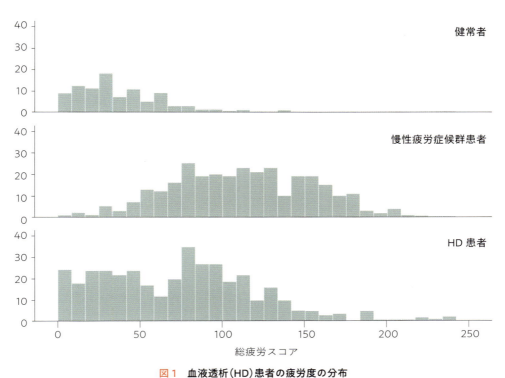

図1 血液透析（HD）患者の疲労度の分布
HD患者の疲労分布は二峰性を示し，高疲労群のスコアは慢性疲労症候群に匹敵する。（小山ら，2009）[9]

かしながら，活力の低下は消耗状態を検出できるものの，虚弱感，動機低下，集中力低下など疲労のほかの側面を十分に検出できるとはいえない。われわれの研究グループは，疲労を構成する8つの因子，①疲労感，②不安と抑うつ，③注意力・記銘力低下，④痛み，⑤過労感，⑥自律神経症状，⑦睡眠障害，⑧感染症状，に展開される64項目の問診票を開発し[8]，1,122例の透析患者を対象とした調査を実施した。うちデータ欠損のない322例を対象に透析患者の疲労度の実態を，健常者および長期にわたる疲労を有する慢性疲労症候群患者と比較検討した。図1に示すとおり，透析患者の総疲労得点は二峰性の分布を示し，比較的健常者の分布に近い群と慢性疲労症候群患者の分布に匹敵する高度疲労群に分けられた。また健常者の総疲労得点の平均＋1標準偏差以上の得点を示す患者が59.4%，＋2標準偏差以上の高度疲労患者が38.3%存在した[9]。また，高度疲労を示す145例の透析患者の疲労の特性を因子分析により解析し，298例の慢性疲労症候群患者と比較した結果，透析患者では不安・抑うつ，痛み，過労感，自律神経症状が慢性疲労症候群患者より有意に点数が高く，疲労感と感染症状は慢性疲労症候群患者で高値，注意力の低下と睡眠障害は同程度であった[9]。ただし，このような問診票による疲労度の評価は1週間から数カ月の全体的な疲労の状況を測定しているため，透析患者のように日単位で疲労の程度が変動する場合，そのような変動を思い起こすこと

(%)

0	1	2	3	4	5	6	7	8	9
16.5	36.7	15.2	1.7	3.5	4.8	6.5	10.0	4.3	0.7

31.5%

0：倦怠感がなく平常の社会生活ができ，制限を受けることなく行動できる
1：通常の社会生活ができ，労働も可能であるが，疲労感を感ずるときがしばしばある
2：通常の社会生活はでき，労働も可能であるが，全身倦怠感のため，しばしば休息が必要である
3：全身倦怠感のため，月に数日は社会生活や労働ができず，自宅にて休息が必要である
4：全身倦怠感のため，週に数日は社会生活や労働ができず，自宅にて休息が必要である
5：通常の社会生活や労働は困難である。軽作業は可能であるが，週のうち数日は自宅にて休息が必要である
6：調子のよい日には軽作業は可能であるが，週のうち50％以上は自宅にて休息している
7：身の回りのことはでき，介助も不要であるが，通常の社会生活や軽労働は不可能である
8：身の回りのある程度のことはできるが，しばしば介助がいり，日中の50％以上は就床している
9：身の回りのこともできず，常に介助がいり，終日就床を必要としている

図2 末期腎不全患者における疲労関連パフォーマンスステータス（PS）の分布

は困難かもしれず，データの解釈には注意が必要かもしれない。われわれはまた，疲労に関連したパフォーマンスステータス（performance status：PS）を用いた，末期腎不全患者の疲労の評価も試みている。血液透析（hemodialysis：HD）患者においては30％以上の患者が，疲労により日常生活に影響を受けていると考えられる（図2）。

疲労度の客観的定量法

最近，疲労を客観的に評価するための定量法が考案されてきている。第1に注意・集中力判定法としてのAdvanced Trail Making Test（ATMT）やDual Task Test（DTT），第2にアクティグラフ（簡易ジャイロスコープ平衡）法などを用いた行動評価法，第3に加速度脈波，アクティブトレーサーなどを用いた自律神経機能評価，第4にヘルペスウイルスなどの定量によるバイオマーカー測定などがあげられる。アクティグラフは日中の活動度だけでなく睡眠の質，効率などの定量的評価が可能である。加速度脈波やアクティブトレーサーは心拍変動の解析を通じて自律神経機能障害，交感神経活性化などを定量的に評価する方法である。また身体のストレス・疲労などにより再活性化されるヒトヘルペスウイルス6・7 DNAを唾液中で定量する方法も開発され，臨床応用が期待されている（図3）。われわれはHD患者に対する栄養補給の有効性に関する多施設二重盲検試験を実施し，適切な栄養補給によりHHV7の再活性化が抑制されることを見出している[10]。これらの客観的疲労マーカーの意義に関する研究は緒に就いたところであり，われわれは心血管リスクを有する患者を対象としたコホート研究を開始し（Hyogo Sleep Cardio-Autonomic Atherosclerosis Study：HSCAA研究），疲労などの精神的因子の病態生理学的な意義に関する解析を進めている[11,12]。

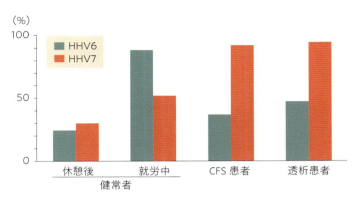

図3 唾液中のHHV定量による疲労度の評価

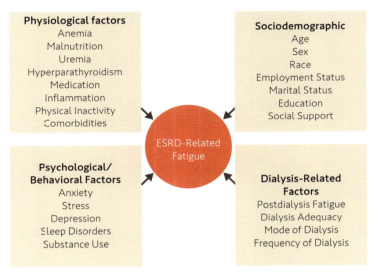

図4 透析患者の疲労にかかわる因子
（Jhambら, 2008）[1]

透析患者の疲労にかかわる因子

　透析患者の疲労には多岐にわたる要因が関与する可能性がある。Jhambらは生理学的因子，精神心理・行動因子，社会・人口統計学的因子，透析関連因子4つの項目に分類して疲労の原因を記載している（図4）[1]。生理学的因子には貧血，栄養不良，尿毒症，副甲状腺機能亢進症，薬物治療による副作用，炎症，身体的活動障害，その他の合併症などが含まれる。食事・水分摂取制限も関与する可能性がある。社会・人口統計学的因子として年齢，性別，人種，学歴，婚姻状態，就労状態などが透析患者の疲労にかかわる可能性がある。台湾における検討によると，女性，高齢者，非就労者の透析患者に疲労度が高いことが報告されている。さらに，不安，ストレス，うつ，睡眠障害などの精

表　末期腎不全患者の疲労によるパフォーマンスステータス低下に関連する臨床因子

	HR（95%CI）	p
年齢	2.17（1.81-2.61）	<0.001
性別（女性）	1.59（1.18-2.14）	0.002
透析期間（長期）	1.00（0.75-1.33）	0.98
心血管疾患既往あり	2.10（1.50-2.93）	<0.001
糖尿病あり	2.20（1.59-3.05）	<0.001
ヘモグロビン（Hemoglobin）	1.05（0.91-1.22）	0.47
アルブミン（Albumin）	0.79（0.68-0.93）	0.003
クレアチニン（Creatinine）	0.95（0.93-0.96）	<0.001
C反応性蛋白（C-reactive protein）	1.27（1.01-1.61）	0.042
グルコース（Glucose）	1.38（1.19-1.61）	<0.001

疲労 PS≧3 と関連する因子：logistic 回帰分析。各変数のハザード比(HR)を比較可能とするため，連続する変数は 1SD で除した値で解析した。

神心理・行動的因子，透析独自因子として透析後疲労，不十分な透析などがあげられる。最近，炎症性サイトカインの疲労惹起物質としての意義が注目されてきており，これら4つの項目の背後に共通に存在し，透析患者の疲労において中心的な役割を果たしている可能性がある。

　特に血中クレアチニン上昇，低アルブミン血症，不十分な透析(Kt/V 低下)，高リン血症など，低栄養と疲労の関連が推測されている。また HD 患者は慢性的な炎症状態にあるという考え方があり，炎症性サイトカインを病態の中心に捉えた malnutrition, inflammation and atherosclerosis(MIA)症候群という病態も想定されており[13]，透析患者の疲労に深く関与する可能性がある。前述した疲労 PS の解析結果によると，PS≧3 の重度疲労群を規定する臨床因子として，特に低栄養と炎症が関与することが明らかになっている(表)。

透析患者の疲労と予後

　透析患者の疲労度はフレイルなど患者の QOL に深く影響するだけでなく，心血管疾患の発症など患者の予後に関与する可能性がある。われわれは末期腎不全 HD 患者 788 例の疲労度を前述した問診票で評価し，中央値 26 カ月で追跡し，心血管イベントの発症をエンドポイントしたコホート研究を実施した[14]。期間中に 15 例の致死性，67 例の非致死性心血管イベントが観察された。14.7％の患者は，健常者の平均＋2SD 以上の高度疲労を示し，これらの患者は有意に心血管イベントの発症リスクが高かった(図5)。同様の解析を疲労 PS≧3 の患者群で実施したのが図6 である。やはり，高疲労群は心血管イベントの上昇と関連している。このような CKD 患者における疲労と心血管イベントの関連には，低栄養状態や慢性炎症が関与する可能性がある(図7)。また透析患者

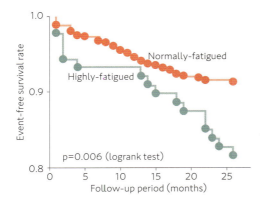

図5 血液透析患者の疲労度と心血管イベントの関連
健常者の平均疲労度＋2SD以上の高度疲労を示す患者は有意に心血管イベント発症リスクが高い。
（Koyama ら，2010）[14]

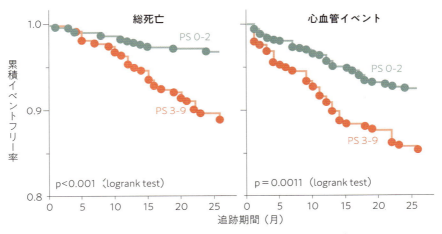

図6 疲労関連 PS の悪化は総死亡，心血管イベントに関連する

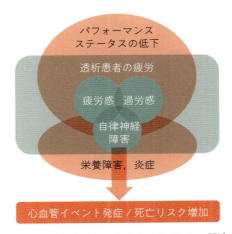

図7 CKD 患者の疲労と心血管イベントの関連

の疲労PSの悪化には自律神経機能障害の関与も推測されている[15]。このように，透析患者の疲労，栄養状態，予後には密接な関連があるが，透析患者のなかで特に比較的栄養状態が良好な患者において，疲労度と心血管イベントの関連が強く認められること[14]，すなわち比較的元気な透析患者の過労などの問題にもわれわれは注意を払うべきことを強調して本稿のまとめとしたい。

正解は....
A1. QOL問診票の活動度など，いくつかの質問票が使用可能
A2. 低アルブミン血症などの栄養状態が関連する
A3. QOLだけでなく，心血管疾患の発症にも関与する

文献

1) Jhamb M, et al. Fatigue in patients receiving maintenance dialysis: a review of definitions, measures, and contributing factors. Am J Kidney Dis 2008；52：353-365.
2) Weisbord SD, et al. Prevalence, severity, and importance of physical and emotional symptoms in chronic hemodialysis patients. J Am Soc Nephrol 2005；16：2487-2494.
3) Unruh M, et al. Effects of hemodialysis dose and membrane flux on health-related quality of life in the HEMO Study. Kidney Int 2004；66：355-366.
4) Chang WK, et al. Chronic fatigue in long-term peritoneal dialysis patients. Am J Nephrol 21：479-485, 2001.
5) Weisbord SD, et al. Renal provider recognition of symptoms in patients on maintenance hemodialysis. Clin J Am Soc Nephrol 2007；2：960-967.
6) Lindsay RM, et al. Minutes to recovery after a hemodialysis session: a simple health-related quality of life question that is reliable, valid, and sensitive to change. Clin J Am Soc Nephrol 2006；1：952-959.
7) 西沢良記．1．健康・良質な長寿と透析患者．3．腎不全における代謝異常と良質な長寿－透析患者の慢性疲労研究を踏まえて－．最新透析医学．西沢良記(編)．28-36, 大阪：医薬ジャーナル社，2008.
8) Fukuda S, et al. Development and validation of a new fatigue scale for fatigued subjects with and without chronic fatigue syndrome. Fatigue science for human health. Watanabe Y, et al (eds). 89-102, New York：Springer, 2008.
9) 小山英則，他．透析患者の疲労－その実態，病態と治療の可能性．医学のあゆみ 2009；228：693-699.
10) Fukuda S, et al. Effects of nutritional supplementation on fatigue, and autonomic and immune dysfunction in patients with end-stage renal disease: a randomized, double-blind, placebo-controlled, multicenter trial. PLoS One 2015；10：e0119578.
11) Kadoya M, et al. Sleep, cardiac autonomic function, and carotid atherosclerosis in patients with cardiovascular risks: HSCAA study. Atherosclerosis 2015；238：409-414.
12) Kurajoh M, et al. Plasma leptin concentration is associated with fatigue severity in patients with cardiovascular risk factors - HSCAA study. Psychoneuroendocrinology 2016；74：7-12.
13) Pecoits-Filho R, et al. The malnutrition, inflammation, and atherosclerosis (MIA) syndrome -- the heart of the matter. Nephrol Dial Transplant 2002；17(Suppl 11)：28-31.
14) Koyama H, et al. Fatigue is a predictor for cardiovascular outcomes in patients undergoing hemodialysis. Clin J Am Soc Nephrol 2010；5：659-666.
15) Fujii H, et al. Autonomic function is associated with health-related quality of life in patients with end-stage renal disease: a case-control study. J Ren Nutr 2013；23：340-347.

読めば自ずと見えてくる！

透析 × 析
移 植

の捉え方

読めば自ずと見えてくる！ 透析 × 移植 の捉え方

腎移植の課題
―透析と移植の多面的連携―

野島　道生

Q1. 腎移植の推奨年齢は？（60歳以上の腎移植患者の生存率と移植腎生着率は？）
Q2. 透析導入と腎移植の時期は同じでよい？
Q3. クレアチニン（Cr）が上昇したら透析準備の説明をすればよい？

▷正解は最後に！

key words ▶▶　腎移植，先行的腎移植，腎代替療法選択肢

はじめに

　末期腎不全の腎代替治療としてわが国では現在でも透析を選択する場合が多い。2016年の新規透析導入患者数は39,344人であったのに対し腎移植は1,648件で，腎代替療法の4％にすぎなかった。日本では依然として移植が少ない状態であるが，生命予後・生活の質（quality of life：QOL）ともに優れる腎移植について，患者が選ぶ機会を奪うことがあってはならない。腎代替療法の選択において重要なことは2点である。まず患者に血液透析（hemodialysis：HD），腹膜透析（peritoneal dialysis：PD），腎移植という3つの治療選択肢があることを説明すること，2点目は3つの治療法の特徴を理解したうえで，患者の合併症，年齢，原疾患，生活や職業などを考慮して適切な治療法を推奨することである。HD，PDと腎移植にはそれぞれ特徴があり，適応がある。本稿では腎代替療法選択時における透析と移植の相違点と，腎移植の現状について解説する。

腎移植と透析の相違点

　透析療法では，生体内に蓄積された尿毒素ならびに水分を体外に除去することは可能

であるが，造血，骨代謝，血圧調整などに関連した腎の内分泌作用を補うことができないため薬剤療法の補助が不可欠である。このことが透析療法に伴う合併症発現の原因となり，透析患者の生活の質を低下させ，生命予後を短縮させる大きな原因となっている。

一方，腎移植は尿分泌以外の腎がもつ生理的機能も発揮されるため，前述の透析に付随する全身合併症の回避，軽減が可能となり，現在においては腎代替療法として理想的な治療である。

ドナーについて

腎臓を含めた臓器移植ではドナーの存在が不可欠であるが，慢性的なドナー不足が世界共通の深刻な問題となっており，ドナー増加が重要課題となっている。日本においても移植により救命できる多くの患者が移植を受けられずに死亡している現実があり，ドナー増加のための努力が官民一体となって続けられているが，ドナー不足は全く改善されていない。その一環として臓器移植法が2010年に改正され，ドナー本人の拒否がない限り家族の同意があれば脳死下の臓器提供が可能となった。この改正により脳死ドナーからでなければ提供を受けられない心臓，肺，肝臓の移植が増加した。しかし，腎臓に関しては脳死下の提供が増えた反面で心停止後の提供が減少し，献腎移植総数は残念ながら増加していない。

腎移植の実際

腎移植が肝移植あるいは心移植と大きく異なる点は，前述の通り脳死下での提供以外に心停止下での提供を受けても移植が可能なことで，最近の献腎移植では2/3が脳死下の提供，残りの1/3が心停止後の提供となっている。ドナーから提供された腎臓は，原則的にレシピエントの左右いずれかの下腹部(腸骨窩)に収納され，腎動脈は内腸骨動脈あるいは外腸骨動脈と，腎静脈は外腸骨静脈にそれぞれ吻合され，さらに尿管は膀胱に吻合される。レシピエント自身の腎臓(自己腎)は腫瘍や水腎症などの異常がない限り摘出する必要はない。

家族間の生体腎移植では，日本移植学会倫理指針によりドナーは親族(6親等内の血族，配偶者と3親等内の姻族)に限定されている。生体ドナーについては腎提供の自発的意思を担保することが最も重要で，その確認の後にドナーおよびレシピエントの全身状態(精神的および肉体的健康度)，ドナー腎機能，免疫学的適合性，などの精査を行う。通常の生体腎移植ではこれらの精査，面接などに約3カ月をかけて適応を評価する。生体ドナーの腎機能はGFR 80 mL/分以上が基準とされているが種々の条件を加味したうえで70～80 mL/分はマージナルドナーとして慎重に適応を検討する。ドナー腎機

腎移植の課題 —透析と移植の多面的連携— **289**

能評価はイヌリンクリアランスが最も正確な指標とされるが実施できない施設も多く，eGFR，シスタチンクリアランス，クレアチニン(Cr)クリアランス，DTPA による RI-GFR などを行って総合的に評価することが多い。

腎移植の適応と移植時期

原則的にすべての腎疾患が腎移植の適応となるが，腎不全となった原疾患が移植腎にも影響する場合が少なくないため，原疾患の把握は移植準備のなかで重要である。この点は透析と大きく異なるため，透析施設または腎臓内科から移植施設に紹介されたときに注意を要する。腎臓病の診療経過が不明な場合，腎生検が未実施な場合，あるいは以前の診断と異なる疾患が原病であった場合，気づかずにそのまま腎移植を行うと急激な移植腎機能障害をきたす可能性がある。日常診療で頻度が高い IgA 腎症などの場合には大きな問題とならないが，要注意の疾患として非定型溶血性尿毒症症候群(hemolytic uremic syndrome：HUS)，原発性過蓚酸尿症，巣状糸球体硬化症，原発性高リン脂質抗体症候群があり，最近，高頻度の糖尿病性腎症も 2 型糖尿病が多いが 1 型糖尿病では重症度が高く生命予後にかかわる感染症，合併症を起こしやすい。しかし，腎不全や透析状態では糖尿病の病状がマスクされ，そのために軽症と誤解されることが少なくない。移植前にこれらの疾患も含め原疾患の評価を可能な限り行うことが良好な移植後状態に直結する。

移植が透析と大きく異なる点の一つに相応の準備期間が必要なことがあげられる。移植準備開始から実施まで 3 カ月とすると透析中の患者では維持透析を行いながら準備を進めることになる。一方，慢性透析を実施せずに腎移植を選択する先行的腎移植の場合には，尿毒症が進行した状態で準備期間を設けてさらに全身麻酔での腎移植周術を実施することとなり大きな危険を伴う。したがって，最近急増している先行的腎移植は尿毒症症状が顕著になる前，具体的には Cr が 5 mg/mL 以下の段階で移植施設を受診し，準備を始めることが望ましいとされている。また，移植実施の時期についても患者の状態によっては透析と異なる基準で適応を決定する。維持透析の患者では準備が整えばいつでも移植可能であるが，先行的腎移植の場合，Cr 5 mg/mL 以上を一つの目安とする。その理由として 5 mg/mL 以下では尿毒症症状が出現する可能性が低く急ぐ必要がないこと，5 mg/mL 以上で身体障害者の認定要件を満たすことで医療費の補助が受けられること，があげられる。また，透析の場合には維持透析でも Cr は定常的に 5 ～ 10 mg/mL を前後するので，保存期に 8 mg/mL を超えてある程度高値でも倦怠感や浮腫がなければ透析導入を急がないことが多いが，移植の場合には移植直後から尿毒素が劇的に下降することから Cr 高値を継続して移植時期を遅らせる意味がないと考えられる。ただし，先行的腎移植を焦る患者には，透析をせずに性急な腎移植を行うことは危険であ

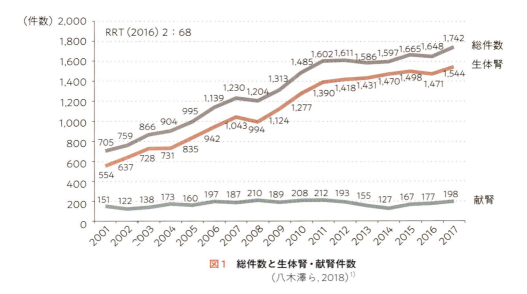

図1 総件数と生体腎・献腎件数
(八木澤ら，2018)[1]

り無益であると説明している．移植手術と周術期を安全に乗り切るためのコンディショニングとして必要な透析を避けるべきではない．

腎移植の現状

1. 日本と世界の腎移植件数

日本の腎移植件数は毎年増加しており，2017年は1,742件〔生体腎移植1,544件（89％），献腎（死体腎）移植は198件（11％）〕であった．図1[1]から日本では相変わらず生体腎が多く，移植総数の増加は生体腎移植の増加によるものであり献腎移植は10年以上増加していないことがわかる．

一方，海外と比較すると，米国は2017年に腎移植総数19,849件で，内訳は生体腎5,811件（29％），献腎14,038件（71％）であった．米国は以前から移植が多く，献腎が過半数を占めているが，注目すべきは生体腎でも日本は米国よりはるかに少ないことである（人口100万人当たり米国の生体腎移植は17.8件，日本は11.8件）．このことから日本では献腎移植に極めて少なく，生体腎移植も米国よりはるかに少ないという現状を理解する必要があり，日本の移植医療が進まないのは献腎の提供が少ないことだけが原因ではないことがわかる[1,2]．

2. 血液型不適合移植，夫婦間移植，先行的腎移植

日本では生体腎移植が増加しており，その要因となっているのは血液型不適合移植，夫婦間移植，先行的腎移植の増加である．図2[1]はドナーとの血液型適合度を示してお

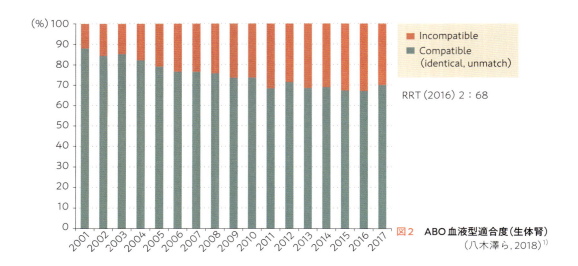

図2 ABO血液型適合度(生体腎)
(八木澤ら, 2018)[1]

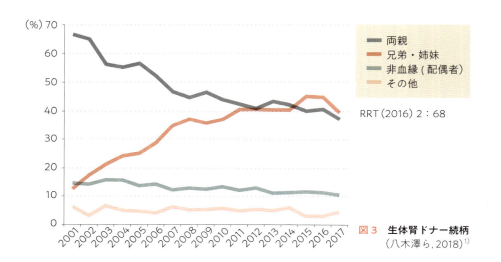

図3 生体腎ドナー続柄
(八木澤ら, 2018)[1]

り，血液型不適合移植が30%を占めている。血液型不適合移植は1990年代に移植前の脱感作療法として血漿交換と脾臓摘出，2005年ごろからリツキシマブ併用が行われて治療法が確立し件数が増加した。脾摘はリツキシマブが広く使用されるにつれ実施されなくなっている。血液型不適合の移植腎生着率は血液型適合と遜色がないことが示されている。免疫抑制療法の進歩は血液型不適合だけでなく非血縁の生体腎移植(日本ではほとんどが夫婦間)でも血縁者間移植と同様の成績を示すようになり，夫婦間の移植が急激に増加している(図3)[1]。また，国内外の報告で移植前の透析期間が短いほうが移植後の予後が良いという結果が報告され，維持透析を経ずに腎移植を選択する「先行的腎移植」が増加している。先行的移植が増加したもう一つの要因は，腎臓病外来におけ

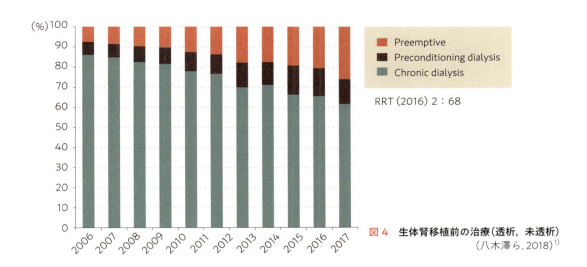

図4 生体腎移植前の治療（透析，未透析）
（八木澤ら，2018）[1]

る腎移植の選択肢提示が拡がったことによると考えられる。生体腎移植前に維持透析をしている患者の比率は年々低下しており2017年は60％になっている。残りの40％のうち未透析が25％，移植直前のみコンディショニングの目的で透析を行った患者が15％となっている（図4）[1]。

3. 移植免疫とは

　現在における移植は同種移植（allogenic transplantation または allotransplantation）であり，移植における免疫反応も基本的には同種であるが非自己の細胞を認識して排除しようとする機序が働く。

　同種移植では非自己であるドナーMHCを認識することにより免疫が活性化される。MHCにはクラスⅠ分子とクラスⅡ分子があり，クラスⅠ分子はすべての有核細胞に発現しており，クラスⅡ分子は食細胞の表面にのみ発現している。移植免疫はMHCのアロタイプ（個体によりMHC分子の一部の箇所が相違すること）が異なる場合に起こる免疫応答であり，グラフトのMHC分子（アロ抗原という）がレシピエントの免疫系により攻撃される。この反応を拒絶反応という。一方でグラフトにTリンパ球が含まれている場合には逆方向の免疫反応が起こり，これを移植片対宿主反応（GVHD）とよんでいる。

　このようにドナーのアロHLA抗原が認識され，ヘルパーTリンパ球（Th）の関与を経て拒絶反応が起こる。CD8陽性細胞を介した細胞障害性Tリンパ球（Tc）が直接移植臓器を攻撃する細胞性拒絶反応とB細胞が産生したドナー抗原に特異的な抗体（DSA）による抗体関連拒絶反応に分けられる。腎移植では，これらの拒絶反応を抑制し移植腎を保護するために免疫抑制薬を使用することが必要であり，移植腎が機能している間は免疫抑制薬を継続して投与する。最近では免疫抑制薬の進歩により細胞性拒絶反応が減

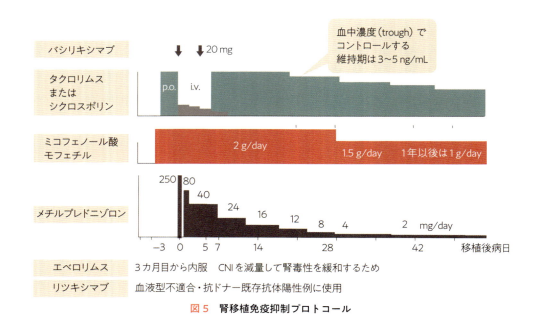

図5 腎移植免疫抑制プロトコール

少したが，抗体関連拒絶反応(抗ドナー抗体による)の予防と治療が問題となっている。

4. リンパ球クロスマッチ試験とは

　ドナー細胞に発現している表面抗原(HLA抗原や血液型抗原など)に対する抗体(抗ドナー抗体)をレシピエントが産生している場合，抗体関連型拒絶反応(液性拒絶反応：超急性拒絶反応など)が起こる恐れがある。したがって腎移植前にレシピエント血清中に抗ドナー抗体がないかどうかを調べる必要がある。この検査をリンパ球クロスマッチ試験という。

　検査方法は，ドナー血液を分離してリンパ球を抽出し，レシピエント血清と試験管内で反応させる。レーザーを用いたフローサイトメトリー法が主体となっている。

　リンパ球クロスマッチで抗ドナー抗体が認められた場合には，抗体関連急性拒絶反応を回避するために移植前の脱感作療法が必要となる。脱感作療法の目的は既存抗体の除去と新たな抗体産生の抑制であり，そのために血漿交換とリツキシマブを含めたB細胞系の抑制を主眼とした免疫抑制療法を行う。これらの脱感作療法はドナーのHLAに対する抗体だけでなく血液型不適合移植においても同様に実施されており，治療成績の向上につながっている。

5. 免疫抑制療法

　前述の移植免疫メカニズムが解明されるとともに免疫反応の種々の段階を抑制する，それぞれ作用機序の異なる複数の薬剤が開発され臨床応用されるようになった。現在で

はこれらの薬剤の特徴を活かし，副作用を最小限にとどめる目的で複数の免疫抑制薬を併用する方法が標準となっている。現在の標準的な免疫抑制療法では以下の薬剤を使用している。免疫抑制プロトコールを図 5 に示す。

6. 免疫抑制薬の種類と特徴

・カルシニューリン阻害薬(効果：Th におけるインターロイキン 2(IL-2)産生を抑制)
　① シクロスポリン：副作用；腎毒性，脂質異常症，高血圧，多毛
　② タクロリムス：副作用；腎毒性，糖尿病，脱毛
・代謝拮抗薬(骨髄におけるリンパ球産生抑制)
　① ミコフェノール酸モフェチル：最もよく使用されている。副作用；下痢，白血球減少，脱毛，催奇性
　② ミゾリビン：副作用；白血球減少，脱毛，高尿酸血症，催奇性
　③ アザチオプリン：副作用；骨髄抑制が強いため現在は使用されることが少ないが催奇性がないので妊娠した患者には使用される
・副腎皮質ステロイド：抗炎症作用　副作用；糖尿病，高血圧，脂質異常症，胃潰瘍，骨粗鬆症，白内障，肥満，にきび
・mTOR 阻害薬(エベロリムス)：細胞増殖を抑制，2012 年から使用開始
・IL-2 受容体阻害薬：バシリキシマブ(抗 CD25 モノクローナル抗体)急性拒絶反応の予防に有効
・B リンパ球のモノクローナル抗体：リツキシマブ(抗 CD20 モノクローナル抗体)抗体産生の主体である B リンパ球を選択的に障害する。 ABO 血液型不適合生体腎移植や抗ドナー抗体陽性患者に使用されている

7. 急性拒絶反応治療薬・治療法

・副腎皮質ステロイドパルス療法
・抗胸腺細胞免疫グロブリン：T リンパ球の抗体制剤
・塩酸グスペリムス：細胞増殖抑制
・抗体関連型拒絶反応では血漿交換・リツキシマブ・γ グロブリン(IVIG)療法が有効である

8. 腎移植の治療成績：高齢レシピエントについて

　2017 年に 60 歳以上で生体腎移植を受けた患者は 2007 年では 12% であったのに対し，2017 年には 24% に倍増していた。日本の腎移植統計(2001 ～ 2017 年に腎移植実施)によれば，年齢別の生体腎移植成績は以下のようになっている。まず，患者 10 年生存率では 0 ～ 19 歳が 98.5%，20 ～ 59 歳が 94.7%，60 歳以上が 74.9% であった。移植腎の 10

年生着率では 0～19 歳が 92.3%，20～59 歳が 87.7%，60 歳以上が 71.0% となっている[1]。つまり，生体腎移植患者の 1/4 が 60 歳以上で移植を受け，そのうち 3/4 が 10 年以上生存していることになる。このことより「腎移植は若い患者が受けるべき」というのは古い概念として改められるべきものであることがわかる。60 歳以上の腎移植患者は増加しており，その成績も良好である。なお，移植後生着し，現在通院している腎移植後の患者総数は約 20,000 人と推計されている。

腎移植 今後の課題：内科との連携

腎移植後の通院患者総数の増加に対応するため診療体系の再構築が急務と考えられている。従来は移植医（主に泌尿器科・外科医）が移植後長期間にわたり全身治療の主体となっていたが，診療の質を向上させるため腎臓内科医を中心とした院内でのチーム医療と地域での医療連携が必要となった。そのためには腎不全・透析・移植患者の病状，治療，生活を医療従事者が熟知していることが前提であるが，まだ十分とはいえないため移植医・患者からの情報発信が重要と考えられる。

厚生労働省，あるいは WHO も腎移植を推奨している。合併症や生命予後だけでなく医療経済の観点からも低コストである移植を推進する方向にある。しかし，その施策には不備が多く移植件数が伸びない一因となっている。移植後は障害年金を打ち切る方針が示されているため，移植を選択できない患者も存在する。

今後深刻化すると考えられるのは移植患者の高齢化で，近隣に移植患者を診療できる施設が少ないこと，透析のような通院の支援体制が全くないこと，移植に馴染みがないために地域の医療施設から敬遠されがちなことなどが顕在化しつつある。透析との連携を基盤として移植患者の長期的かつ地域包括的診療体制を構築することが重要である。

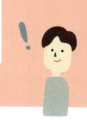

正解は ....
- A1. 2～75 歳程度（60 歳代も十分に適応内）
- A2. 腎移植の適応は血清 Cr 5 mg/mL 以上が目安となる
- A3. 腎代替療法導入期加算，実績加算の趣旨を理解し患者に治療選択肢を提示しなければならない

文献

1) 八木澤 隆，他．日本臨床腎移植学会・日本移植学会．腎移植臨床登録集計報告 2017 年実施症例の集計報告と追跡調査結果．移植 2018；53：89-108.
2) OPTN (Organ Procurement and Transplantation Network) data base. https://optn.transplant.hrsa.gov/data/

読めば自ずと見えてくる！ 透析 × 移植 の捉え方

腎移植からみる包括的腎不全治療

谷澤　雅彦

Q1. わが国の1年間で行われる腎移植の件数は？
Q2. 腎移植レシピエントの術前評価や行うべきことは？
Q3. 腎移植レシピエントの透析再導入期で多い死因は？

▷正解は最後に！

key words ▶▶　慢性腎臓病，腎移植，包括的腎不全治療，オプション提示，透析再導入

はじめに

　腎移植において内科医が関与しない場面は「腎移植手術」以外ない（と考えている）。腎移植のオプション提示，腎移植希望レシピエントおよび生体腎移植ドナー候補の術前評価，腎移植後の貧血，血圧，脂質，血糖管理，生活指導，移植後透析再導入など，実は現在，腎臓内科医や透析医が持ち合わせている知識で「ほとんど」が対応可能である。何よりも腎移植を受ける患者は，腎臓内科医あるいは透析医が管理している慢性腎臓病（chronic kidney disease：CKD）患者であり，また腎移植後患者は腎機能を問わず全例CKDである。つまり腎臓内科医・透析医が関与しない理由はないのである。
　一方で，腎移植にかかわれない環境や，喰わず嫌い，きっかけがないという状況も多いと推察される。現在のわが国の状況を鑑み，自験例（移植・腹膜透析を含めた包括的腎不全治療を実践している施設と非移植施設での勤務経験，腎移植 high volume centerでの国内留学を経験）も含め，今後内科医が腎移植に多くかかわることができる方策を考察し，「内科医からみた腎移植」の魅力・必然性を説明していく。

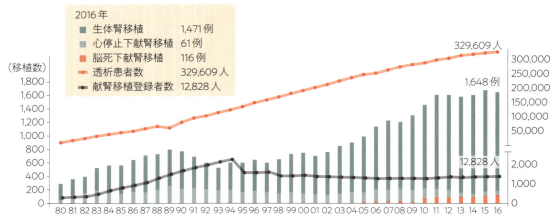

図1 わが国の腎移植数の経時的推移
(2017 臓器移植ファクトブック)[6]

腎移植の現況

　腎移植は透析療法と比較して生命予後[1,2]，心血管疾患を中心としたCKD関連合併症[2]，生活の質(quality of life：QOL)，日常生活動作(activities of daily living：ADL)[3]，医療経済[4~5]も含め，腎代替療法のなかで望ましい治療形態である．わが国の腎移植数の経時的推移を図1[6]に示す．わが国の特徴は生体腎移植が腎移植全体の90%を占め(先進諸国では突出して高い)，年間約1,600~1,700件の腎移植を実施している．2000年以降，年間100件のペースで増加していたがここ数年は停滞している[6]．移植前の腎代替療法の形態としては，血液透析(hemodialysis：HD)が約65%，腹膜透析(peritoneal dialysis：PD)が約8%，先行的腎移植(pre-emptive kidney transplantation：PEKT/透析を介さない腎移植)が27%であり，PEKTが10年前には12%であったことを考慮すると，近年は透析を介さないで保存期CKD期から直接腎移植を行うPEKTが増加してきている(日本臨床腎移植学会．腎移植臨床登録集計報告．2006~2015年実施症例の集計報告より)．

包括的腎不全治療からみる腎移植

　包括的腎不全治療は保存期CKD(腎代替療法開始前)から腎代替療法選択・治療期において，医師－患者－家族間でのshared decision makingに基づき各患者への腎不全治療選択を決定していくものであり，各患者の趣向，日常生活，社会的背景および国家の政策なども加味して決定されるべきである．腎代替療法は透析療法(HD・PD)，腎移植(生体腎移植・献腎移植)に大別されることが多いが，在宅HD(home HD)や，近年の超

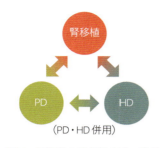

図2 理想的な腎代替療法の関係
（日本腎臓学会, 2018）[16]

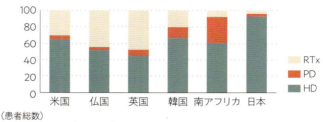

図3 各国の年末時点での各腎代替療法の患者数の割合
年末患者総数で示す。腎移植患者は生着患者総数を示す。
（Jin, 2011／日本透析医学会 統計調査委員会, 2010／Shaw ら, 2013／USRDS 2007 annual data report／Pozo, 2012 より著者が作成）[7〜11]

高齢化社会を鑑み透析非導入・透析中止も含めるべきであると筆者は考えている。腎代替療法のみならず保存期 CKD の管理（pre-dialysis care）も包括的腎不全治療においては重要な要素であり，腎不全の進行を遅らせ[12]，透析導入後の生命予後を改善させ[13]，PEKT の実施率を上げることにつながる[14,15]。

日本透析医学会，日本腎臓学会，日本移植学会，日本臨床腎移植学会合同の推奨では，図2[16]の如く透析療法と腎移植を，お互いに相補的な役割があり患者自身に最も適した治療方法を選択していくように推奨している[16]。平成 30（2018）年度より PD や腎移植の推進，つまり包括的腎不全治療の実践を目的に，CKD 患者への腎代替療法（特に PD や腎移植）の説明や実施，紹介を行っている施設へ「導入期加算」への保険点数の付加および「慢性維持透析患者外来医学管理料：腎代替療法実績加算」を新設し算定可能とし，政府としても包括的腎不全治療の実践を推進している。

しかし現実は，わが国の透析療法および腎移植の患者数の割合を諸外国と比較すると極端に HD が多く（腎移植が極端に少ない），実臨床においては必ずしも理想的な「包括的腎不全治療」が行えていない現状があると考えられる（図3）[7〜11]。

腎移植からみる包括的腎不全治療

次に腎移植を中心にした視点で包括的腎不全治療を考えてみる。図4 に腎移植患者の経時的な経過を示す。腎移植患者は，保存期 CKD 期もしくは透析期から，①腎移植候補者へのオプション提示，②腎移植術前評価，③腎移植手術や外科的合併症を経て，腎移植レシピエントとなり，④術後 CKD-T 管理，再発腎炎の診断・治療，⑤透析再導入，という経過を約 15〜20 年間の平均生着期間で過ごすのである。わが国の現状としては，①〜⑤を移植外科医がすべて管理している施設がほとんどであると考えられる（現在一部の施設では積極的に内科医が関与しており，ここ数年で大きく変化があった

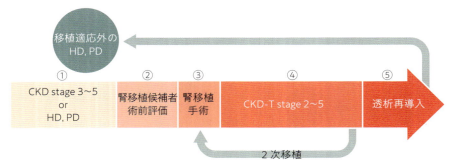

図4 腎移植希望者，腎移植患者の経時的経過
CKD：chronic kidney disease, HD：hemodialysis, PD：peritoneal dialysis

ところである）。腎臓内科医・透析医が腎移植にかかわることが可能なポイントは，③腎移植手術や外科的合併症以外の①②④⑤であり，実はほぼすべての経過でかかわることが可能である。腎臓内科医が腎移植に関与することは「腎移植を受ける患者は全例CKD患者であり，腎移植後も全例CKD患者である」[17]ということを考慮すると非常に合理的である。特に①〜⑤の対象患者数としては①腎移植候補者へのオプション提示が最も多く，腎移植件数がここ数年停滞している[6]原因の一つとして①の腎移植候補者を多く管理している腎臓内科医・透析医の腎移植のオプション提示が不十分である可能性があげられる。以下，③を除く①②④⑤について解説する。

①腎移植候補者へのオプション提示：フランスのREIN registryからの報告では，20〜60歳の医師が考える理想的な初回腎代替療法（HD，PD，PEKT）の導入を調査した結果が示された。腎臓内科医が考える理想的な初回腎代替療法の導入は20〜44歳の医師群が45〜64歳の医師群と比べて優位にPEKTを初回導入療法として選択すると回答した。若い医師群は腎移植への抵抗が少なく，オプション提示をしっかりと行っているものと考えられた[18]。

当施設はPDおよび腎移植にも腎臓内科医が関与している施設である。しかし移植単科施設ではないので，腎臓内科医としての業務に占める腎移植へのかかわりは決して多くはなく，年間で平均すると全業務の約5〜10%程度である。この程度の曝露でも中堅から若手医師への腎移植のオプション提示実施に好影響を与えるのか，当院に"一般腎臓内科医"として平均2年程度勤務した経験をもつ医師（卒後平均5.8年，当院に平均2年在籍）へ，自施設へ戻って以降アンケート調査を行った。「腎移植単科ではない施設での限定的な腎移植の研修では腎移植診療の経験は不十分」と感じている回答が過半数を占めたが，移植施設，非移植施設にかかわらず腎代替療法のオプション提示の際には全例が腎移植のオプション提示を行っており，「当院研修前後と比較してもオプション提示が増えた」と大多数が回答した。つまりオプション提示の「量」が増えたと解釈できる。またオプション提示の説明内容についても「十分」あるいは「まずまず十分」行えてい

ると回答した割合が大多数を占めていた。つまりオプション提示の「質」が向上したと解釈できる。この結果より腎移植診療の経験が不十分と感じながらも実際に経験することで，オプション提示の「量」が増え「質」が向上することが示唆された。一方で，腎移植の経験を十分に積むには，自験例でもそうであったが腎移植単科施設でなければ難しいと考えられる[19]。本研究は独自で作成したアンケートであるが，得られた結果は非腎移植施設の所属医師や若手の腎臓内科医・透析医のオプション提示を中心とした腎移植へのかかわりについて考察できる非常に興味深い内容であった。本研究参加者の研修開始時の平均卒年は5.8年と腎臓内科専攻後数年の比較的若い医師が多く，ほとんどが腎臓内科専門医取得前に研修に来ていた。このように腎臓内科専攻の経験の浅い時期から腎移植診療を実際に経験することで，保存期腎不全期の腎代替療法選択において腎移植のオプション提示が増えることが期待でき，それが腎移植数を増加させることにつながる可能性が示唆された。

　一方で，移植施設へ必ずしも見学や研修に行かなくとも，また，腎移植に関する深い知識がなくてもオプション提示を行うことは可能であり，保存期CKD患者であれば腎代替療法を説明するタイミングで，透析患者であればいつでも構わないので，患者・家族へ説明し，希望があれば移植施設へ紹介するようにしていただきたい。

　②**腎移植術前評価**：腎移植の手術前に注目するポイントは保存期CKD診療において必須かつ重要な要素を多分に含んでいる。それは心血管疾患，悪性腫瘍，CKD合併症〔貧血，mineral and bone disorder（MBD）など〕の積極的精査，ワクチン接種を中心とした感染症精査などが含まれる。非移植施設であれば，腎移植のオプション提示を行い移植施設へ紹介する際には，上記評価項目を意識しながら紹介・評価していくこととなる。これらは本来ならすべての保存期CKD患者あるいは透析患者へ行われるべきことである。ワクチンを例にとると，不活化ワクチンである肺炎球菌，B型肝炎，インフルエンザワクチンは移植前には強い接種推奨であるが[20]，そもそも透析患者，保存期CKD患者においても欧米およびわが国のガイドラインでも接種が推奨されている[21,22]。また貧血管理については，移植を控えている患者は，免疫学的リスクを可能な限り回避するために術前・周術期の輸血は避けるべきである。そのため，現行のガイドラインに基づきメリット・デメリットを十分理解し，腎性貧血以外の原因も検索しつつ，移植前には十分な余裕をもって至適ヘモグロビン（Hb）値に上げておくべきである[23]。腎移植患者でデータでに移植前Hb値は12.0～12.9 g/dLと比べ，それより低値群では移植後にDelayed Graft Function（DGF/移植後1週間以内に透析が必要となる）の割合が多かったとされている[24]。この水準は現行のガイドラインではHD患者においてはtarget Hb値を超えてしまっているが，PEKTを目指す保存期CKDあるいはPD患者では許容され，急激な上昇や上昇下降を避ければ，Hb：12 g/dL中盤程度まで管理することは移植医の立場としては望ましい。"移植のため"ではなく，一般CKD，透析患者の管理とし

て行うべきである。

④術後フォロー，CKD-T 管理，再発腎炎の診断・治療：移植後代謝性アシドーシスは，移植の領域ではほとんど無視されている[25]。現在のところ major journal には介入試験 1 本[26]，観察研究 1 本のみであるが[27]，腎移植患者の予後を改善させる可能性がある介入ポイントとして注目されている。代謝性アシドーシスは腎臓内科医が最も得意とする病態であり，移植に特有な発症原因は複数あるが，診断方法，治療方法などは保存期 CKD 治療と全く同様である。またわが国の腎移植患者の特徴として，移植前透析期間が長い（これは良好な透析の成績が根底にあるのだが）ことがあげられ，特に献腎移植患者はおよそ 15 年程度の待機期間の後に移植を行う。その際に問題となるのは，透析期の合併症の遷延であり，代表的なものは副甲状腺機能亢進症の遷延である（三次性副甲状腺機能亢進症と呼ばれることもある）。腎移植後は尿が出るために病態としては原発性副甲状腺機能亢進症の徴候（高カルシウム血症，低リン血症，高副甲状腺ホルモン血症）を呈し，移植腎障害をきたす場合がある。腎移植後はシナカルセトは保険適用外となり，副甲状腺摘出術（parathyroidectomy：PTx）を行うかどうかの対応を迫られる。現在は透析患者の PTx の件数が激減しているが，移植患者から再度 PTx の適応および効果について再考することができる。

⑤透析再導入：透析再導入数は，移植数・移植腎廃絶数に依存するのは想像にたやすい。つまり欧米では移植後の透析再導入が透析導入の原因の 2 ～ 4% を占め多い。わが国では 0.6% 程度であるが，年間 200 名以上，維持透析中の患者では約 2,000 名存在する[28]。透析再導入に際しては，現在欧米も含めて，移植期の腎機能が落ちてから透析再導入への移行が移植医のみの関与で行われることが多く，透析導入への説明（HD，PD，二次移植），管理（貧血，血圧，MBD），準備（主にバスキュラーアクセスの準備）が不十分であることが指摘されている[29]。この際に注意することは，長期免疫抑制薬を内服していること，移植腎廃絶の理由が拒絶反応であれば高度全身性炎症状態であることがあげられるが，透析導入のタイミングや準備などは，通常の CKD 患者への適応と同様に考えて差し支えない。むしろ移植医および患者の観点からは，移植腎の維持のために，透析再導入を引きのばしてしまう可能性があるが，透析再導入期は感染症および心血管疾患死のリスクが移植腎生着中および透析再導入後，数カ月後に比べて有意に高く[30]，感染症につながる透析用カテーテルでの導入，管理困難な貧血や高血圧などの曝露を極力避けるべきであり，これらを避けるために透析再導入期も腎臓内科医，透析医が積極的にかかわるべきである。

日本腎臓学会の腎臓専門医研修カリキュラム（2002 年 3 月）では，腎臓専門医レベルに期待する腎移植の位置付けを，「治療および症例」のカテゴリーでは B ランク（指導医の下に経験すること：共同でもよいから受け持つ）としているが，わが国には腎移植施設が約 140 施設しかなく，また腎移植患者管理も移植施設あるいは限られた関連施設で

行っていることが中心であると考えられるために，実際には経験することは難しい。現状では腎臓内科医・透析医全員が腎移植専門医あるいは常に腎移植に関与する必要はなく，腎臓内科医・透析医としての強みを生かしつつ，①②④⑤のどのポイントでもよいので腎移植へ関与する医師が少しでも増えることが切望される。特に非移植施設の医師でもできる①オプション提示の徹底と充実が最も現実的な腎移植への関与の機会であると考えられる。それが，CKD患者が希望する腎代替療法の説明を十分受けることにつながり，ひいてはわが国の腎移植数が増加することにつながると推察される。

まとめ

本稿は，腎代替療法のなかで腎移植が最も優れていると示すことが目的ではない。また，腎移植を行っている施設の移植外科医，腎臓内科医，透析医への情報提供が目的ではない。特にキャリアが10年程度までの腎臓内科医，透析医に対し，腎移植は「非移植施設でも十分かかわることができる」ということが最も伝えたかったことであり，特に明日から実施可能なことは「腎移植のオプション提示」である。腎代替療法のすべての期間にかかわることができる腎臓内科医・透析医こそ，腎移植への正しい知識をもち，適切なタイミングで，患者へ情報提供を行い，shared decision makingにつなげるべきである。

また，腎移植患者を診療する機会があった場合にも，現在もっているCKD・透析の知識で十分に事足りる。腎移植患者の管理を行うということは，つまり保存期CKD・透析期の患者の管理を行うこととほぼ同義である。そして普段，一般CKD診療や透析診療において気がついていなかったこと，後回しにしていたことへの気づきが生まれるはずである。それに気がついたとき，保存期CKD/透析患者の管理の質が上がったと実感できるであろう。

正解は....
A1. 約1,600〜1,700件
A2. 悪性腫瘍・感染症スクリーニング，ワクチン接種，心血管疾患スクリーニング，可能な限りの原疾患の特定など
A3. 心血管疾患と感染症

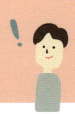

文　献

1) Wolfe RA, et al. Comparison of mortality in all patients on dialysis, patients on dialysis awaiting transplantation, and recipients of a first cadaveric transplant. N Engl J Med 1999；341：1725-1730.

2) Meier-Kriesche HU, et al. Kidney transplantation halts cardiovascular disease progression in patients with end-stage renal disease. Am J Transplant 2004；4：1662-1668.

3) Liem YS, et al. Quality of life assessed with the Medical Outcomes Study Short Form 36-Item Health Survey of patients on renal replacement therapy: a systematic review and meta-analysis. Value Health 2007：10：390-397.

4) Klarenbach SW, et al. Economic evaluation of dialysis therapies. Nat Rev Nephrol 2014；10：644-652.

5) 仲谷達也, 他. 各臓器移植分野における医療経済：腎臓移植の医療経済. 移植 2009；44：18-25.

6) 2017 臓器移植ファクトブック, http://www.asas.or.jp/jst/pdf/factbook/factbook2017.pdf

7) Jin DC. Current status of dialysis therapy in Korea. Korean J Intern Med 2011；26：123-131.

8) 日本透析医学会 統計調査委員会. わが国の慢性透析療法の現況 2009. 2010. https://docs.jsdt.or.jp/overview/index2010.html

9) Shaw C, et al. UK Renal Registry 15th annual report: Chapter 2 UK RRT prevalence in 2011: national and centre-specific analyses. Nephron Clin Pract 2013；123 Suppl 1：29-54.

10) USRDS 2007 annual data report. https://www.usrds.org/atlas07.aspx

11) Pozo ME, et al. An overview of renal replacement therapy and health care personnel deficiencies in sub-Saharan Africa. Transpl Int 2012；25（6）：652-657.

12) Devins GM, et al. Predialysis psychoeducational intervention and coping styles　influence time to dialysis in chronic kidney disease. Am J Kidney Dis 2003；42：693-703.

13) Jungers P, et al. Longer duration of predialysis nephrological care is associated with improved long-term survival of dialysis patients. Nephrol Dial Transplant 2001；16：2357-2364.

14) Lin CL, et al. Improvement of clinical outcome by early nephrology referral in type Ⅱ diabetics on hemodialysis. Ren Fail 2003；25：455-464.

15) Morton RL, et al. Patient INformation about Options for Treatment（PINOT）: a prospective national study of information given to incident CKD Stage 5 patients. Nephrol Dial Transplant 2011；26：1266-1274.

16) 日本腎臓学会, 他. 腎不全 治療選択とその実際. 2018. https://cdn.jsn.or.jp/jsn_new/iryou/kaiin/free/primers/pdf/2017jinfuzen.pdf

17) KDIGO 2012 Clinical Practice Guideline for the Evaluation and Management of Chronic Kidney Disease.

18) Lorcy N, et al. Opinion of French nephrologists on renal replacement therapy: survey on their personal choice. Clin Kidney J 2015；8：785-788.

19) 谷澤雅彦, 他. 若手腎臓内科医・透析医の腎移植単科施設以外での限定的な腎移植経験が腎移植のオプション提示に与える影響. 日臨腎移植会誌 2017；5：167-172.

20) Kasiske BL, et al. The evaluation of renal transplantation candidates: clinical practice guidelines. Am J Transplant 2001；1 Suppl 2：3-95.

21) 厚生労働省研究費補助金エイズ対策研究事業. 透析施設における標準的な透析操作と感染予防に関するガイドライン（四訂版）. http://www.touseki-ikai.or.jp/htm/07_manual/doc/20150512_infection_guideline_ver4.pdf

22) Advisory Committee on Immunization Practices. http://www.cdc.gov/vaccines/acip/

23) 日本透析医学会. 2015 年版　慢性腎臓病患者における腎性貧血治療のガイドライン. 透析会誌 2016；49：89-158.

24) Molnar MZ, et al. Associations of pre-transplant anemia management with post-transplant delayed graft function in kidney transplant recipients. Clin Transplant 2012；26：782-791.

25) Messa PG, et al. Metabolic acidosis in renal transplantation: neglected but of potential clinical relevance. Nephrol Dial Transplant 2016：31：730-736.

26) Starke A, et al. Correction of metabolic acidosis with potassium citrate in renal transplant patients and its effect on bone quality. Clin J Am Soc Nephrol 2012；7：1461-1472.

27) Park S, et al. Metabolic Acidosis and Long-Term Clinical Outcomes in Kidney Transplant Recipients. J Am Soc Nephrol 2017；28：1886-1897.

28) 日本透析医学会 統計調査委員会. わが国の慢性透析療法の現況 2016. 2017. https://docs.jsdt.or.jp/overview/

29) Bissonnette J, et al. Evaluation of a collaborative chronic care approach to improve outcomes in kidney transplant recipients. Clin Transplant 2013；27：232-238.

30) Gill JS, et al. The importance of transitions between dialysis and transplantation in the care of end-stage renal disease patients. Kidney Int 2007；71：442-447.

読めば自ずと見えてくる！

透 析 × 環 境

の捉え方

読めば自ずと見えてくる！ 透析 × 環境 の捉え方

アジア発展途上国における日本透析医学会の役割

兵藤 透, 北島 幸枝, 山下 明泰, 川西 秀樹

Q1. 日本透析学会が目指す発展途上国での役割とは？
Q2. 発展途上国の透析で, 急ぎ育成していくべきと思われる専門職は？

▷正解は最後に！

key words ▶▶ 日本透析医学会, 日本臨床工学技士会, 日本血液浄化技術学会, 発展途上国で９人材育成

■ 発展途上国での透析施設の現状

　2007年から2017年までのわれわれの調査では, 東南アジアにおける発展途上国（カンボジア, ラオス, ミャンマー, ベトナム）では先進国と同じ透析機器が使用されているが, 透析を担当する医療者の透析液清浄化の知識が乏しいため, 逆浸透（reverse osmosis：RO）供給装置からコンソールまでの配管消毒の施行はされていないことが多く, 透析液はエンドトキシン（endotoxin：ET）や細菌で極度に汚染されていた[1〜4]（表1)[4]。

■ 日本透析医学会のメンバーを主要構成員とするNGO Ubiquitous Blood Purification International（いつでもどこでも血液浄化：NGO UBPI）の概要

　NGO UBPIは日本透析医学会設立にかかわったメンバー（日台英雄, 川村明夫, 太田和夫, 大平整爾ら）を中心に2006年に設立された。日本透析医学会による発展途上国での透析医療への将来的な貢献を視野に入れていた。物資の無料供与・寄付を目的とした団体ではなく, 学術活動・技術教育活動を通し発展途上国の血液浄化技術環境の改善を目指す集団である。構成員は臨床工学技士, 大学教員, 管理栄養士, 看護師, 理学療法士, 医師などの学術・職能集団である。日本透析医学会, 日本臨床工学技士会, 日本血液浄化技術学会, 日本腎栄養代謝研究会, 日本人工臓器学会などの会員・役員であるが,

表1　東南アジア各国における透析液水質調査結果

Endotoxin and bacteria level	ET, EU/mL	Bacteria, CFU/mL	Endotoxin and bacteria level	ET, EU/mL	Bacteria, CFU/mL
Facility A (Myanmar)			Facility D (Myanmar)		
Tap water	7.09	48	Tap water	8.94	>300
RO water	0.245	>300	RO water	0.346	>300
Dialysis fluind	0.314	>300	Dialysis fluind	0.521	>300
Facility B (Myanmar)			Facility E (Cambodia)		
Tap water	11.26	>300	Tap water	9.34	210
RO water	0.212	>300	RO water	0.12	180
Dialysis fluind	0.125	290	Dialysis fluind	0.65	>300
Facility C (Myanmar)			Facility F (Vietnam)		
Tap water	18.11	>300	Tap water	6.58	131
RO water	0.861	>300	RO water	1.49	>300
Dialysis fluind	1.082	>300	Dialysis fluind	0.92	>300

(Naramura ら, 2017)[4]

基本的には日本透析医学会に正会員か施設会員の立場で所属している。NGO UBPI は これらの学会と公式・非公式に連携し各団体の発展途上国への貢献活動を草の根から遊軍として補佐する立場で活動をしている。そのため，各団体が国際貢献活動をする場合の経験豊富な人材の供給源という側面を有する。現地にてメディカルスタッフが英語で技術指導をするためにスキルを向上するトレーニングの場でもある。誰でも参加できるものの医師は手弁当であり，海外活動での渡航費用などは各自が所属機関などから工面してくることが多い。2018 年度からは，NGO UBPI での海外支援活動の実績があるコメディカルに対し，ある程度の補助を支給することができるようになった。

■ 透析室のドネーション（無償供与）の経験

賛助会員である透析機器メーカー NK 社の NGO UBPI に対する中古透析機器の寄贈をもとにして行ったベトナムでの透析室設立支援および NGO UBPI 自身が行ったカンボジアにおけるそれである。

1つ目は2007 年，ベトナム北部の中心都市であり首都でもあるハノイ市最大の国立病医院バックマイ病院腎臓内科病棟への透析室設立支援である。当時，バックマイ病院には5階にある腎臓内科病棟とは別棟に，透析コンソール 50 台以上を擁する大規模な外来維持透析中心の透析センターがあった。透析が必要な急性期にある腎不全患者は腎臓内科病棟に入院して加療されていた。そのような患者を別棟の透析センターに毎回搬送する労力と患者体力負担は多大なものがあり，腎臓内科医の悩みの種であった。透析センターから数台透析機器を融通し，腎臓内科病棟に設置すれば，簡単に物事が解決すると考えるのは，われわれ自由主義先進国の考え方である。ベトナムのような共産主

義国家では，物資が配給制であった歴史的背景があり，とある機材があった場合，「その機材が必要なのは自施設のみで他施設には不要である」と主張しなければ，自施設で入手できる機材数は目減りしてしまう。例えば自施設で10の機材が必要であった場合でも，他施設でも必要との主張を認めれば，手に入る機材数は5に目減りしてしまう。2施設で必要とすれば自施設で手に入れられる物は5に目減りする。そのため，組織はすべて縦割りとなり横の協調連携に極めて乏しい。2004年に大阪医科大学腎センターに留学していたバックマイ病院の腎臓内科医から指導医であった柴原伸久らが，その窮状を聞きつけ，NK社の協力の下，バックマイ病院腎臓内科への透析室設立支援計画が2007～2009年にかけて実行された。

2008年にNGO UBPI初代事務局長 日台英雄らが，カンボジアの私立大学（International University）に医学部付属病院が新たに建設されるという情報を得（カンボジアに2つある医学部の1つ），入念な調査のもと，2010年にCambodia-Japan Blood Purification Centerの設立支援を実行した。透析液供給システム，4台の個人用透析コンソールを有する透析室である。2名の医師と3名の看護師（2名は後に医学部を修了し女性医師となり，同センターに勤務）を日本で6週間トレーニング，NP社の協力のもと，タイでダイアライザ reuse の方法を1週間研修した後，日本からNGO UBPIの臨床工学技士，看護師，医師の総勢延べ15名が現地入りして，1カ月間，最終透析技術指導を行い透析室が設立された。この際，末期腎不全治療に透析という方法があることをテレビやラジオの全国放送で啓蒙を行った。このことは幸か不幸か，医療保険制度のないカンボジアにおける，国民の大多数を占める透析費用を負担できない人々への，夢と悪魔の知識の普及につながった。夢とは透析をすれば助かるという希望，悪魔とはNo money, no life の現実である。

2010年当時の一般庶民の月収は100 USドル，1回の透析治療費が50～70 USドルで，保険医療制度がなく，治療費は全額が患者の自己負担であった。しかしながら，2010年から2018年にかけてカンボジアは急速な経済発展を遂げてきた。医療保険も整備されつつあり，企業は労働者に医療保険料を掛け，国が医療費を賄うシステムである（農民や自営業者には適用されず医療費は自己負担）。2018年には急性腎不全に限り，数回の血液透析治療が全額保険適用になった。慢性維持血液透析費用は現在も全額自己負担である。保険医療制度は，まだ緒に就いたばかりであるが，筆者がカンボジアを初めて訪れた2010年と比較すると隔世の感がある。

これら2つの透析施設設立支援が，この後の発展途上国での透析液水質清浄化プロジェクトへとつながっていく。これらの2施設はこの後，継続的なかかわりを保ち，現地の透析技術の把握・向上に非常に役に立った（図1）。

さらに，カンボジア・シェムリアップ州立リファラル病院（有名なアンコールワット遺跡のある観光地）に柴原伸久らのコーディネートのもと，高槻市ロータリークラブか

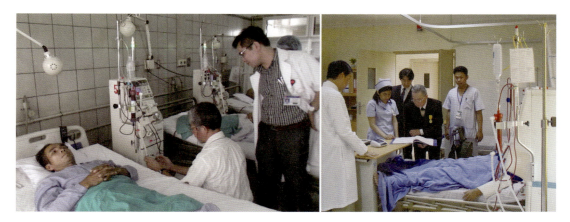

図1 ベトナム・バックマイ病院腎臓内科病棟に設立支援した透析室（2007年）（左）と，カンボジア・International University 付属病院に同じく設立した Cambodia-Japan Friendship Blood Purification Center（2010年）（右）

ら透析液供給システムと3台の個人用コンソールによる透析室設立の支援が行われたが，透析指導については，現地，プノンペン・カルメット病院（後述のカンボジア腎臓学会会長となる Lim Vadhana 教授の在籍病院）の医師らに委ねられるに至り，現在，継続的に稼働し，シェムリアップ州唯一の透析センターとして活躍している。

透析液清浄化プロジェクト

2011年第17回日本HDF研究会特別プロジェクトとしてベトナム，カンボジアでの透析施設における水質調査が行われ，会長講演にて紹介された[1]。2012年のミャンマー腎泌尿器科学会での特別講演演者選定依頼が筆者にあり，日本透析医学会の透析機器管理の第一人者として川西秀樹，日本臨床工学技士会から川崎忠行会長の代行として楢村友隆，柴田昌典がミャンマーでの教育講演に招聘された。その際，透析液水質調査も行われた。当時のミャンマーの透析環境は劣悪であることが調査で判明し，その環境のなか，最終段階の透析液だけでも水質を担保する方法がないかと，とりあえずエンドトキシン捕捉フィルター（endotoxin retentive filter：ETRF）の設置を試みた。この後，NGO UBPI に所属する日本透析医学会，日本臨床工学技士会，日本血液浄化技術学会のメンバー（小久保謙一，楢村友隆，小島 萌，若井陽希，張 同輝，木村絵美，阿部奈津実，安部貴之，瀧澤亜由美，桜澤貴俊，山本裕子，宮本照彦，齋藤 慎，浦辺俊一郎らを中心とする総勢20名を超えるメンバー）により水質調査が行われ，ETRF にて半年，1年と透析液のみ（透析用水は汚染が激しい）は水質が維持されることが証明された。この発見により2014年から現在に至るまでのNP社との共同作業によるミャンマー，ラオス，モンゴル，カンボジアでの透析コンソールETRF設置プロジェクトにつながっていく（表2）[4]（念のために，このプロジェクトに利益相反は存在しないことを

表2　ETRF 設置での透析液清浄化の1年に及ぶ効果

	ETRF installation		1 year after ETRF installation	
	ET, EU/mL	bacteria, CFU/mL	ET, EU/mL	bacteria, CFU/mL
Facility A (Myanmar)				
RO water	0.212	>300	0.132	>300
Dialysis fluind	<0.001	ND	<0.001	ND
Facility B (Myanmar)				
RO water	0.263	>300	11.08	>300
Dialysis fluind	<0.001	ND	<0.001	ND
Facility C (Myanmar)				
RO water	0.714	>300	5.455	>300
Dialysis fluind	<0.001	ND	<0.001	ND
Facility D (Myanmar)				
RO water	0.421	>300	0.1213	>300
Dialysis fluind	<0.001	ND	<0.001	ND
Facility E (Cambodia)				
RO water	0.648	>300	0.733	>300
Dialysis fluind	<0.001	ND	<0.001	ND
Facility F (Vietnam)				
RO water	1.296	>300	—	—
Dialysis fluind	<0.001	ND	—	—

ND=Not detected.
RO水（透析用水）が汚染されているにもかかわらず，エンドトキシン捕捉フィルタの設置で透析液は1年間，エンドトキシンおよび細菌が検出されないことが判明した。(Naramura ら, 2017)[4]

付け加えておく）。文献2〜4が世界に向けて発表された後，海外も含む各透析メーカーは，東南アジア地域でも ETRF を透析コンソールに標準的に設置しはじめた。さらに，後述するが，このミャンマーでの2012年の水質調査が2018年から始まる JICA(Japan International Cooperation Association) 公募のミャンマー臨床工学技士育成プロジェクトの獲得（楢村友隆，川崎忠行ら）や，経済産業省の資金援助を受けてバンコクに拠点を置く日本式透析液供給装置の東南アジア向け研修センター設立（竹澤真吾，友　雅司ら）へと発展していく。

人材育成プロジェクト

　NGO UBPI ではカンボジア International University に血液浄化施設設立支援を行うと同時に，医学部，薬学部，看護学部の学生に主に医学教育支援を毎年，継続的に行ってきた。特に2015年からは「The Seminar of Nephrology, Dialysis, Transplantation, Renal Nutrition, and Clinical Engineering」というセミナーを実施し，優秀学生数名を，日本に招聘し，腎不全関連の施設において1週間〜10日程度の短期研修を行ってきた。初回の2015年度には2名の女子医学生を日本透析医学会と第3回日本腎栄養代謝研究会に時期を合わせて招聘し，各施設での研修後に日本透析医学会への参加，日本腎栄養

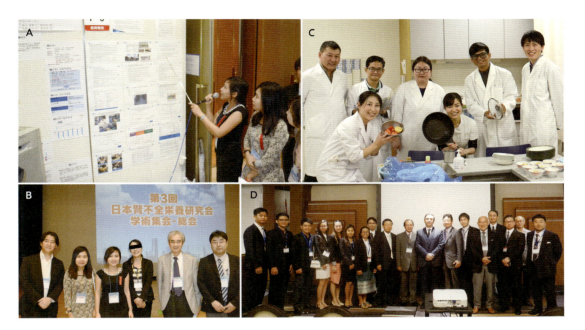

図2 日本へ短期透析研修および研究会にて学会発表をするカンボジアの医学生(2015年)(A, B)と, 日本透析医学会発展途上国の透析スタッフ育成プログラム小委員会における短期研修時での管理栄養士による調理実習写真(2018年)(C), 第63回日本透析医学会一般英語演題セッション終了後の記念写真(2018年)(D)

代謝研究会での学会発表を行わせた. 学会発表を行うにあたってテーマを与えて, 日本からメールでのやり取りで指導を行った. そうしたところ, カンボジアの医学生が非常に優秀であることがこの経験から判明し, この後, カンボジアから医学生や若手医師を日本透析医学会 English session への演題登録や国際学会への発表へ積極的に参加を勧めるに至った(図2).

カンボジア腎臓学会, ラオス腎臓学会, ホーチミン透析医学会の設立支援

日本透析医学会国際交流委員会は以前より, 東南アジア発展途上国から一般演題を English session にて募集し交流を図ってきたが, 特に2015年からは Asian symposium を企画し積極的に東南アジア各国学会との交流を図ってきた. また, 2015年度から日本透析医学会発展途上国の透析スタッフ育成プログラム小委員会が始動し, 東南アジア諸国(カンボジア, ラオス, ミャンマー, ベトナム, モンゴル, ネパール, ブータン, インドネシア)から研修生を年5〜6名受け入れ, 日本での8〜10日程度の短期集中トレーニングプログラムを開始した. その際には相手国の腎臓学会やそれに準ずる団体から推薦を受けて人員を受け入れることにした. しかしながら, 腎臓学会が存在しない国も存在した. このことから, NGO UBPI では日本透析医学会 Asian symposium で交流

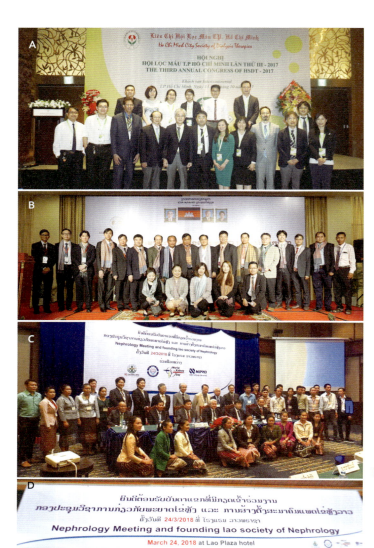

図3 第3回ホーチミン市透析医学会招聘演者記念写真（2017年）（A），第2回カンボジア腎臓学会での役員と招聘演者の記念写真（2017年）（B）。ラオス腎臓学会設立・学術集会での役員と招聘演者の記念写真（2018年）（C，D）

が得られたラオス，以前からNGO UBPIを通し交流のあったカンボジアで腎臓学会設立の支援を行い，2016年にカンボジア腎臓学会，2018年にラオス腎臓学会が設立されるに至った。特にカンボジアはポルポト時代の大虐殺の爪痕が今でもあり，40歳代以上では容易に他人を信用しない気質が形成されており学会設立は困難を極めた。現地弁護士を雇い設立手続きを代行し，The Cambodian Journal of Nephrology（ISSN：2518-0381）の創刊支援でやっと設立にこぎ着けた（設立支援：NGO賛助会員施設麗星会メディア，若井陽希ら）。これらの団体を通じカンボジア，ラオスが国際腎臓学会のカウンターパートとして協力関係を構築するに至った。2018年に起きたラオスでのダム決壊災害に際しては，このラオス腎臓学会を通じて日本透析医学会による義援金支援が行

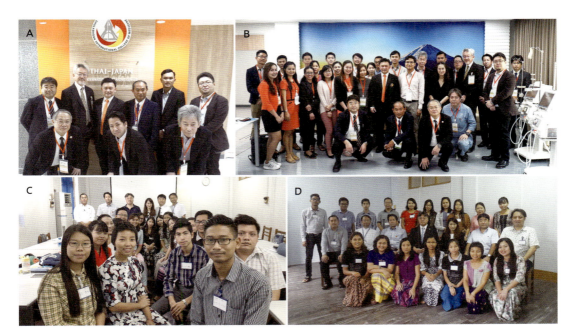

図4 バンコクに拠点を置く日本式透析液供給装置の東南アジア向け研修センターでの研修講師と研修生との記念写真(A, B)，ミャンマーでのJICAによる臨床工学技士育成プログラムの際の講義室風景(C)と講師が帰国する際の記念写真(D)

われた。また，ベトナムには日本のようにコメディカルと医師が一体となった団体がなかったため，日本に習い，Pham Van Bui教授が2015年にホーチミン透析医学会という従来の縦割り社会の慣例を破り，横のつながりを重視した全国組織を構築するに至った（図3）。Bui教授は毎年，日本透析医学会に参加しシンポジウムやEnglish sessionで発表し日本透析医学会と交流を行っている。

政府レベルでの国際貢献活動と日本透析医学会

　NGO UBPIでの活動を第1レベル（遊軍活動）での支援活動とすれば，第2レベルは学会による支援・交流活動，第3レベルは日本政府を巻き込んだ支援活動であろう。第2レベル，第3レベルの活動には多くの時間と準備，関係構築，第1レベルで得られたエビデンス利用の必要性があった。第1レベルでの活動はNGOでの活動であるのでNGO内での承認が得られればたやすく実行に移せる。もともと，NGOの資金は個人負担で個人の善意による活動の範疇であるので，活動は常識の範囲であれば制約がなく自由に行える。この自由な活動のなかで，第2レベル，第3レベルの活動の承認を得るためのエビデンスを準備した[1〜5]。

　第2レベルは日本透析医学会発展途上国の透析スタッフ育成プログラム小委員会が

2015年度から始めた，東南アジアの研修生参加の日本での短期集中トレーニングプログラムである。これには日本透析医学会の承認が必要であり，費用も正式に透析医学会により負担される活動である。2015年から日本透析医学会国際交流委員会が毎年企画してきたアジア各国からのAsian symposium演者招聘(2018年からはNon Western World Symposiumに発展)，発展途上国からの一般演題参加者へのトラベルグラントの支給などの積極的推進も同様である。発展途上国の実情が，ある程度把握できているため，透析医学会としての正式活動への舵取りが容易になった(図2)。

第3レベルは2018年から始まった経済産業省の資金援助を受けてバンコクに拠点を置く，日本式透析液供給装置の東南アジア向け研修センター運営や，北九州メディカルバレー構想(竹澤真吾，友　雅司ら)と文部科学省の資金援助によるミャンマーでのJICAによる臨床工学技士育成プログラムである(公募受注団体：日本臨床工学技士会)(図4)。いずれのプロジェクトも認可にはエビデンスや経験が必要で，本透析医学会のメンバーから構成されるNGO UBPIという組織を利用した成果であり，どのプロジェクトにも日本透析医学会に属するメンバーが主力として活躍している。

将来への展望

第1に，急を要するのは発展途上国での臨床工学技士の育成である。現在の医療は医療機器・装置をなくしては存在しえない。医師や看護師などにはそれぞれの職務があるが，いまやその職務は医療機器をなくしては遂行できない。しかしながら機器が高度に発達しすぎ，その進化の速度も速く，臨床工学技士という専門職をなくしてはこれらの機器を運用できない。特に透析はその最たるものである。発展途上国には先進国と同様の機器が設置されるようにはなってきたが，それを運用できる人材が極度に乏しい。臨床工学技士育成支援は発展途上国での尊い命を救うための，日本透析医学会と日本臨床工学技士会，日本血液浄化技術学会の責務である。

第2に発展途上国での管理栄養士の育成である。管理栄養士の存在しないカンボジアでCKD保存期食餌療法で低蛋白食0.8 g/kg/日以下の講義を何年間かに渡って行ってきた。しかし，徒労であることに今年になって気がついた。実際の食餌からたんぱく量を示すことができなければ低たんぱく食餌療法は遂行不可能である。目の前の食餌や食事記録から3大栄養素(糖質，脂質，たんぱく質)を短時間で分析しうる，いわゆる食餌のTranslator(翻訳者)は管理栄養士のみである。われわれ医師がやろうとしても到底できない技である。管理栄養士のいない発展途上国における管理栄養士の育成支援もまた日本透析医学会と日本腎栄養代謝研究会(国際腎栄養代謝学会との日本で唯一のOfficial Affiliated Society)の責務であろう。透析療法の基本は食餌療法なのであるから。

正解は ....
A1. 学術活動・技術教育活動を通し発展途上国の血液浄化技術環境の改善
A2. 臨床工学技士，管理栄養士の育成

文　献
1) 兵藤　透, 他. 第17回日本HDF研究会会長講演：アジア各国の透析状況調査とベトナム・カンボジア透析施設における透析液水質調査およびカンボジア血液浄化センター設立支援の経験から見た今後の発展途上国への透析支援に関する考察. 腎と透析 2012；73（別冊HDF2012）：7-15.
2) Naramura T, et al. Dialysis and Quality of Dialysate in Southeast Asian Developing Countries. Nephron Extra 2014；4：64–69.
3) Hyodo T, et al. Present status of renal replacement therapy at 2015 in Asian countries (Myanmar, Vietnam, Thailand, China, and Japan). Renal Replacement Therapy 2017；3：11-24.
4) Naramura T, et al. Japan's Support of Hemodialysis in Southeast Asia. Contrib Nephrol 2017；189：102-109.
5) Kokubo K, et al. Support for Dialysis Therapy in Vietnam, Cambodia, and Myanmar by Japanese Societies in the Field of Blood Purification. Blood Purif 2017；44（Suppl 1）：55-61.

読めば自ずと見えてくる！ 透析 × 環境 の捉え方

日本透析医学会の世界への貢献
―JSDT の役割を知り，会員の責務を考える―

平和　伸仁

Q1.　日本透析医学会で国際貢献をしている委員会は？
Q2.　日本透析医学会の会員は，国際貢献として何をすればよい？

▷正解は最後に！

key words ▶▶　国際貢献，統計調査，国際交流

はじめに

　血液透析(hemodialysis：HD)は，米国において第二次世界大戦時に臨床導入されたが，わが国では1960年代より実臨床でHDが行われるようになった。1967年に保険適用となったが，それでも自己負担額が大きく誰もが受けられる治療法ではなかった。1972年に身体障害者福祉法の対象となり，自己支援医療(厚生医療)が受けられるようになった。自己負担がほとんどなくなったことから，多くの患者が透析医療を受けることができるようになり，透析医療の一つのターニングポイントとなった。これを期に爆発的に透析技術開発に力が入れられるようになり，透析関連機器の発展が進んだ。2003年，1990年代後半から2000年代初頭までの透析患者予後を比較したDOPPS(The Dialysis Outcomes and Practice Patterns Study)研究が発表され，日本の透析患者の生命予後が，欧州や米国と比較して圧倒的に良いことが示された。この事実は，日本における透析レベルの高さとともに，それを支えている医療システムがすばらしいことを示していると思われる。われわれは，現在，世界で最も発展している透析医療を提供している。したがって，日本透析医学会(JSDT)会員は最適な日常診療の提供に加えて，世界に向けてより良い透析を提供するためのさまざまな貢献をすることが期待されている。
　本稿では，日本透析医学会が行っている学術的，教育的な世界への貢献を紹介するとともに，日本透析医学会会員として期待される責務について記載する。

表1　国際学術交流委員会：歴代の Invited Lecture

2015	Kamyar Kalantar-Zadeh (USA)	Transition from CKD to dialysis and potential roles of incremental (twice-weekly) HD and residual kidney function
	Timothy W Meyer (USA)	Uremic Toxins from Colon Microbes
2016	Tariq Shafi (USA)	Wading Through a Sea of Numbers：Managing Hypertension in Dialysis Patients
	Guy Rostoker (France)	Iron overload and iron toxicities in dialysis patients at the beginning of the 21st century
2017	Jer-Ming Chang (Taiwan)	Treating Diabetic nephropathy patients.
	Christoph Wanner (Germany)	Long-term effects of atrovastatin in patients with type 2 diabetes mellitus on hemodialysis
2018	T. Alp Ikizler (USA)	Nutritional management in dialysis patients

表2　国際学術交流委員会による Symposium

2013	Treatment stategies for ESKD patients：Conservative or Dialysis?
	Dialysis patients and malignancies：Do they have higher incidence?
2014	AKI Diagnosis and Future
	Dialysis Registry in the World〈協力〉
2015	Present status of Renal Replacement Therapy
	What is the Optimal ESKD Care in the Super Aging Society
2016	Sustainable Relationship in Dialysis among Asian Developing Countries and Japan - What do You Need for Renal Replacement Therapy in Your Country? -
	What does FGF23 do on hemodialysis and CKD patients?
2017	CKD-MBD in Asian Countries and Regions
	The Dialysis History and Status in 2017 of Asian Developing Countries：How is your association for dialysis therapy?
2018	Current status and countermeasures of Virus infection in dialysis patients
	The Dialysis History and Status of 2018 in Non-Western Countries

◼ 国際学術交流委員会

　国際学術交流委員会は，透析医学会の学術的な面を中心に，日本と世界をつなぐことを目的とした委員会である。世界の透析療法や透析患者の管理に関する情報を取り入れて学会員に伝えること，そして，アジア・中東・オセアニア地区の各国との国際協調・顔の見える連携を目指している。主な活動は，日本透析医学会の総会における招聘講演の企画（表1），シンポジウムの企画（表2），演者の選定・招聘，さらにフリーコミュニケーションとして東南アジア地区を中心とした医師による発表を募集して，総会において学術交流を深めることである（図）。

　特にアジア地区の各国との連携を深めるために，各国の代表的腎臓学会や透析学会の理事長に頻回に参加していただき，国ごとに異なる透析事情や保健医療システム・透析医療における困難な点などを発表していただくとともに情報を共有し，われわれがサポートできることについてなどを検討してきた。これらは Asian session として10年以上継続しており，これらをまとめて Renal Replacement Therapy に position statement[1] として掲載することも開始している。世界の研究者やアジア地区の重鎮が

日本透析医学会の世界への貢献 ―JSDT の役割を知り，会員の責務を考える― **317**

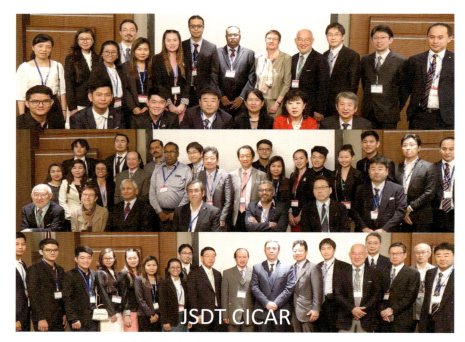

図　国際学術交流委員会企画シンポジウム参加者など集合写真

多数参加しているセッションであり，多くの会員の参加を促すとともに積極的なディスカッションが期待される。これは国際学術交流委員会企画，あるいは大会長企画における English session は，自らの知識増加に役に立つとともに世界との連携につながることになり，会員にとっても重要な機会となる。多くの会員の参加が期待されている。

統計調査委員会

　毎年，年末に透析施設に対して透析機器・患者情報(統計調査票)の提出が依頼されている。1年間における透析患者の異動，透析条件，合併症の有無，年度ごとに異なる質問事項などで成り立っているアンケートである。作成にあたっては各都道府県に協力委員が配置され，提出されていない施設に対して提出のお願いをしている。これらのデータは，特殊な USB を用いて匿名化されたうえで日本透析医学会に提出され，過去のデータと連結できるシステムとなっている。日本透析医学会では，毎年これらのデータをまとめて「わが国の慢性透析療法の現況」を作成し公表している。また，これらのデータは世界に向けて発信されており，わが国の透析情報が開示されている。これらのコホートデータを解析することで，さまざまな知見が発見され，それによる論文化も進められている。なお，国際共同研究として米国腎臓データシステム(USRDS)との連携が開始され，さらにオーストラリア，ニュージーランド透析移植レジストリー(ANZDATA)な

ども加わり今後の展開を検討している。これらのデータは，透析患者の特徴，治療方法などに対する重要な情報を提供することになると思われる。すべてのデータは，日本透析医学会会員，あるいは透析施設担当者からの統計調査票をもとに行われ，したがって，会員が調査票をしっかりと提出することが，国際貢献に大きく寄与しているのである。日々の臨床と並行してこのような調査票を記載することはかなり負担があり大変である。しかし，この努力が透析患者の重要なデータとなり，また，国際貢献になる。積極的に提出することが必要である。

■ 編集委員会

編集委員会には，和文誌と欧文誌を担当する委員がおり，それぞれ日本透析医学会雑誌，Therapeutic Apheresis and Dialysis（TAD）誌の編集を行っている。また，多くの会員が本誌の査読者としてより良い論文にするためのサポートをしている。これらの雑誌から世界に良い論文を発信していくことは，まさしく国際貢献となるであろう。日本透析医学会会員には，積極的に当会の雑誌への投稿を期待したい。

また，2015年に新しくRenal Replacement Therapy（RRT）誌が日本透析医学会の公式欧文誌として創刊された。TAD誌はさまざまな学会の公式雑誌となっており，日本透析医学会にとって自由度の低いものであったため，このRRT誌の発刊により，さらに日本透析医学会からの発信がしやすくなった。このように世界へ向けて，会員の発表先として積極的に利用することが期待されている。日本透析医学会会員は，これらの雑誌にかかわる執筆，査読，情報の伝搬など，さまざまな面で国際協力に寄与することができる。

■ 学術委員会

学術委員会では，さまざまなガイドラインの策定を検討し，実行している。それぞれのガイドラインは，日本透析医学会誌に掲載したのち，英文に翻訳されTADあるいはRRT誌に公開されている。貧血ガイドラインは，2004年[2]に初めてTADに掲載し，その後の2008年には改訂版[3]をTADに，さらに2015年の最新版[4]をRRT誌にて公表している。2005年[5]，2012年[6]には，TADにバスキュラーアクセスに関するガイドラインを公開している。CKD-MBDに関するガイドラインは2008年[7]と2013年[8]に，腹膜透析ガイドラインは2009年に，心血管疾患（cardiovascular disease：CVD）の管理ガイドラインは2012年に，C型肝炎治療ガイドラインは2011年[9]にTADで公開している。さらに糖尿病診療ガイドライン[10]，透析処方ガイドライン[11]，維持透析開始のガイドライン[12]，維持血液透析の開始と継続に関する意思決定プロセスについての提言[13]などが2015年にTADで公開された。このように，さまざまな日本の透析ガイドラインが世界

に向けて公表されている。これらのガイドラインの作成も，日本透析医学会会員が無償
で作成・貢献しているものである。ガイドライン作成においても依頼された場合は，積
極的に参加，協力することが望まれている。

危機管理委員会

　危機管理委員会，災害対策小委員会などでは，防災・減災に関する国際研究を進めて
いる。特に東日本大震災の経験を通して，どのように透析治療を継続させるのかなどの
日本のノウハウを世界に提言していることは特筆に値する。これらの経験は，RRT 誌
において世界に向けて発信している。地震大国である日本の経験を世界で共有すること
により，災害に強い透析療法の提供に役立てることが期待されている。

総務委員会

　総務委員会では，発展途上国の透析スタッフ育成プログラム小委員会でアジア地区を
中心とした医師，メディカルスタッフの育成を行っている。詳細は他稿にて記載されて
いるので本稿では割愛する。日本透析医学会の会員施設においては，育成プログラムへ
の協力も重要な国際貢献であり，積極的な対応が望まれる。また，情報管理小委員会で
は，日本透析医学会ホームページのリニューアルを行っている。ホームページは学会の
顔でもあり，また，会員にとっても重要なデータベースである。使いやすいホームペー
ジの作成により有用な透析治療のプラットホームになると考えられる。近年，特に国際
化に向けた英語版ホームページの拡充にも力を入れている。ガイドラインやわが国の透
析データの公表を積極的に行っており，世界への情報発信の窓口となっている。

おわりに

　日本透析医学会の世界への貢献について紹介した。さまざまな委員会で，積極的な国
際貢献が行われていることが理解できると思う。本会の会員は，さまざまな形で国際貢
献をすることができ，かつ，すでに継続して貢献していると考えられる。今回は，委員
会活動を中心に国際貢献について記載したが，日本透析医学会そのものとしての国際貢
献も存在する。特にアジア地区を中心として，災害時には学会として医療チームの派遣
や寄付などを行う場合がある。2011 年のタイにおける洪水被害の際にも，日本腎臓学
会と協力して生理食塩液を輸送，寄付などを行っている。日本透析医学会の会員は，世
界一の透析医療を提供している医療者として，今後も世界への貢献が期待されている。
ぜひ，今後も積極的に国際貢献に寄与していただきたいと思う。

320　読めば自ずと見えてくる！ 透析 × 環境 の捉え方

正解は ....
- Q1. 国際学術交流委員会，統計調査委員会，編集委員会，学術委員会，危機管理委員会，総務委員会などがあり，ほかにも多くの委員会が国際貢献に寄与している
- Q2. 日本透析医学会学術集会・総会への参加，特にEnglish sessionへの出席と積極的な討議への参加は顔のみえる国際交流である。さらに日本の透析に関する疫学的情報を提供するために，統計調査票の提出はとても重要な責務である。また，世界への情報発信のために，日本透析医学会雑誌，TADやRRTの執筆や査読依頼，さらにはガイドラインの査読など，依頼された場合は積極的に対応していただきたい。

文 献

1) Hyodo T, et al. Present status of renal replacement therapy at 2015 in Asian countries (Myanmar, Vietnam, Thailand, China and Japan). Renal Replacement Therapy 2017；3：11-24.
2) Gejyo F, et al. 2004 Japanese Society for Dialysis Therapy guidelines for renal anemia in chronic hemodialysis patients. Ther Apher Dial 2004；8：443-459.
3) Tsubakihara Y, et al. 2008 Japanese Society for Dialysis Therapy：guidelines for renal anemia in chronic kidney disease. Ther Apher Dial 2010；14：240-275.
4) Yamamoto H, et al. 2015 Japanese Society for Dialysis Therapy：Guideline for Renal Anemia in Chronic Kidney Disease. Renal Replacement Therapy 2017；3：36.
5) Ohira S, et al. 2005 Japanese Society for Dialysis Therapy guidelines for vascular access construction and repair for chronic hemodialysis. Ther Apher Dial 2006；10：449-462.
6) Kukita K, et al. 2011 update Japanese Society for Dialysis Therapy Guidelines of Vascular Access Construction and Repair for Chronic Hemodialysis. Ther Apher Dial 2015；19 Suppl 1：1-39.
7) Guideline Working Group JSfDT. Clinical practice guideline for the management of secondary hyperparathyroidism in chronic dialysis patients. Ther Apher Dial 2008；12：514-525.
8) Fukagawa M, et al. Clinical practice guideline for the management of chronic kidney disease-mineral and bone disorder. Ther Apher Dial 2013；17：247-288.
9) Working Group Committee for Preparation of Guidelines for Peritoneal Dialysis. 2009 Japanese Society for Dialysis Therapy guidelines for peritoneal dialysis. Ther Apher Dial 2010；14：489-504.
10) Nakao T, et al. Best practice for diabetic patients on hemodialysis 2012. Ther Apher Dial 2015；19 Suppl 1：40-66.
11) Watanabe Y, et al. Japanese society for dialysis therapy clinical guideline for "Maintenance hemodialysis：hemodialysis prescriptions". Ther Apher Dial 2015；19 Suppl 1：67-92.
12) Watanabe Y, et al. Japanese society for dialysis therapy clinical guideline for "hemodialysis initiation for maintenance hemodialysis". Ther Apher Dial 2015；19 Suppl 1：93-107.
13) Watanabe Y, et al. Proposal for the shared decision-making process regarding initiation and continuation of maintenance hemodialysis. Ther Apher Dial 2015；19 Suppl 1：108-117.

読めば自ずと見えてくる！ 透析 × 環境 の捉え方

透析療法における医療安全

長谷川　剛

Q1. 医療事故調査制度の対象となるのはどのような事故？
Q2. ヒューマンエラーには，どのような種類のものがある？
Q3. 透析に関連した事故にはどのようなものがある？

▷正解は最後に！

key words ▶▶　ヒューマンエラー，レジリエンスエンジニアリング，医療事故調査制度，安全Ⅰと安全Ⅱ，WAIとWAD

はじめに

　質の高い医療を提供するためには，医療が安全であることが重要な要素となる。通常，医療における安全とは「ケアがなされている間の予防可能もしくは偶発的な傷害がないこと」と定義される。診療の過程で不必要な傷害を患者が受けないように工夫し努力をすることが医療安全を推進する活動といえる。透析の領域は，部分体外循環が用いられることや機器操作が複雑であること，薬剤が多いこと，穿刺が日常的に行われるなど，リスクの高い医療行為が多数含まれている。そのため安全についても特段の配慮が必要となる領域である。

　『人は誰でも間違える（To err is human）』という書籍で医療における安全の問題を提起した米国医学研究所（Institute of Medicine：IOM）は，次に『医療の質（Crossing the Quality Chasm）』という書籍を出版し，そのなかで質の高い医療提供のための目標を明示している（表1）。その目標は，安全（safety），効果的（effective），患者中心（patient-centered），適時（timely），効率的（efficient），公正（equitable）という6つの項目である。米国が自らの21世紀の医療を考えるにあたり何が重要かということを示したものであるが，これらはわが国でも同様に重要な示唆があるものと考えられる。

表1 IOM が提唱する質の高い医療提供のための目標

・安全(safety)	・患者中心(patient-centered)	・効率的(efficient)
・効果的(effective)	・適時(timely)	・公正(equitable)

事故に対する考え方

　医療に限らず事故一般に対する考え方は時代とともに変遷してきた。自動車が壁にぶつかったという事故の例えで考えれば，ブレーキが故障して止まれずに起こる衝突事故は，技術が問題の発生要因と考えられる。人類が機械を発明して文明の恩恵に浴するようになって以来，その裏面には必ず機器のトラブルによる事故が存在した。透析領域では機器や回路のトラブルによる事故というものは必ず考えなくてはならないものであろう。

　一方で，こういった機器や機械など技術が問題の発生源であるものについては，技術進歩によって機器の精度はかなり改善され事故やトラブルの発生頻度は相当に低いものとなっている。技術的要因が改善されてくると次に焦点が当てられたのが，人的要因（ヒューマンファクター）である。人的要因で発生するエラーはヒューマンエラーとよばれ，原子力や航空などハイリスク産業ではヒューマンエラー対策に焦点が当てられた時代へ推移する。危険な行為をできなくする，作業をやりやすくするなどのヒューマンエラー対策が多くの業界で進められ大きな成果を上げてきた。

　人間の行為は人間自身の周囲の環境や働く場での人間関係や組織的要因に強く影響される。そのため事故に関連してその組織内の人事や文化などが事故の発生に大きな影響があるとして，組織的要因が注視されるようになった。経済的圧力や現場を熟知しない経営トップの誤った判断などで発生する大事故が無視できなくなり，組織事故という概念が着目されるようになった。さらに最近では，想定外の事象に対する脆弱性が問題の発生源という考え方も広まりつつあり，これはレジリエンスエンジニアリングとよばれる。レジリエンスについては後ほど詳しく述べる。

医療法上の責務

　1999 年に横浜市立大学で患者の取り違え手術の事故が発生して以来，複数の重大な医療事故が報道された（表2）。それを受けてわが国でも法制度的に医療安全のためのいくつかの改革がなされてきた。医療法が改正され現在では医療安全に関するいくつかの規定があり，医療現場で働くものはこの規定を理解し協力する必要がある（表3）。病院には医療安全の担当者（ジェネラルリスクマネージャーなどとよばれ GRM と略されることが多い）を置き，医療安全の委員会を開催する必要がある。また，事故やニアミスなどの報告制度（インシデントレポート制度）を立ち上げて，職員から広く報告を求める

透析療法における医療安全　**323**

表2　歴史			
1999年	1月	横浜市立大学病院患者取り違え	
	2月	都立広尾病院薬剤取り違え	
2000年	2月	京都大学病院エタノール誤注入	
	4月	東海大学病院栄養チューブ取り違え	
	9月	埼玉医科大学抗がん薬過剰投与	
2001年	3月	東京女子医科大学心臓手術	
	10月	ヒヤリハット収集事業	
2004年		新医師研修制度・19学会声明	
2005年	9月	モデル事業開始	
2006年	2月	大野病院産科医逮捕	

表3　病院における医療法上の責務

- 医療安全管理責任者(GRM)の設置
- 医療安全に関する委員会の開催
- 報告制度(インシデントレポートシステム)
- 職員への研修
- 医療事故調査制度

必要がある。また，おおむね年2回程度の全職員に対する安全の研修も必要とされている。

さらに平成26(2014)年に改正された医療法(施行は平成27(2015)年10月1日)において，医療事故調査制度が開始された。これは診療行為に起因した予期せぬ死亡事例を対象に各医療機関が院内調査を行い，その結果を遺族に説明するとともに医療安全調査機構に報告書を提出するという制度である。医療安全調査機構では収集した事例を基に各医療機関向けの報告書を作成し安全推進のための提言を公表している。

ヒューマンエラー

エラーや失敗についてはさまざまな分類方法がある。ここではJames Reasonによるヒューマンエラーの分類を紹介する。Reasonは，ヒューマンエラーの分類として「スリップ」，「ラプス」，「ミステイク」を提唱している。簡単に紹介すると，スリップは行動・行為の失敗，ラプスは記憶の失敗，ミステイクは思い込みの失敗に分類することができる(図1)。

具体的に日常の行為で例えると，「スリップ」(行為の失敗)とは階段で足を踏み外してしまう，手を滑らせてモノを落としてしまうなどがあげられる。「ラプス」(記憶の失敗)とは，約束を忘れてしまう，薬の名前を忘れてしまうなどである。「ミステイク」(思い込み)は，「知識ベース」と「ルールベース」に分類され，未知の状況など，どうすればよいかを必死で模索したうえで決断を誤ってしまうような事例が「知識ベース」のミステイクと呼ばれる。「ルールベース」のミステイクとは，その状況において誤ったルールを適応してしまうようなものがあげられる。

医療の具体的な事例では，手術中にメスを持った手を滑らせて臓器に傷つけてしまうとか，看護師が片麻痺患者の歩行介助中に支えきれずに転ばせてしまうといったものは，前述の「スリップ」に含まれる。口頭指示を受けたのに次に取った電話で話しているうちに口頭指示の内容を忘れてしまったというようなものは「ラプス」に含まれる。血糖コントロールのためのスライディングスケールを誤って適応して過剰なインスリンを投

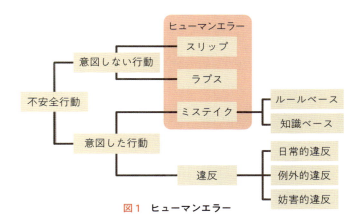

図1　ヒューマンエラー

与してしまうなどは，インスリンの準備は意図して行っていることであり，「ミステイク」とよべる。しかも一定のルールに準拠して発生しているので，こういったものはルールベースの「ミステイク」といえる。

また，意図的にルールを逸脱した行為によるエラーは違反（violation）と分類している。透析医療においてヒューマンエラー対策は非常に重要である。一般的なヒューマンエラー対策として，危険因子の「排除」，危険な行為や因子の「代替化」，作業の「容易化」，「異常検知」，状態が悪化していくことに対して「影響緩和」といった原理があり，それぞれに応じて具体的な対応を考えていくことが望ましい。表4, 5にヒューマンエラー対策の原理と具体的な説明を表記した。現場で実践する際の参考としていただきたい。

テクニカルスキルとノンテクニカルスキル

専門的知識や技術をテクニカルスキルとよぶ。透析療法におけるテクニカルスキルとは，透析に関連した知識や技術全般を指す。例えばこの本の内容の大部分はまさに透析療法に関連した専門的知識を紹介しているものである。安全な治療の遂行のためには当然この専門的知識が必須となる。同時に回路の組み立てや，シャントへの穿刺やアクセスのためのカテーテルの穿刺など，技術的な側面も非常に重要である。頸動脈を誤穿刺してしまい，結果として気道閉塞や出血で患者が死亡するという事態も起こりうる。安全のためにはこのように透析療法における専門的知識と技術が必須である。しかしながら，専門的知識と技術だけでは十分に安全な医療は提供できない。医療の提供にあたっては医師や看護師をはじめとする複数の医療スタッフがかかわる必要があり，そこではチームとしてうまく機能するための専門的知識や技術とは異なる別のスキルが必要となる。

このようなテクニカルスキルを補い，安全で効率的に職務を追求できるような認知

表 4　ヒューマンエラー対策エラープルーフの原理

・排除	・代替化	・容易化
・異常検出	・影響緩和	

表 5　エラープルーフ：排除

区分			説明
エラープルーフ	排除	目的の排除：一体化	機能を併せ持つ，一つのものを使用し，作業をなくせないか
		目的の排除：汎用化・固定化	書類や備品の統一や，使用方法などを統一し，作業をなくせないか
		目的の排除：配置変更	設備や書類の設置場所・置き場所を変更し，作業をなくせないか
		目的の排除：バラツキの除去	ミスや不具合の生じない作業方法や設備に変更し，確認作業をなくせないか
		制約の排除：本質安全化	書類や設備に内在する危険を取り除けないか
		制約の排除：危険物の遮断	損傷を与えるものと受けるものの間に仕切りを設けられないか
		制約の排除：作業の分離	損傷を与えるものと受けるものの場所を遠ざけ注意不要にできないか
	代替化	完全代替化：連結	人による作業を自動化または支援するために，2 つまたはそれ以上のものを結びつける，一緒にする，近寄せることはできないか？
		完全代替化：機械化	作業者が行っていることを機械などで置き換えられないか
		一部代替化：指示と記録	作業者の結果を外に残るようにできないか
		一部代替化：見本	判断基準を外から与えられないか
		一部代替化：ガイド	外から動作を規制する物理的な基準を持てないか
	容易化	共通化・集中化：規則化	作業の順序や場所を決め，常に同じ作業にできないか
		共通化・集中化：グループ化	関連作業をまとめて行う。関連するものは一箇所にまとめておくことができないか
		共通化・集中化：統合と対称化	類似したものを 1 種類に統一したり，形を対称にしたりできないか
		共通化・集中化：整合化	書類や備品の色，記号，置場，形，大きさ，向き，距離などを一致させることができないか
		共通化・集中化：均一化	書類や備品の形，置き方などを統一できないか（動作の種類を減らす）
		共通化・集中化：分業化・専業化	同種の作業をまとめて別々に行えないか（紛らわしい作業を分散）
		特別・個別化：注意喚起	呼称，指差しなど能動的動作にて注意力を向上させることができないか
		特別・個別化：ラベリング	類似しているもの同士を表示などで明確にすることができないか
		特別・個別化：動作の特殊化	動作を特徴的なものにして注意力を向上させることができないか
		適合化：量・時間の適正化	忘れやすい作業を先に行ったりして作業内容や順序を覚えやすくできないか
		適合化：表示の適正化	情報の種類に適した感覚を用いたりして受け取りやすいものにできないか
		適合化：物・空間の適正化	書類の大きさ，作業を行う場所などを人間に適したものにできないか
	異常検出	動作の異常：動作の検知・記録・照合・異常の表示	先行動作の実施有無を完全に記録し，後続動作で確認できないか
		動作の異常：不要動作の検知・異常表示	不要・過剰動作を検知した時点で処置できないか
		動作の異常：不要動作の禁止	設備などを制限し，作業者が動作を行えないことでミスを気づかせることができないか
		動作の異常：物の検知・照合・異常表示	書類などの状態・形・数量などを作業後の適当な時点で検知できないか
	影響緩和	機能の連鎖：冗長化	書類・備品の機能に余裕を持たせることはできないか（同機能のものを並列，待機など）
		安全性の連鎖：フェイルセーフ	緩衝物や回避装置で不完全状態を生じないようにできないか
		安全性の連鎖：保護具	万一不完全な状態が生じても致命的な損失にならないようにできないか

表6　ノンテクニカルスキル

・状況認識 (situation awareness)	・チームワーク (teamwork)
・意思決定 (decision making)	・ストレスマネジメント (stress management)
・コミュニケーション (communication)	・疲労への対処 (coping with fatigue)
・リーダーシップ (leadership)	

能力，社会能力などをノンテクニカルスキルとよぶ。ノンテクニカルスキルには，状況認識，意思決定，コミュニケーション，リーダーシップ，チームワーク，ストレスマネジメント，疲労への対処といった要素が含まれる（表6）。チームステップス（TeamSTEPPS）に米国で開発された病院組織にノンテクニカルスキルを教育するためのプログラムである。

レジリエンスエンジニアリング

レジリエンスという言葉は心理学では精神的なダメージから立ち直る能力を指し示す言葉として用いうれる。物理学ではある物体が衝撃を受けたとき，元に戻る力をレジリエンスとよぶ。安全問題に関連しては，レジリエンスエンジニアリング（resilience engneering）は，デンマークの安全に関する専門家である Erik Hollnagel が 2006 年に新しい安全への取り組みとして提唱した概念である。

Hollnagel らの提唱するレジリエンスエンジニアリングには，従来の安全対策に対して革新的な提言が含まれている。レジリエンスエンジニアリングの考え方には，安全Ⅰ（safety-Ⅰ）と安全Ⅱ（safety-Ⅱ），実際に行われた仕事のやり方（work as done，WAD）と頭の中で考えた仕事のやり方（work as imagined：WAI），日常臨床業務（everyday clinical work：ECW）への着目，分析手法としての機能共鳴解析法（functional resonance analysis method：FRAM）など，ユニークな概念が複数提唱されている。

安全Ⅰと安全Ⅱ

「安全とは，受け入れ難いリスクが存在しないこと（freedom from unacceptable risk）である」というのが，安全についての従来からの考え方である。これを安全Ⅰとよぶ。一方，レジリエンスエンジニアリングにおいては，「安全は変化する条件下で成功する能力（safety as the ability to succeed under varying conditions）である」と定義する。これを安全Ⅱとよぶ。うまくいかなかった事象から学ぶという従来の考え方に対して，うまくいった事象について研究することも重要だということをレジリエンスエンジニアリングは強調する。

安全Ⅰは，ヒューマンエラーの発生を防止することを目指す活動である。一方，安全

透析療法における医療安全　**327**

Ⅱは，現場での微調整を尊重し何か起こっても適切に対応する能力を鍛え上げることを目指しているといえる。また，安全Ⅰはエラーや失敗を減らすことを，安全Ⅱはうまくいくことや成功を増やすことを目指している。

WAD と WAI

Hollnagel は，現場で実際に行われた仕事を work-as-done と表現して WAD という略号で表現している。手順書の内容でなく，実際に現場で行われていることが WAD である。一方，頭の中で考えた仕事，マニュアルの中に書かれた仕事内容，つまり管理者側がこうあるべきという形で捉えている仕事を work as imagine と表現し WAI と略されている。

現場では仕事の実行内容を絶えず状況に適応させることによって成り立っているのだが，そのことを管理者も含めて「誰でもが知っている」かどうかは別問題である。むしろそのことに無自覚であり，現場と管理者との乖離があるというのが大きな問題である。管理者が現場の業務を理解できていないという問題は，現場とよく話し合い WAI と WAD を近づけていく努力が必要である。

よくない傾向：WAI であるべきで WAD を否定する

病棟で薬剤の投与エラーが発生し，そのことについてのインシデントレポートが提出された状況を考えてみよう。抗生物質セファメジンを投与すべきところをセフメタゾンが投与された。患者への影響はない。現場では看護師の確認不足と確認の手順からの逸脱があったという認識で安全管理者からの要請で確認の強化とマニュアル遵守が再発予防策として提示される。おそらくこのようなプロセスが日本中の多くの病院で発生しているのではないだろうか。

多少辛辣であるが，Hollnagel は「現場の人たちは WAD（実際に行われた仕事）が WAI（頭の中で考えた仕事）と違うこと，また違わざるを得ないことを容認している，あるいはせざるを得ない。現場の人たちにとって，頭の中で考えたことに基づいて書かれた業務手順は実務に使えないし，実際の仕事が規定された仕事と違うのは驚くにあたらない。管理側の人たちはしかしながら，このことを現場の人たちほど素直に理解できず，このため WAI と WAD の間に相違があってはならないと信じ込み，ここに違いがあったら何でも，なぜ物事がうまくいかなかったかの説明に使う」と述べている。

経営者や管理者たちは自分たちがどのように仕事をしているかめったに注意しておらず，「自組織の内部を見つめること」ではなく「人々を見下ろすこと」に時間を割く。このため，「WAD は WAI と一致すべきであり，一致しないのは現場がマニュアルを守ら

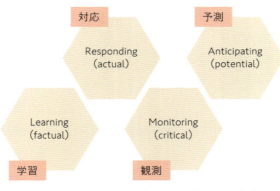

図 2　レジリエンスエンジニアリングの 4 つの能力

ないからだ，そのことによって失敗が起こった」という信じ込みを都合よく使って，なぜ有害事象が起こるのかの理解や，どのようにして安全を管理すべきかの指針とする。これは決して望ましいことではない。

　繰り返しになるが，多くの管理者達は WAI と WAD の間に相違があってはならないと信じ込んでいる。そしてエラーが発生した要因がこの相違であると考えてしまう傾向がある。

　単純に WAI と WAD の乖離をエラーの原因と考えてそれを根拠に対策立案を行うのではなく，謙虚に現場で起こっていることを見つめることから，われわれの仕事を始めなくてはならない。

レジリエンスを構成する 4 つの能力

　ホルナゲルによると，システムをレジリエンスにするために必要な 4 つの能力とは，事象に対処する能力（responding），進展しつつある事象を監視する能力（monitoring），未来の脅威と好機を予見する能力（anticipating），そして過去の失敗・成功双方から学習する能力（learning）である（図 2）。

　レジリエンスを設計し作り上げることは，これらの 4 つの能力を実現し管理することといえる。

透析の事故事例

　透析医療においては，穿刺自体のトラブル，回路や機器のトラブル，薬剤の間違い，患者の間違い，条件設定の間違い，カテーテルやラインからの脱血，カラムの取り違え，などさまざまなリスクを有している（表 7）。それぞれに機械的要因からヒューマン

表7 透析に関連した事故内容

・抜針事故	・穿刺ミス	・回路からの脱血	・転倒・転落
・回路遮断	・投薬ミス	・透析液異常	・止血操作ミス
・除水ミス	・カラムの取り違え	・透析中断・中止	・院内感染
・空気混入			

エラー，組織的要因，さらには想定外のトラブルへの対応能力の問題などを検討する必要がある。

一方で，安全が求められる業務において「確認」作業が最も重要であることは間違いない。個々の業務においてそのリスクを十分に認識したうえで基本的な所作のなかに的確な確認作業を行うことの重要性を最後に改めて強調しておきたい。

本稿においては，事故の基本的な考え方の変遷，ヒューマンエラーやノンテクニカルスキルの概論，そして最近の医療安全の考え方であるレジリエンスエンジニアリングの導入的な話題を提供した。本稿で紹介した考え方をベースに多角的な視点で検討を加えていただき安全な透析医療が進められるように配慮していただけると幸いである。

正解は．．．．
A1. 診療行為に起因した予期せぬ死亡事例であり，報告の判断は病院の管理者が行う
A2. スリップ（行為の失敗），ラプス（記憶の失敗），ミステイク（思い込みによる失敗）
A3. 回路からの脱血（出血），穿刺によるトラブル（動脈穿刺など），空気混入，止血ミス，カラムの取り違え，透析液の異常，除水ミス，など（表7参照）

読めば自ずと見えてくる！ 透析 × 環境 の捉え方

組織的災害支援対応

森上　辰哉

Q1. 透析医療の災害支援対策を統括する組織は？
Q2. 日本臨床工学技士会として最初に災害支援活動を行った災害は？
Q3. 透析医療の災害支援実働部隊として組織された団体は？

▷正解は最後に！

key words ▶▶ 災害支援，JHAT，災害時情報ネットワーク

はじめに

　2018年は6月の大阪北部地震，7月の西日本豪雨水害，9月の台風21号による豪雨水害，そして最大震度7を記録した北海道胆振東部地震と，立て続けに日本列島を襲った激甚災害は，透析医療機関にも大きな打撃を与えた。これだけ短期間のうちにこれだけ多くの災害が発生したことは，地球環境の変化を認めざるを得ず，組織的災害支援に携わるわれわれに求められるものも一層高まってきた。全く無防備であった阪神・淡路大震災の反省から，日本透析医会を中心に構築された組織的災害支援の仕組みは大震災から二十数年が経過した今，ある程度は確立されつつあるが，まだ課題を残しているのが現状である。
　本稿では，これまでに構築された組織的災害支援体制の現状について概説する。

阪神・淡路大震災の教訓から構築されたわが国の災害医療体制

　平成7(1995)年1月17日午前5時46分，マグニチュード7.2，最大震度7の大地震が兵庫県南部を直撃した(図1)。広域的な激甚災害には医療は極めて脆弱であり，ましてや当時は災害に対して無防備であったといわざるを得ない[1]。そんな苦い経験から，

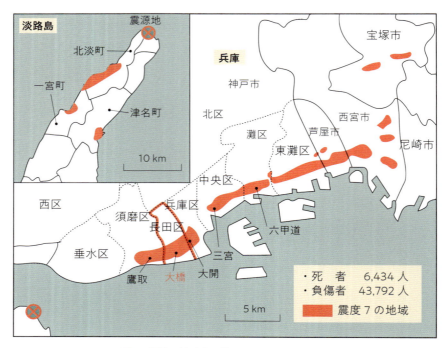

図1　阪神・淡路大震災での震度7の激震地域

わが国の組織的災害支援体制は大きく変わってきた。

被災地で中心的な役割を担う災害医療に長けた病院がなかったことについては災害拠点病院の設置が，被災現場で急性期に活動する医療チームがなかったことについてはDMAT（Disaster Medical Assistance Team：災害派遣医療チーム）の組織化[2]が，重症患者の後方搬送・被災地外搬送が行われなかったことには広域医療搬送計画の策定が，そして病院間あるいは病院と行政を結ぶ情報システムがなかったことへの対応として広域災害救急医療情報システム（EMIS）が構築された。

これらの対応は阪神・淡路大震災以降の大規模地震災害発生時に生かされてきたが，さらに透析医療への限定的な災害支援については，まだまだ課題を残した。

厚生労働省防災業務計画（図2）[3]

平成13（2001）年2月14日に厚生労働省より制定された防災業務計画のなかに，人工透析への供給体制の項が盛り込まれた[3]。その内容は，①窓口担当者の設置（平成29（2017）年に追加），②情報収集および連絡，③水，医薬品などの確保であり，これらは人工透析への供給体制の出発点として日本透析医会が舵取りをすることが明記されており，わが国の透析医療にかかわる組織的災害支援活動はここから始まるといえる。

平成13年2月14日厚生労働省発総第11号制定
（最終修正）平成29年7月6日厚生労働省発科0706第2号修正

厚生労働省防災業務計画 －人工透析の提供体制－

第2編 災害応急対策　第2章 保健医療に係る対策　第9節 個別疾患対策　第1 人工透析

窓口担当者の設置

被災都道府県は，災害時の透析医療確保に係る窓口担当者を設置し，透析医療機関，公益社団法人日本透析医会等の関係団体及び厚生労働省との人工透析の供給体制の確保に向けた情報の連携を行う。

情報収集及び連絡

公益社団法人日本透析医会が，被災都道府県に伝達する被災地及び近隣における人工透析患者の受療状況及び透析医療機関の稼働状況に係る情報等に基づき，被災都道府県・市町村は，広報紙，報道機関等を通じて，透析患者や患者団体等への的確な情報を提供し，受療の確保を図ること。

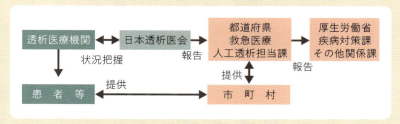

水，医薬品等の確保

被災都道府県は，公益社団法人日本透析医会が提供する透析医療機関における水・医薬品等の確保状況に関する情報に基づき，必要な措置を講ずること。

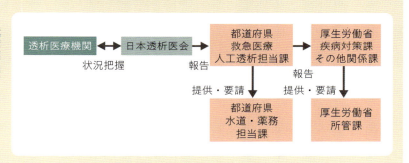

図2　厚生労働省防災業務計画
（厚生労働省，2017）[3]

日本透析医会の災害対策（図3）

　日本透析医会では，災害時透析医療対策委員会を設置し，都道府県を単位とした地域での災害対策確立を啓発すること，また有事の際には被災地域を後方からサポートする目的で災害時情報ネットワーク（2000年から活動開始）を立ち上げた[4]。

　情報伝達手段として，日本透析医会のホームページ内に災害時情報ネットワークのページを作成し，有事の際は被災情報などをアップ（基本的には施設単位の被災情報）し，このなかで情報を共有して必要な支援につなげるというもの，もう一つはさらに密な情報を共有するために関係者に限定した災害時情報ネットワークのメーリングリストを運用した。このメーリングリストには各都道府県医会代表者（MD，CE，Nsなど）や日本透析医学会，日本臨床工学技士会などの透析関連団体，厚生労働省関係各部課の担

組織的災害支援対応　**333**

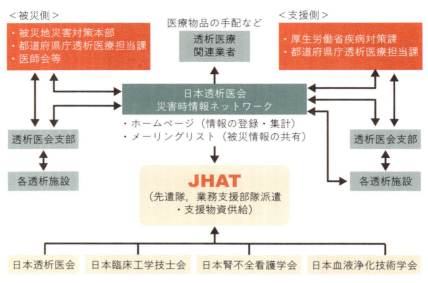

図3 透析医療にかかわる情報伝達の流れ

当者および都道府県(庁)の透析医療の関係各部課の担当者など，1,000名を超える登録を得，有事に備えている。

日本臨床工学技士会の災害対策

　日本臨床工学技士会(以下，日臨工)では，阪神淡路大震災以降，頻繁に発生した地震災害などの広域災害に組織として対応するため，2003年に災害対策委員会を設置し，活動を開始した。

　臨床工学にかかわる業務は多岐にわたり，それぞれの分野ごとの災害対応がわれわれ臨床工学技士に求められる(表)。そのなかで実質的な支援活動は2011年の東日本大震災での透析にかかわる支援活動が組織として初めての実働であり，災害時情報伝達，業務支援ボランティア派遣，および支援物資供給に会として取り組み，日本透析医会など，他団体と協力して作業にあたった。これら一連の活動のなかから多くの反省点を残したが，大規模災害発生時の必要性を強く認識する出来事となった。

　この教訓と反省を基に，大規模災害における被害軽減を目的とした事前対策の啓発，災害発生後の情報収集・発信，支援物資の供給，人的支援，およびそれらに伴う人材育成に関する事業を行ってきた[5]。

　以下に日臨工として取り組んできたこれらの災害対策について紹介する。

表　日臨工災害対策委員会の活動

1. 組織的支援体制の確立
- 厚生労働省防災業務計画における透析業務関連の組織的支援の核となる日本透析医会災害時情報ネットワークに参画する
- 47都道府県を網羅するネットワークを有する組織として，全都道府県に災害情報コーディネーターを配置し，その情報共有体制を強化する
- 日本災害時透析医療協働支援チーム「JHAT」へ当会災害対策委員を事務局員として派遣し，その運営の中心的役割を担う

2. 災害事前対策の検討・構築
- 装置転倒防止対策の標準化
- 在宅医療に関する災害時対応の構築
- 災害時における水質管理の啓蒙
- 手術室などの災害時機器対応

3. 具体的な活動内容
- 日本臨床工学技士会災害対策研修会の開催
- 日本臨床工学会におけるワークショップの企画
- 災害情報コーディネーター会議の開催
- 日本透析医会災害時情報ネットワーク会議への参加
- JIMTEF災害医療研修会へのファシリテータとしての参加
- 災害対策委員会会議の開催・メーリングリストの活用

1. 日臨工としての組織的災害支援活動

1）東日本大震災での支援活動 [6]

2011年3月11日，東北地方を中心に発生した超巨大地震は今世紀最大の激甚災害となった。地震に加えてこれまで国内で歴史的にも経験したことのないような巨大津波に襲われ，さらに福島第一原子力発電所の放射能漏れ事故がいっそう被害を大きくした[7]。

未曾有の大災害に対し，日臨工では日本血液浄化技術学会，日本腎不全看護学会および日本透析医会と連携をとり，組織的に支援活動を行った（以下）。

（A）支援物資供給活動

今回の支援は，過酷な状況において医療活動を行っている医療従事者を対象に支援物資を提供することを目的に活動した。

支援物資は関連団体ホームページで提供を呼び掛け，また関連企業・団体，都道府県技士会，および関連施設や個人に直接メールで呼び掛けた（図4）。

支援物資供給センターは，日臨工事務所（東京都文京区）に置き，延べ104名ものボランティアの方々の協力を得，物資の仕分け作業を行った。

支援物資送付数は，合計1,411個（大箱換算）にものぼり，送付地域は岩手県・宮城県・福島県の3県で，地域で中心的な役割を担っている施設へ直接届け，そこから近隣の施設へ分配した。

（B）先遣隊および業務支援部隊（ボランティア）の派遣

地震発生から2日後の3月13日，日臨工会長より同会災害対策委員会（筆者が委員長）へボランティア派遣の受け皿開設の指示があり，同時に日本透析医会よりボランティア

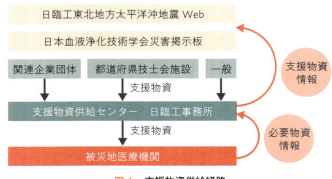

図4 支援物資供給経路

派遣の窓口開設要請があった。現地の状況（ボランティアニーズ）は日本透析医会災害時情報ネットワークに寄せられた情報を中心に集約し，ボランティア登録依頼は日本透析医会災害時情報ネットワークに加え日臨工のホームページおよびメーリングリストを利用することとなった。同時に日本腎不全看護学会よりボランティア派遣の協力宣言があり，日本透析医会，日本腎不全看護学会，および日臨工の三会合同でボランティア派遣業務を行うこととなった。

　関連団体のホームページなどでアナウンスし，登録されたボランティアは看護師41名，臨床工学技士91名の計132名，その内実際に任務に就いたのは看護師16名，臨床工学技士15名の計31名で，透析室業務25名，視察7名（透析室業務と重複1名）であった。派遣日数は延べ245日であった。

　ボランティア業務については1週間を上限とし，業務内容は透析室での看護業務を中心に行った。保障については，派遣者は医療業務を行うため，個人で責任賠償保険に加入していることを基本条件とし，さらにボランティア保険には本部で一括加入した。

(C)支援物資供給およびボランティア派遣に関する問題点

　支援物資については，被災地で必要とする物品を把握するのが困難であり，これらを受援側から支援側へ的確に伝える情報提供ルートがなかった。被災地の状況をリアルタイムに把握できる現地のコーディネータの必要性と，得られた情報を支援側に伝えるシステムが必要であった。

　業務支援要員派遣に関しては，特に臨床工学技士の業務範囲に温度差が大きい。受援側が必要とする業務内容に則した人員派遣が基本で，決して業務の押し売りをしてはならない。

　また，医療行為を行っていくうえで最も重要になるのが保障の問題であると考えられる。東日本大震災でのボランティア活動では，形が何もないところからの始まりであり，十分な補償が得られないまま活動した。

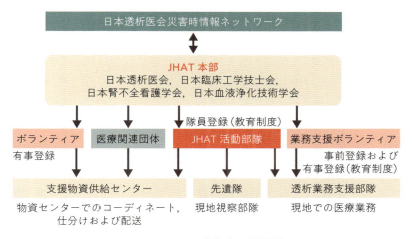

図5　JHAT の組織構成・活動形態

今後の支援部隊は JHAT（後述）へ移行しているが，行政を絡めた補償の仕組みを検討していかなければならない．

日本災害時透析医療協働支援チーム「JHAT」の災害支援活動[8]

1．JHAT の発足

東日本大震災では組織的な支援対策として，視察隊派遣，医療業務ボランティア派遣および支援物資供給活動を実施した．これらの活動は被災地透析医療現場に大きな力となったが，さらに効率的に支援活動が行えるよう，日本透析医会，日本臨床工学技士会，日本腎不全看護学会，および日本血液浄化技術学会の4団体を中心に，透析医療関連団体（学術団体，製薬メーカー，機器メーカーなど）を協力団体として構成する日本災害時透析医療協働支援チーム JHAT（Japan Hemodialysis Assistance Team in disaster）を2015年12月に立ち上げた（図5）．

被災現場の医療施設では，医療・生活物資の支援が患者中心になるため，医療従事者への支援は希薄になりがちであるということが東日本大震災での医療現場の実情であった．そこを踏まえ JHAT では，透析医療従事者をメインにサポートすることを大きな特徴としている．

2．熊本地震における JHAT の支援活動[9]

透析医療の広域災害時の支援活動は，情報収集（視察部隊），業務支援，物資供給および被災地患者受け入れ対応が4本の柱となる．JHAT はこのうち情報収集，業務支援および物資供給を受け持つ．

JHAT として初めて活動した熊本地震での対応を以下に示した。

1) JHAT としての活動開始

2016 年 4 月 16 日，2 度目の震度 7 の激震に襲われたことにより，阿蘇・熊本地方の透析施設に多大な被害が発生していることが明らかになった。直後に JHAT 事務局では JHAT の活動開始を宣言した。

2) 視察部隊および業務支援部隊（ボランティア）の派遣

JHAT 発足から地震発生まで 4 カ月と短い期間であり，組織として未整備であったため，今回も東日本大震災での支援活動と同様に募集したボランティアを派遣した。

2016 年 4 月 17 日，激震地に近い阿蘇温泉病院から，すでに現地入りしていた DMAT 隊員（医師）より現状報告と業務支援要請の一報が JHAT 事務局に届いた。

2016 年 4 月 18 日，JHAT では視察要員（2 名）と業務支援要員（2 名）を現地に派遣し，その状況から 2 名はそのまま業務支援を行い，2 名は周辺施設の視察にあたった。

本施設は停電・断水はあったものの，建物・設備などの損傷は比較的軽微で，継続治療が可能であった。ただ，職員の多くが被災したこともあり，スタッフの確保が十分にできない状況であった。

スタッフがボランティアの業務支援を要さずに日常診療がなんとか可能になる 5 月 5 日まで約 3 週間を要し，その間ボランティア 9 名（延べ業務日数 52 日）が業務支援を行った。

その他，詳細は割愛するが，業務支援を行ったのが 7 施設で，4 月 18 日〜4 月 27 日の間に視察隊として 10 名が現地に赴き，4 月 18 日〜5 月 14 日までの約 1 カ月間，業務支援要員として 37 名（述べ業務日数 206 日）が業務に当たった。

なお，業務支援部隊（ボランティア）は全国の血液浄化にかかわる臨床工学技士および看護師を公募した結果，臨床工学技士 122 名，看護師 36 名，計 158 名の事前登録があった。

3) 支援物資供給活動

2016 年 4 月 17 日，JHAT では支援物資供給センターは，被災地および被災地周辺の状況から隣県に置くことが有用であるとの判断から，福岡県久留米市の聖マリア病院に設置することとなり，同日，関連ホームページおよびメーリングリストに急告として物資支援の依頼を発信した。

一次物資センターとした聖マリア病院へ，4 月 18 日より続々と支援物資が搬入され始めた。福岡県臨床工学技士会を中心に集結したボランティア（総出務者数 72 名）により仕分け作業を行い，ここから配送業者または関連業社の協力を得て，被災地内の熊本県朝日野総合病院（二次物資センター）まで配送した。二次物資センターでは，近隣の施設の顔がみえる関係を活用し，ここでも近隣の施設の方々にボランティアとして協力いただき，詳細な仕分け作業を行った。支援物資の流れを図 6 に示す。

必要物資種別については，東日本大震災でも経験したのと同様に必要物品の偏りがみ

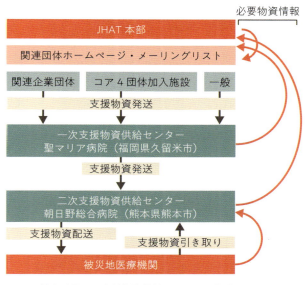

図6 熊本地震での支援物資供給センターの物流

られた。その都度，現地の情報をフィードバックして調整した結果，若干の遅れは生じたものの，有効に物資支援を行うことができた。5月9日に閉鎖するまで，搬入搬出総量は1,949箱にものぼった。

3．熊本地震におけるJHAT支援活動の反省

1）業務支援要請に関して

業務支援部隊はボランティアであるので，自己責任・自己完結で行動するのが基本となるが，一般的な災害ボランティアとは業務内容が異なる。

比較的長期（週単位）に滞在するため，衣食住の確保が必要になる。なかでも宿泊に関しては，ホテルなどの宿泊施設が不足していたこともあり，確保が困難な状況も多くあった。

支援を要請する側では，適切な宿泊環境を提供する責任を感じ，支援が必要にもかかわらず，要請に踏み切れなかった施設があったとの声も聴く。

今後は自己完結の意味を整理し，有効な業務支援が行えるよう，整備していかなければならない。

2）保障

視察部隊および業務支援に就いていただく方々については，一般的なボランティア保険に加入した。しかし，これらは業務中の医療事故に対応できないため，医療事故などに特化した責任賠償保険の事前加入者を優先して派遣した。

併せて労災保険の適用を期待して，ボランティア保険および責任賠償保険と併せた3

種の保障で万全の体制で臨むことを目指した。しかし，労災保険は所属施設の業務命令が必要なことが大きな障壁となり，適用が困難であった。今後は行政のバックアップも見据えて，それぞれの保障の程度を詳細に検討し，有効な保障を確保した形で業務派遣ができるように検討していく。

3）交通手段

今回ボランティアは，全国各地から158名にものぼる登録をいただいた。これらのなかからできるだけ被災地に近い方々を選抜して順次派遣したが，遠方の方々も多く派遣した。ボランティアは自己完結を基本としているので，できる限り近い地域から自家用車で現地入りしていただくのが最も効率的であると考えたが，遠方の方は公共交通機関を利用し，被災県もしくは隣県の最寄駅・空港からレンタカーでの移動を余儀なくされた。被災地には支援部隊だけでなくマスコミ関係も集中したので，レンタカーの確保がままならず，支援要請施設へ赴くのに少なからず支障をきたした。一部はマイカーを所有する方と遠方から参加する方の乗り合わせで対応したが，交通手段の事前確保も重要な課題であることが明らかになった。

4．必要な支援物資の把握

支援物資供給センター開設と同時に，東日本大震災の実績をもとに必要物品などを指定して提供者に依頼した。これらの情報を事前に伝えたことにより，効率的な物資供給ができたが，それでも時間の経過とともに必要物品も変化した。これらは，要請施設や物資供給センターから情報をフィードバックすることにより，本部から再度提供者にその内容を伝えた。

最低限に必要な物品は共通するが，季節，被災地域，または被害状況により異なるので，現場の声を交えた応用性のある選択が有効な支援につながるものと思われる。

■ 地域（都道府県）の災害支援活動

1．兵庫県透析医会の災害支援活動[1]

兵庫県では透析医会が中心となり，県の透析医療にかかわる災害対策を進めている。

兵庫県の災害拠点病院は10地域18施設あるが，これらの施設は災害時の医療全般にかかわるため，透析医療への対応は別に考える必要がある。そこで兵庫県透析医会では，災害拠点病院とは別に県下の透析施設を新たに11エリアに分け，各エリアに情報を統括する拠点施設を21施設配置した。これらの施設の主な役割は各エリアの情報統括であり，被災状況によって地域のキーマンの役割を担う。

また，これらの組織のなかで，平時の活動として災害支援船の運用に関する事業を兵庫県臨床工学技士会などの多団体と，合同対策委員会として各担当者により進めてきた。

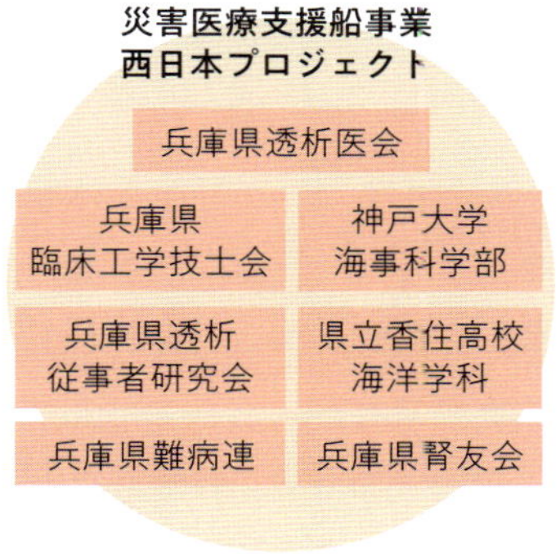

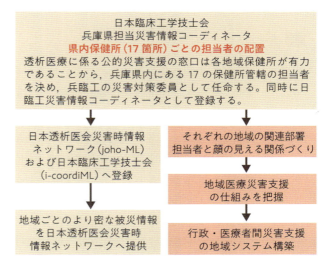

図7　兵庫県透析災害対策合同委員会

図8　兵庫県臨床工学技士会災害情報コーディネータの役割

　船を用いた患者搬送は，2005年から3年間，日本財団の助成を受けて，「災害時医療支援船運用計画策定と実施」事業として日本透析医会が行ってきた。その後，日本財団の助成終了を機に兵庫県透析医会が事業を引き継ぎ，災害時医療支援船‐西日本プロジェクトとして現在も継続している（図7）。

2．兵庫県臨床工学技士会の災害支援活動

　日本透析医会が運用するホームページ上で被災状況を集約する情報伝達ページとともに情報共有手段のもう一つの柱であるメーリングリストには，医師だけでなくコメディカルスタッフを含めた透析医療関係者・関連メーカー，および厚生労働省や都道府県の医療関連部課の担当者などが登録されている。そのなかで，情報伝達においてさらに精度の高いシステムを構築するために，組織網が全国47都道府県すべてに網羅されている日臨工がその一翼を担うこととなり，災害情報コーディネータを47都道府県すべてに配置した。現在は各都道府県2～3名の登録数であるが，限局された地域での災害には各都道府県2～3名では対応が難しいと考え，県内を17エリアに分け，それぞれの情報を集約する担当者として災害情報コーディネータを配置した（図8）。

　これら災害情報コーディネータの役割は，現在のところ担当地域の情報集約に限定して，県内保健所（17カ所）管轄地域ごとに配置している。透析医療にかかわる公的災害支援の窓口は各地域保健所が有力であることから，今後は県透析医会と連携して，インフラに関する手配．また支援透析に関する対応についても，その役割を担うべく地域行政との関係づくりを推し進めていく。

おわりに

　今般，南海トラフの活動による大地震が高い確率で発生することが懸念されている。また，阪神・淡路大震災以降の地震の発生経過から推察しても，地震は日本国中どこでも起こりうると考えるべきである。また台風などの豪雨や豪雪による災害が本年頻発したことからも，広域災害発生時において組織的支援は重要である。

　日本透析医会および日本臨床工学技士会などの全国組織に加えて，各都道府県単位の組織作りが重要であり，今後は組織的支援活動を円滑に行えるように体制を整えていかなければならない。

正解は ....
- A1.　公益社団法人日本透析医会
- A2.　東日本大震災
- A3.　日本災害時透析医療協働支援チーム「JHAT」

文　献

1) 森上辰哉, 他. 災害に学ぶ－過去から(1)1995年阪神・淡路大震災, 2004年台風23号による水害. 臨牀透析 2006；22：1477-1482.
2) 小井土雄一, 他. 東日本大震災におけるDMAT活動と今後の研究の方向性. 保健医療科学 2011；60：495-501.
3) 厚生労働省防災業務計画. 平成13年2月14日厚生労働省発総第11号制定(最終修正)平成29年7月6日厚生労働省発科0706第2号修正.
4) 武田稔男, 他. 災害時情報ネットワーク会議と情報伝達訓練実施報告. 日透析医会誌 2001；16：328-355.
5) 森上辰哉. 公益社団法人日本臨床工学技士会の災害対策への取り組み. Clin Eng 2018；29：815-822.
6) 森上辰哉, 他. 東日本大震災における透析関連医療施設への支援物資供給とボランティア派遣活動. 日透析医会誌 2011；26：509-517.
7) 宮城県透析医会（編著）. 3.11東日本大震災透析医療確保の軌跡～その時我々は～. 宮城：宮城県透析医会，2012.
8) 森上辰哉. 体験からまなぶ透析室の災害対策 Ⅳ-4. 共助体制：日本透析医会・JHATとの共助. 透析ケア 2017；23：46-49.
9) 森上辰哉. 熊本地震におけるJHATの支援活動. 日臨工技士会誌 2016；58：28-32.

読めば自ずと見えてくる！ 透析 × 環境 の捉え方

災害対策
―被災を想定した平時の対策（BCP）と発災後の対応マニュアル―

宮崎　真理子，小松　亜紀，加藤　政子，小林　淳，佐々木　俊一

Q1.　災害時の透析医療を継続するときに事前対策が必要な脆弱性の課題は？
Q2.　大災害に備えて日頃から患者に指導しておくことは？

▷正解は最後に！

key words ▶▶　災害対策，BCP，重要業務，脆弱性課題，情報管理

はじめに

　透析医療は1963年に健康保険適用となり，患者数が伸びてきていた1978年に，宮城県沖地震（マグニチュード7.4，最大震度5）が発生した。これはわが国の50万人以上の人口をもつ都市が経験した初めての都市型地震災害とされる。災害時には透析医療のシステムが容易に危機に陥ることが明らかになった大災害でもあった。以後の幾度もの大地震のみならず，近年は豪雨もこれまでにないレベルの激甚災害を各地にもたらしている。将来，首都直下地震や南海トラフ巨大地震が発生した場合，災害の質や規模は東日本大震災と一部に共通，一部は異なるものの，甚大な被害が懸念されている。もはや，透析医療が影響を受ける災害はいつでもどこでも発生すると認識すべきである。医療従事者は災害からの復旧復興を遂げるために必須で貴重，しかし有限な存在である。自らの安全確保，そして業務が継続できるよう，物心両面での備えはどうすべきかを考えなければならない。

　わが国の透析医療は，日本透析医学会施設会員施設数の47.4％，透析患者数の53.2％を私立の診療所が担っているが[1]，災害時の「被害を最低限に，透析医療を中断しないこと，もしくは最速で復旧を遂げるために平時に備える計画」，災害後は「最大多数に最善の医療を（限られた資源で）行うための行動マニュアル」は，施設の運営母体や規模にかかわらず必要である[2]。支援救援を行う側になっても受ける側になっても災害に強い

透析施設，透析医療者になって災害を克服するために何をすべきかを本稿でまとめる。

平時の備え，防災・事業継続計画（BCP）が医療で必要とされてきた経緯

　災害時に機能を停止した場合に，住民の生命や生活に大きな影響を及ぼす事業は多数あるが，医療もその一つである。しかし，人的被害・ライフラインの途絶などが発生することにより，すべての業務（医療機関では医療）を通常と同様に遂行することは困難となる。業務の中断とその影響を小規模，短期間にとどめるために，平時に行う災害対策が事業継続計画（business continuity plan：BCP）の作成である[3]。医療の分野でBCPの策定が検討され始めたのは2011年の東日本大震災の教訓からで，2016年の熊本地震では多数の医療機関が一度に被災して，患者の搬送など被災地の医療に混乱が生じた。その教訓をもとに，2017年3月，災害拠点病院の指定要件にBCPの整備が盛り込まれ，「被災後，早期に診療機能を回復できるよう，業務継続計画の整備を行っていること」と「整備された業務継続計画に基づき，被災した状況を想定した研修及び訓練を実施すること」が厚生労働省の通達に記載されるに至った[4]。冒頭に述べたように，透析医療自体が災害に弱いため，災害拠点病院でなくとも，災害に備えてなんらかの事前の対策を考えている透析施設は多い。医療機関の機能や運営体制に沿ってBCPとして形を整えることを目指せば比較的取り組みやすいものとなる。実際に発生した大地震をみても，熊本地震や大阪北部地震のような直下型と東日本大震災をもたらした海溝型巨大地震では被害の質が異なる。また，2018年の北海道胆振東部地震では道内全域が停電の被害に見舞われ，情報収集や透析実施に困難をきたした。いずれにしても，インフラの被害，物流や情報が途絶することは，個々の施設の損壊がなくとも透析の実施には大きな障害となる。災害後の活動では，たとえBCPがあったとしてもそれが完璧であることはあり得ないと認識し，不完全であってもBCPを作成してみる際に課題が抽出できることが重要である。

BCP の目的

　BCPの目的には次のようなものがある。
　①職員を守る，②病院を守る，③中断による影響度，需要の増大ないしは減少を評価する，④復旧時間の目標をたて，目標達成のための準備を考える，⑤最適な物資の備蓄と補給体制をあらかじめ確認，確保する。

■ 職員や病院を守る

　被害と危機事象の想定の第一歩として地方自治体の防災に関する資料などから，活断層や，津波や洪水のハザードマップなどで自院の立地状況を確認する。施設のハード面での対応は，透析室の実務者が行う対策の範疇から外れるかもしれない。医療システム，医療機関の施設設備，人的被害，医療への直接的な影響は医療者と施設設備の担当者がともに想定する必要がある。

■ BCP を作成する工程

①BCP を作成する工程では，災害が発生しても優先して実施しなければならない重要業務を抽出し，発災から実施までの目標時間を定めてみる。

②目標時間に重要業務を遂行するため，具体的な行動計画を作ってみる。行動計画が可視化されればそれに必要となる人員，物資がみえてくる。これが災害対応マニュアルである。1 例を**表 1**[5]に示す。

③重要業務の抽出の過程で，その重要業務において脆弱である部分，つまり事業継続の妨げになりやすい要素が可視化されることになる。脆弱である部分に対して事前に行うべきことを自由に意見を出し合い，進捗を一覧にしてみる。1 例を**表 2**[5]に示す。

④透析医療の中断の影響は患者の生命の危機として現れる。限定的な台数で多数の患者に透析を行い，患者は食事や服薬に注意をして，透析回数の間引きと時間短縮で過ごしながら，不自由な生活や不十分な食料で復旧を待つことが求められる。透析医療の事業継続における脆弱性の一つは，この点を理解していない患者からは協力が得られないというリスクである。透析医療が災害時にどのような影響があり，中断リスクがあることを患者に理解をしてもらうこと，患者が自らこのリスクを少しでも軽減できるようにするためにどうすればよいか，を患者に正しく伝えることも重要な BCP といえよう。透析ができなくなった場合の，かかりつけ施設との連絡方法，日頃からカリウム(K)や塩分を過剰に摂取をしない，定期薬を中断した場合の問題点やお薬手帳を携帯するなど，患者自身が身を守るために何をすべきか，患者の行動に関する教育を行う[6]。

⑤発生から 72 時間程度経過したところで災害救援活動が本格化する。せっかくの支援を円滑かつ最大限活用するためには，支援を受けるための備え(受援計画)も BCP の一項目である。支援物資が届いたときの受け入れスペースとその見取り図，部外からの救援者に依頼する業務内容の抽出，これらの救援を統括する職員を診療チームの誰にするかなどがそれにあたる。

表1　重要業務の抽出／時系列による重要業務，脆弱性課題の抽出と行動計画の1例

重要業務（脆弱性課題）	維持透析(実施困難，移動困難)	患者の安全確保(直接被害，実施困難による危険)	情報管理，地域の施設被災状況の収集(情報途絶)	支援透析(平時より多くの資源が必要)
直後	アクションカードの通り	アクションカードの通り	ラジオ，各種情報ツールで情報収集を開始する	
1時間	部署被災状況を災害対策本部に報告。職員の内部対応における役割分担を決定する	患者所在を災害対策本部に報告		
3時間	本日治療を再開するか，明日以降にするか決定する	エレベーター運転確認。帰室，帰宅させるかどうか決定する	情報発信：日本透析医会災害ネットワーク 情報発信と収集：MCA無線や障害のない通信手段を用いる。災害医療コーディネーターは県の災対本部へ	
24時間	維持透析患者で被災，入院治療を要する他院患者を受け入れる。必要最低限の透析を最大多数に実施する体制を作る	安否の報告を受け入れる。カリウムキレート薬の配布。前回透析から時間が経った患者から順に実施する	同じ医療圏，あるいは市内の透析施設と，直接，または行政の災害対策本部や透析施設ブロック代表を通じて安否確認の第一報を得る	支援透析を受け入れる場合のチームリーダー，チームメンバー，交代体制構築
72時間	通常の透析件数を実施するまでに復旧	安否不明者のリストアップ。4時間週3回ペースでの治療	県内全施設の被災状況，復旧の進捗を把握する	稼働困難な施設からの患者を受け入れる
1週間	入院中の患者が通院を予定している医療機関の復旧状況を確認。新規入院患者の治療	薬剤の供給が再開し，処方の制約がなくなる	同上	同上
2週間	災害後の環境に関連した透析患者の内因性疾患への対応を診療科と協働で行う	定期検査で評価。定期注射の再開。併発症の早期発見，早期治療	復旧困難な医療機関の把握	復旧困難な医療機関の患者の受け入れ先を調整する

災害の発生によって一定時間中断すると重大な結果をもたらす重要業務を抽出し，中断してから再開までの目標時間を検討する。再開までの目標時間がゼロというのは中止不可の業務である。

(東北大学病院，2017)[5]

災害対策マニュアル

　筆者は国立大学病院のなかでも最大規模の1,000床以上を有する医科歯科総合病院で災害拠点病院に所属している。当院の災害対策マニュアルは2018年度に改訂を行っているが，災害対策マニュアルの基本骨格は医療機関の機能や災害の状況がどのようなものであっても大きく違わないため，自施設の事情に沿って策定するとよい。

1. 災害対策の基本方針

災害対応基本方針

　この項目は，災害対応において，設備や医療機能の面から，災害時には高い確率で支援を受ける側になると想定するか，壊滅的な災害でない限りは透析を継続して支援をする側になる可能性が高いかの判断をスタートにして基本方針を示す。すなわち「何ができて何ができないか」を基本方針で方向性を示し，次項の災害対応活動につなげていく。

346　読めば自ずと見えてくる！ 透析 × 環境 の捉え方

表 2　脆弱性課題への対策と進捗管理の 1 例

脆弱性課題	事前対策	進捗	完了
透析装置の損壊リスク	透析水処理装置をボルトで固定する。フレキシブルチューブで配管する。監視装置のキャスターをロックしない	済	完了
維持透析物資欠乏	①血液透析に必要な物品を装置台数の 6 倍を目安に在庫，備蓄する ②事業者への連絡先住所録の所在を共有する。担当者や連絡先の最新情報を定期的に確認する ③カリウムキレート薬を在庫しておく	済	①X 年 Y 月完了 ②継続的に取り組み ③有効期限に注意
医師，職員不足リスク	①透析部門を経験する職員を増やすため，広く多くの職員を短期間でも配属する ②災害時に他部署から応援要員を得る （A：透析医療の専門的知識や技能をもつ職員，B：汎用性の高い業務に従事する職員数）につき，部門で必要とする人数と従事可能な職員を把握する	①継続中 ②医局，看護部，臨床工学部など各部門との協議のなかで，必要とされるスキルについて検討中	①継続的に取り組み ②未
非常用通信手段の使用が未習熟。情報管理の指揮系統の混乱，不正確な情報の拡散	①非常用通信手段の技術の進歩やコストを鑑みて継続的に見直す ②通信機器のメンテナンス ③通信機器の操作体験，訓練 ④県内の透析施設の緊急連絡網構築	①現状維持 ②月 1 回，発信可能か確認 ③透析施設間での訓練に参加 ④済	継続的に取り組み，更新する
断水	給水支援を受ける場合に口径や容量，車両の通路などの伝達内容を明記した書類を作っておく	済	完了
停電	情報ツールの電気を確保すること（乾電池やバッテリー）。装置を動かすための自家発電装置は設けず，商用電源の復旧を待つ	済	X 年 Y 月完了
飲料水，食料不足	職員用の飲料水，食料の備蓄	検討中，当面は自己調達，備蓄を推奨する	未
交通途絶	徒歩等で登院できる職員のリストアップ。自主登院の基準（災害の規模，時間帯，移動時の安全，家庭の事情など）を明文化する。患者の通院手段の事前把握	済	継続的に取り組み，更新する
支援を有効活用できない	給水支援（上記），周辺の危険な場所（川，海岸，崖など）を地図で確認し，より安全な道順を示せるようにする。支援物資の院内配置場所を示した見取り図作成。応援者に委託する作業内容を決める	未着手	未

災害後に重要業務を継続をめざしたときに，支障をきたしやすい点（脆弱性）を抽出し，事前にどのような対策をとることが有効かを考え，対策の進捗管理をしながらブラッシュアップをしていく。　　　　　　　　　　　　（東北大学病院，2017）[5]

　できるはずであったことができなくなる，できないはずのことを課される，などは当然ながら想定外である。しかし，できないはずだったことが発災後の医療ニーズとして大きい場合には，最大多数に最善の医療をというコンセプトにしたがって，被災や復旧の状況を迅速に判断しながら想定外の活動をする柔軟性が必要である。

2. 災害対応の実際

　この項目では，医療機関，職員全体の初動対応，特に通常業務から災害モードへの業務形態の切り替えにあたって災害対策本部設置などを定める。われわれの透析室で作成した発災から 60 分のスタッフ用アクションカードを参考に示す（図 1）。具体的に直後

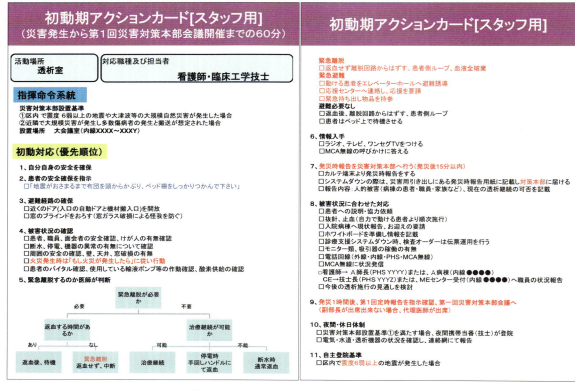

図1 スタッフ向けアクションカードの1例
行動を1枚のカードにしたもの。各自携帯するほか，見えやすい場所に掲示している。役割によって医師用，リーダー看護師用，スタッフ用の3種類を作成している。

に誰が指揮し，誰が何をするかを迅速に決定するために有用である。発災時に院外にいた職員の招集や自主登院は，職員や家族の安全を第一に登院できる場合と定めている。われわれの施設では医師用，スタッフ用それぞれカードサイズにまとめている。

3．院外医療支援

当院の場合は，医療救護班の派遣要請を受けた場合に班員の決め方，派遣，活動にあたっての指揮命令系統を定めている。

透析医療であれば，医療機関連携として，同じ地域，あるいは医療機関グループのなかで，支援要請を受けた場合の組織の指揮命令系統，つまり，誰が要請の諾否の判断をするかに始まり，誰が実務を担うかなどのフローを定める。

4．職員への対応

職員は医療機関が医療を継続するために最も大切な存在である。一方で，被災地の一住民でもあり，自身が被災している場合がある。また，災害時には医療の需要は増える

表3 災害時の医療に従事する人々が注意すべきこと

1. 72時間を過ぎる頃から医療従事者に現れてくること ① 業務に過度に没頭する ② 思考力の低下 ③ 集中力の低下 ④ 作業効率の低下
2. 医療従事者が陥りやすい危険 ① 業務量は有限にもかかわらず平時と同じレベルを求めてしまう ② すべてを解決できるわけではないにもかかわらず, 問題の多さに圧倒され, 何から着手してよいか優先順位がわからなくなる ③ 業務内容の曖昧さ, 本来の目的がわからなくなる ④ 休憩を返上して疲労が溜まっても周囲の雰囲気に気を遣い, 体調が自己管理できなくなる ⑤ 1～4の結果, ストレスに圧倒され, 周囲にマイナスの影響を与える

災害時に医療に従事する者は大きなストレスにさらされている. 心身を健全に保ち, 災害対応に当たるために注意点をまとめた. 東日本大震災の直後に東北大学病院の災害対策本部から発せられた資料である.

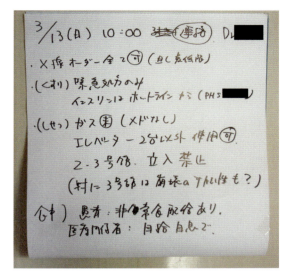

図2 東日本大震災後の災害対応における情報伝達の例
（出典：東北大学病院血液浄化療法部）

が, 供給力が低下する. 被災, 通院困難, あるいは家族の育児や介護が必要な職員など, 就業困難な職員が発生することを想定すると, 従事が可能な職員の負担が大きくなりやすい. 前述のように直後の自主登院の基準に沿って人的資源を確保し, そのなかで可能な活動を行う. 災害の規模が大きい, 災害対応活動が広範, 長期化する場合には, 災害対策本部の機能として多くの職員を招集する決定を行い, 交代要員の確保も必要となる. 災害後に医療に従事すべき事項を表3に示す.

5. 平常時の備え

別途, BCPとして前述したとおりである.

6. 災害発生時の記録

活動記録は事後検証の資料などを確保するためにも大変重要で, 災害対応活動を可及的積極的に記録する. リーダーは記録の役割を確実に遂行する人を指名する. 手持ちの紙を使い, 何時に誰からの情報で, 何を伝えるためかを明記して記録する（図2）. ホワイトボードの記録は消す前にデジタル画像に残す. 時系列記録は複数の部署を有する医療機関の災害対策本部, あるいは非常用連絡網の担当者担当部署では必須である. 電話対応や記録担当者の情報管理の力量が災害対応の質を大きく左右するといっても過言ではない.

おわりに

　平時に災害に備えるにはどうすればいいのか，災害対策の専門家でもなく，被災経験のない多くの透析医療従事者にとっては実感がないのは当然である．しかし，われわれの事業を顧客とする事業者がそれぞれの BCP に取り組み，われわれにとって顧客ともいえる患者が日常的に自分の体調管理に真摯に取り組んでいることは，施設が策定したBCP とともに透析医療の継続に困難をきたした場合に大きな力となる．医療機関，行政，医療機器や医薬品の事業者，そして患者との協働によって透析医療はこれまでも災害を乗り越えてきたし，これからも乗り越えることができると確信している．

正解は....
- A1.　「装置損壊」，「物資欠乏」，「勤務する職員」
- A2.　透析ができなくなる理由を理解してもらう，カリウムや塩分を過剰摂取をしない，定期薬を中止したときの問題点

文　献

1) 日本透析医学会統計調査委員会．わが国の慢性透析療法の現況（2017 年 12 月 31 日現在）CD-ROM 版．表 62, 2018.
2) 人見友啓，他．透析クリニックにおける BCP 策定．日血浄化技会誌 2017：25：179-181.
3) 堀内義仁．医療機関における「BCP マニュアル」作成の基本．Jpn J Disaster Med 2015: 20: 179-183.
4) 厚生労働省．災害拠点病院指定要件の一部改正について（平成 29 年 3 月 31 日）．（医政発 0331 第 33 号）．https://www.mhlw.go.jp/web/t_doc?dataId=00tc2601&dataType=1&pageNo=1
5) 東北大学病院．防災・業務継続計画　第 1 版．2017. https://www.hosp.tohoku.ac.jp/pc/pdf/bcp1.pdf
6) 宮崎真理子．透析患者の災害時における対応・対策はどのように行いますか？　臨牀透析 2018：34：924-927.

読めば自ずと見えてくる！ 透析 × 環境 の捉え方

Magnetic resonance imaging を用いた慢性腎臓病の評価法

井上　勉, 小澤　栄人, 岡田　浩一

Q1. MRI で慢性腎臓病（CKD）のどんな病態が評価可能？
Q2. Arterial spin labeling（ASL）法の利点はなに？
Q3. CKD の腎機能予後予測に MRI は有効？

▷正解は最後に！

key words ▶▶ Functional MRI，線維化，低酸素，BOLD 効果，拡散強調画像

はじめに

　今，MRI（magnetic resonance imaging）を用いた腎臓の新しい評価法が世界的に注目されている。NDT 誌（Nephrology Dialysis Transplantation：欧州腎臓学会 / 欧州透析移植学会の機関誌）は 2018 年に特集号を編集し，同分野における欧州の地位を確固たるものにせんとしている[1]。現在は標準的といえる撮像法や評価法もなく，各施設が「手作り」で検査や解析を行っている段階ではあるが，既に慢性腎臓病（chronic kidney disease：CKD）治療に関する臨床研究では，採血や採尿に加えて MRI による治療効果判定を評価項目にあげるプロトコールも報告され始めた。今後は，非侵襲的な腎臓の評価法として，広く，そして恐らく急速に臨床現場に導入されると予想され，腎臓・透析領域にかかわる医療者にとっては必要な知識となる可能性が高い。

　本稿では，MRI を用いた新しい腎臓の評価法（形態だけではなく腎臓の機能的側面を画像化することから「functional MRI」ともよばれる）について，それらが求められるに至った学術的背景，現時点で代表的な撮像法とその原理，さらに各撮像法の臨床的意義について概略を示したいと思う。

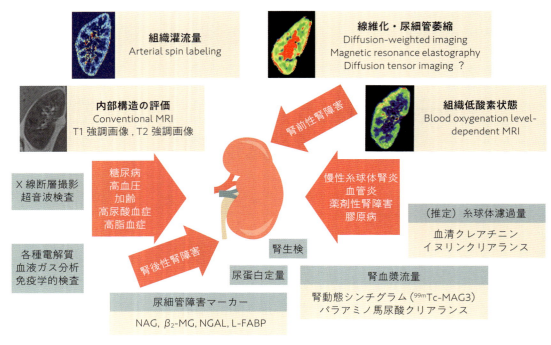

図 慢性腎臓病（CKD）の原因と種々の評価法のまとめ
NAG：N-acetyl-β-D-glucosaminidase，β₂-MG：β₂-Microglobulin
NGAL：Neutrophil gelatinase-asociated lipocalin，L-FABP：Liver-type Fatty Acid Binding Protein

CKD の進行機序と従来の評価法

　日本の透析医療は，患者も含めた関係者の不断の努力で世界に誇れる良好な生命予後を達成している。2017 年の調査では，腎不全は日本人の死因の第 8 位であり，腎移植の割合が少ないことが話題にはなるものの，経済的・地理的要因が障害となって腎代替療法が受けられないという状況は，国内では例外的と推察される。しかしいうまでもなく，自己腎機能がなるべく長く維持され，腎代替療法の導入を一生免れることが，腎臓・透析医療の究極の目標である。また，腎機能の低下は，免疫不全や動脈硬化症の原因となる。つまり CKD は，脳・心血管疾患や肺炎の罹患リスクを増大させる重大な基礎病態であると考えられており，これらを含めると「CKD 関連死」は悪性腫瘍をも凌ぐ割合となる。以上の理由から，健康寿命を延ばすためには CKD 対策が必須と考えられている。

　CKD の進行過程に関しては多くの優れた基礎，臨床研究成果があり，糸球体硬化，尿細管の萎縮や間質線維化の機序が明らかとなっている。種々の液性因子は原尿，間質液あるいは血液中から尿細管上皮細胞を活性化し，時に尿細管上皮細胞はその性質を変化させ，慢性炎症巣の形成や細胞外基質の過剰産生を生じる。機能ネフロン数の減少や間質の線維化は，腎血流の低下と低酸素状態を惹起し，さらに悪循環は加速，腎臓は不可逆的に機能を失う。

　最近では，バルドキソロンメチルといった CKD の病態に立脚した治療薬の開発が進

められ，今後はCKDを治すことが可能となるかもしれない。しかし，現在のCKD治療にはkey drugがない。CKDの進行リスクと考えられている周辺病態（高血圧，高脂血症，高尿酸血症，腎性貧血）の改善と，減塩を中心とした食事療法を併用した「内科的集学的治療」が中心的役割を占めるが，残念ながら進行例では効果的な治療法とはいえず，進行の高リスク群（rapid decliner）を的確に選別し，なるべく早期から治療介入を行う必要がある。CKD進行に対する治療効果判定は，クレアチニンの逆数や推定糸球体濾過量（eGFR）の推移を年余に渡って記録し，その傾き（年次の悪化速度）の変化を評価することがゴールドスタンダードであるが，数年の経過観察を要する。そこで尿蛋白量の変化がサロゲートマーカーとして重用されてきた。尿蛋白量と残腎機能を指標にして治療方針を決定するやり方は，特に慢性腎炎やネフローゼ症候群の診療には重要な役割を果たした。現在の治療体系を構築した先達のnephrologistの功績は大きい。

■ CKDの病態を評価する必要性とは

　近年，末期腎不全に至る原因疾患として慢性糸球体腎炎の割合が減少傾向にある一方で，糖尿病性腎臓病（diabetic kidney disease：DKD）は依然として首位を占め，高血圧症や加齢を原因とする腎硬化症の割合は増加傾向となっている。米国で行われた大規模な観察研究の結果によると，血圧，血糖，脂質管理といった抗蛋白尿療法（蛋白尿を減らす治療）が広く浸透することによって実際に蛋白尿は減少したが，必ずしも腎機能低下症例の割合は減少していないことが明らかとなった[2]。観察研究であり因果関係は不明であるものの，DKDや腎硬化症においては，顕性蛋白尿を欠いたまま腎機能が低下する例が以前より知られており，診療上の印象を裏付ける結果となった。それらの症例に腎生検を行うと，糸球体障害よりもむしろ尿細管間質障害，つまりは細動脈硬化症や間質線維化が病態の主座であることが判明し，蛋白尿の多寡と腎機能が乖離している理由が明らかとなった（糸球体病変と比較して，尿細管間質性病変は蛋白尿を生じ難いが，後糸球体血流の制限などから腎機能低下を生じやすいため）。

　今後，腎臓・透析専門医にとって主たる治療対象となるDKDや腎硬化症の治療のためには，尿蛋白・沈渣といった尿検査や，クレアチンおよびシスタチンなどの腎機能マーカーに加え，病態に立脚した新規のCKD評価法が求められている。これまでに，尿中プロコラーゲン定量が腎線維化程度を反映するという報告や，尿細管障害マーカーの一部がDKDの予後予測に有効であることが知られており，有用なバイオマーカーの開発は，腎臓分野で注目を集める研究領域の一つである。CKDの進行機序と想定されている線維化や低酸素状態，組織灌流量の低下といった病態そのものを非侵襲的に評価し，現在は判別が困難であるCKD進行リスクの高い患者を早期に診断できれば，適切な治療介入を行うことでCKDの進行抑制を介して，末期腎不全への進展および脳・心

Magnetic resonance imagingを用いた慢性腎臓病の評価法　**353**

血管疾患のリスクを削減可能となるため，臨床的には非常に意義深い。以上のような学術的背景から，われわれは MRI を用いた CKD の評価法について検討を始めた。

MR 装置の高磁場化が腎 functional MRI の撮像を可能にする

腎疾患の診療には腎生検や各種画像検査が重要であるが，従来から形態評価に用いられている MRI の T1 強調画像，T2 強調画像は軟部組織間コントラストの良好な画像であり，腎内部構造の詳細な評価が可能である。皮質 - 髄質境界や小さい嚢胞が明瞭に観察できるだけではなく，腎機能の低下に伴って実質厚，皮質厚が薄くなり，皮髄コントラストが減弱することは古くから知られていた。また現在，静磁場 3.0 テスラの magnetic resonance（MR）装置の臨床導入から 10 年以上が経過し，臨床機として多くの医療機関で稼働するに至っている。MR 装置の高磁場化の恩恵は画像の精細化のみではなく，従来は一部の研究機関でしか実施できなかった種々の撮像法を，ヒトを対象に臨床検査として施行可能になる点にある。そのなかには，撮像原理や先行する分野での研究結果から，CKD の病態評価にも有望と考えられる撮像法がある。これまでに報告数が多いのは blood oxygenation level–dependent（BOLD）MRI であり，組織酸素分圧の非侵襲的評価法として期待されている。拡散強調画像（diffusion weighted image：DWI）では apparent diffusion coefficient（ADC）値（見かけの拡散係数）のほか，非等方性拡散に注目した diffusion tensor imaging（DTI）や，定量値である fractional anisotropy（FA）値に関する報告も増加しており，これらの指標は腎線維化や尿細管などの微小構造の変性を定量的に評価できる可能性がある。さらに，血流を磁気的にラベルして内因性トレーサーとして用いる arterial spin labeling（ASL）法に関する研究も盛んである。2018 年秋の米国腎臓学会では，preliminary な検討ながら，MR elastography で自己腎を評価した結果も報告された。

BOLD MRI

脳の活動部位では血流が増加するため oxyhemoglobin と deoxyhemoglobin の相対比が変化するが，両者は T1，T2 特性に差違があり MR の信号に変化が生じる。これを BOLD 効果と呼ぶ。脳生理学の分野で BOLD MRI は，特定のタスクを課した際に活性化される脳局所を画像化する functional MRI として，広く臨床・研究に応用されてきた。本法で初めて腎臓を評価した結果が 1996 年に報告された[3]。BOLD 効果の影響を最も反映する T2* 強調画像を利用して腎臓を評価し，髄質ではフロセミド投与後や大量飲水後に T2* relaxation rate: R2*（＝ 1/T2*）が減少することが明らかにされた。Deoxyhemoglobin 割合の減少を捉えた変化で，同部位における血液酸素化の改善を示し

ていると考えられている。正常の腎臓では薬剤負荷以前から皮質は髄質より酸素分圧が高く，フロセミドや飲水負荷後にも変化が乏しかった。これまで種々の報告から予想されていた腎実質内の酸素分圧や生理機能の差違を，MRI という新しい方法で再確認する結果となった。2006 年には飲水負荷後の腎移植患者と健常者計 15 症例について，R2* 値と ADC 値，血清クレアチニン値と ADC 値に有意な相関があることが報告された。R2* 値が一過性の酸素化状態の変化を相対的に評価するのみではなく，腎機能や血行動態が安定した状態における酸素化状態の差異も評価しうる可能を示した最初の報告となった。

DWI

　DWI は水分子のブラウン運動の度合いを画像化したものであり，定量化した指標を ADC 値 =「見かけの(水分子の)拡散係数」とよぶ。急性・慢性の腎臓病を含む 15 症例を対象にした調査で，健常人と比較して ADC 値が低下することを明らかにした 2005 年の報告が最初である[4]。CKD 症例を対象にしたわれわれの検討でも，ADC 値は eGFR，^{99m}Tc-mercaptoacetyltriglycine(MAG3)で計測した腎血漿流量，および腎生検で評価した間質線維化程度に有意に相関した。さらに非 DKD 症例では，腎の長径，T2* 値とも相関があり，線維化が進行した萎縮腎では低酸素状態に陥っている可能性が示唆された。このように DWI の ADC 値は，腎線維化の指標として有用である可能性が高い。
　DWI を基礎に，水分子の自由拡散を規制する強さ(tensor)を画像化する方法を DTI とよび，FA 値は異方性拡散の定量的な指標である。DTI を視覚的に評価する方法は複数あるが，tractography では脳白質の神経線維の走行を模した画像が得られ，神経線維に沿った水分子の拡散制限が視覚化された結果とされる。腎臓の FA map では皮質より髄質が高値であり，直線的に整然としている尿細管や脈管が影響していると考えられている。一方，移植腎や慢性糸球体腎炎の症例では，GFR の低下に伴い ADC 値，FA 値が低下することが報告され，糸球体硬化や間質線維化の程度と有意な相関が認められている。DKD では，GFR の低下がない症例でも，髄質の ADC 値，FA 値に有意な低下が認められ，早期腎症の診断に有用であるとする報告もある。

ASL

　MRI による灌流測定はガドリニウム造影剤(外因性トレーサー)の投与による方法と，対象臓器に流入する血流にパルスを照射して磁気的に標識し，内因性のトレーサーとして用いる ASL 法に大別される。ガドリニウム造影剤は造影効果が高く，ヨード系造影剤と異なり少量の投与で済むことから，以前は CKD 患者にも必要に応じて使用されてきた。しかし，腎性全身性線維症(nephrogenic systemic fibrosis：NSF)が注目を集め

Magnetic resonance imaging を用いた慢性腎臓病の評価法　**355**

て以降，使用対象は大幅に制限された。外因性トレーサーを用いない ASL 法は，CKD 患者を対象とした MR 灌流画像を得るのに適した方法であるが，signal-to-noise ratio が低く，撮像にも長時間を要した。しかし静磁場 3.0 テスラ MR 装置の導入により，腎臓でも臨床の現場で撮像可能となっている。他の撮像法と同様，論文数は年々増加傾向にある。16 例の健常者を対象に造影剤を用いる dynamic contrast-enhanced 法と ASL 法を比較した検討では，灌流量の測定結果は両者に差異はなく，再現性に関しては ASL 法のほうが良好との結果であった[5]。また，98 例の移植症例を対象とした検討では，ASL 法で測定された組織重量当たりの灌流量と eGFR には有意な相関を認めている。内因性トレーサーを用いる本法は，他の functional MRI と同様に，急性腎障害（acute kidney injury：AKI）の病態把握にも有用である可能性がある。

■ DKD・CKD 症例における低酸素状態の意義

慢性糸球体腎炎や腎硬化症では，腎機能（GFR），DWI の ADC 値（線維化の指標），BOLD MRI の T2* 値（低酸素状態の指標），以上の 3 者はすべてが相関して変化する。一方，DKD では，GFR と ADC 値が相関するにもかかわらず，T2* 値はそれらいずれの値とも関連が認められない[6]。動物実験でも同様の現象が知られており，DKD では腎線維化を伴わない組織低酸素状態の進行機序が想定されていた。最近の DKD の総説では，糖代謝異常が生じた早期から近位尿細管における糖新生の亢進，ATP（adenosine triphosphate）消費の増大や，それらの結果としての相対的な組織低酸素状態が生じており，糸球体障害に先行する尿細管間質障害の初期病態として取り上げられている[7,8]。BOLD MRI を用いれば，従来の検査法では検出不可能であった DKD の極初期病変を捉え，今後腎症を発症する高リスク症例を選別し，病態に立脚した適切な治療介入が可能となる。さらに治療効果についても，数年間も待たずに「次回の」外来で定量評価が可能となるため，末期腎不全への移行のみならず，脳・心血管合併症のリスクを軽減できると期待される。

CKD 患者を対象にした T2* 値に関する報告は多いが，MRI 撮像時の eGFR を含む臨床検査値との相関は低い。組織酸素分圧 /pO_2 は hematocrit および hemoglobin の酸素飽和度に影響される一方，T2* 値は組織容量当たりの deoxyhemoglobin 量に影響を受けるため，pO_2 の間接的な指標でしかない。以上のような理由から，BOLD MRI を腎臓に応用することについては否定的な見解も多かった。しかし 2018 年に欧州およびわが国から縦断研究が報告され，T2* 値が eGFR の年次変化速度と密接な関係にあることが判明した[9,10]。つまり T2* 値は新規の CKD 評価軸である可能性が高く，従来の検査値とは独立したパラメータであり，横断研究では数値の意義づけが困難である理由が明らかとなった。今後，例えば，CKD 進行の高リスク群（rapid decliner）を選別して

新規治療薬の臨床研究に組み込むことで，高効率で人道的な研究計画の立案を目指すなど，創薬への応用も可能と考えられている。

おわりに

ベルリンで開催された腎 MRI 学会において，「腎 MRI に何を期待するのか？」と問われた腎臓内科医が，「A lot!」と臆面もなく答えたというエピソードが，NDT 誌の腎 MRI 特集号の冒頭に紹介されている[1]。種々の腎症の発症，CKD 進行の機序について，多くの優れた研究成果を基に緻密な腎臓学がある反面，実臨床では病態を評価するツールが豊富だったとは言い難い現状があり，原疾患不明のまま腎代替療法の導入を余儀なくされるケースは決して少なくない[1]。腎の functional MRI は臨床検査としてまだ開発の緒に就いたばかりであり，各画像が切り出す腎臓の新たな断面が，われわれ医療者や患者にとってどのような意義があるのか不明な点も多い。腎臓・透析専門医が渇望していた検査法となりうるのか，さらなる研究成果が待たれる。

正解は ….
A1.　線維化程度，組織重量当たりの灌流量，組織酸素分圧など
A2.　外因性トレーサー（造影剤）の投与が不要であること
A3.　MRI で評価した低酸素状態が腎機能予後に関連する

文　献

1) Caroli A, et al. Functional magnetic resonance imaging of the kidneys: where do we stand? The perspective of the European COST Action PARENCHIMA. Nephrol Dial Transplant 2018；33：ii1-ii3.
2) Afkarian M, et al. Clinical Manifestations of Kidney Disease Among US Adults With Diabetes, 1988-2014. JAMA 2016；316：602-610.
3) Prasad PV, et al. Noninvasive evaluation of intrarenal oxygenation with BOLD MRI. Circulation 1996；94：3271-3275. http://www.ncbi.nlm.nih.gov/pubmed/8989140.
4) Thoeny HC, et al. Diffusion-weighted MR imaging of kidneys in healthy volunteers and patients with parenchymal diseases: initial experience. Radiology 2005；235：911-917.
5) Cutajar M, et al. Comparison of ASL and DCE MRI for the non-invasive measurement of renal blood flow: quantification and reproducibility. Eur Radiol 2014；24：1300-1308.
6) Inoue T, et al. Noninvasive Evaluation of Kidney Hypoxia and Fibrosis Using Magnetic Resonance Imaging. J Am Soc Nephrol 2011；22：1429-1434.
7) Hirakawa Y, et al. Mechanisms of metabolic memory and renal hypoxia as a therapeutic target in diabetic kidney disease. J Diabetes Investig 2017；8：261-271.
8) Gilbert RE. Proximal Tubulopathy: Prime Mover and Key Therapeutic Target in Diabetic Kidney Disease. Diabetes 2017；66：791-800.
9) Sugiyama K, et al. Reduced oxygenation but not fibrosis defined by functional magnetic resonance imaging predicts the long-term progression of chronic kidney disease. Nephrol Dial Transplant 2018；doi：10.1093/ndt/gfy324. [Epub ahead of print]
10) Pruijm M, et al. Reduced cortical oxygenation predicts a progressive decline of renal function in patients with chronic kidney disease. Kidney Int 2018；93：932-940.

Special EDUCATION

メディカルスタッフのための
臨床研究入門

神田　英一郎

はじめに

　医学研究には解剖学，生理学，病理学，分子生物学などさまざまな種類がある。これらの研究では，病因を明らかにすることで治療や新しい製剤に生かしている。その一方で，医療者は新しく開発された薬剤ないし治療法に「本当に効果があるのだろうか」などと，程度の差はあれ，診断や治療にさまざまな疑問をいだきながら日常業務を行っている。臨床研究は，そういった身近な疑問を解決するためのツールでもある。

計画する前に自分の頭を整理しよう

　日常診療の合間や学会への参加などで思いつく臨床的な疑問をクリニカルクエスチョン（clinical question）という。例えば，「食事療法の効果は若年者と高齢者で同じだろうか」といった疑問があげられる。クリニカルクエスチョンは，そのままでは漠然としていることが多いため，研究向きに具体化する必要がある。これをリサーチクエスチョン（research question）という。

　そのためのツールとして，PI(E)CO があげられる（表1）。PI(E)CO は，誰が（P：対象），何によって（I/E：介入／曝露），何と比べて（C：比較），どうなるか（O：アウトカム）をまとめたものである。例えば，対象は透析患者として，介入とは新薬などの治療法，曝露とは暑い気温や大気汚染などの因子を表す。比較とは，例えば新治療法と従来の治療法を比較するならば，従来の治療法となる。アウトカムは新治療の結果を表し，生存率など治療効果の評価があげられる。アウトカムの種類によって研究デザインを変更することで，有意義な結果を得ることができる。「高齢血液透析患者の，透析中の栄養補充療法は，栄養状態の改善に有効

表1　PI(E)CO

	略語	意味づけ
P	Patients, Population, Problem	対象。介入や曝露を受ける
I／E	Intervention／Exposure	介入／曝露
C	Comparison	比較。対象群と異なり，介入因子や曝露因子の影響を受けていない群
O	Outcome	アウトカム。ハードなアウトカム（生死など）とソフトなアウトカム（徒手筋力など）がある

表2　臨床研究デザインの分類
観察研究
A.　症例報告
B.　症例集積研究
C.　横断研究
D.　縦断研究
1）コホート研究
2）症例対照研究
介入研究
A.　比較対照研究
1）ランダム化比較試験（RCT）
2）クロスオーバー試験
B.　対照なしの研究

表3　Hill による因果性の判定準類
①　強固性（Strength）
②　一致性（Consistency）
③　特異性（Specificity）
④　時間的前後関係（Temporality）
⑤　生物学的傾向性（Biological gradient）
⑥　妥当性（Plausibility）
⑦　一貫性（Coherence）
⑧　実験的研究（Experiment）
⑨　類似性（Analogy）

表4　因果関係で重要なこと
①　原因は結果に先行していること
②　原因と結果の関連が強いこと
③　多数の研究によって一致した結果が得られること
④　要因を除去したとき疾病のリスクが減少すること

であるか」というクエスチョンを考えると，P は「高齢血液透析患者」，I は「透析中の栄養補充療法」，C は「栄養補充療法なし」，O は「栄養状態の改善」となる。

　このようにシンプルにまとめることで，自分の頭も整理できるほか，他の医師，スタッフそして患者に伝わりやすくなる。

研究の種類

　臨床研究は主に 2 つに分類される（**表2**）。データを収集して観察を主体とする「観察研究」と，積極的に治療するなどの介入をして仮説を証明する「介入研究」である。例えば，「高齢透析患者がたんぱく質のサプリメントを毎日内服するとサルコペニアを防げるか」という仮説を立案したとする。ある日ある県の全高齢透析患者を対象に，サプリメントの内服とサルコペニアの合併を調査したとすれば，観察研究になる。また，サプリメントを投与した群と投与しない群で追跡調査をするならば介入研究となる。

研究デザインの基本的な考え方

　臨床研究の目的の一つは，原因結果の因果関係を明らかにすることである。因果関係の基準は，イギリスの疫学者 Hill によって提唱されている（**表3**）。また，因果関係を明らかにするうえで重要な点を**表4**に示す。

　研究の種類を考える際には，観察研究か介入研究かを考えるほかに，時間軸を考えるとわかりやすい（**図1**）。例えば，介入研究は研究を開始して数年後に結果が出るため，時の流れは「現在から未来」である。観察研究のうち，コホート研究には前向きと後向きがあり，前向きコホート研究は介入研究と同様に，研究を開始して数年後に結果が出るため，時の流れは「現在から未来」となる。一方，後向きコホート研究は，研究者は既存のコホートデータを解析するため後向きであるが，因果関係の時間の流れは「過去から現在」となる。症例対照研究は，ある疾患を発症した症例と対照が過去にどのような因子に曝露されたかを調査するため，

メディカルスタッフのための臨床研究入門　**359**

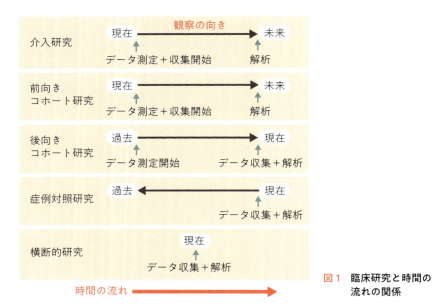

図1 臨床研究と時間の流れの関係

研究者の目線は過去を振り返ることになり「現在から過去」となる。横断研究は研究したその瞬間だけの研究であるため，時の流れが止まっており，因果関係を明らかにすることは難しい。

指　標

　PI(E)COの「アウトカム」は，ある事象を観察したときに最終的にみられる結果を指す用語である。一方，似たような用語として，治療行為の有効性を示すための評価項目のことを「エンドポイント」とよぶ。誰でも評価が一定なもの（生死，骨折の有無など）を，ハードエンドポイント，観察者によって評価が揺らぐ可能性のあるもの（疼痛の軽減など）をソフトエンドポイントとしている。

　臨床研究に使われる指標として，基本的なルールや用語がある。割合(proportion)とは特定部分の全体に占める大きさのことであり，率とは単位時間当たりの割合や変化のことである。比(ratio)とは，2つの量の比較のことで分母と分子は異なり，"男女比"や"年齢比"などのように使用する。

　例えば，ある日，透析患者を対象に骨粗鬆症の調査を行った場合，骨粗鬆症である透析患者の割合を有病率(prevalence)とよぶ。また，調査した透析患者全体を対象に，2年間追跡研究を行ったとする。そのなかで骨折が新規に発生する割合を計算すると，分母が観察開始時点の人数とすると累積罹患率(cumulative morbidity)とよび，リスク(risk)ともよぶ。また，分母が延べ人数（人年）であれば罹患率(morbidity)とよび，rateともよぶ（図2）。Riskとrateのほうが覚えやすいかもしれない。

　オッズは症例対照研究，横断研究やコホート研究で使用される指標である。オッズとは，

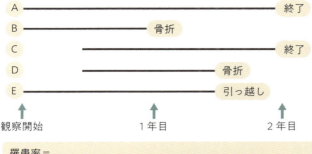

図2 罹患率と累積罹患率の違い
5人の透析患者を対象に，骨折の発生を2年間追跡したとする。骨折発生はBとDの2名であった。骨折発生のリスク（累積罹患率）は，2/5＝0.4となる。一方，罹患率は，各追跡期間を計算する。Aは2年，Bは1年，Cは1.5年，Dは1年，Eは1.5年であり，7年間が追跡期間の合計である。骨折の罹患率＝2/7＝0.286となる。

表5 オッズとオッズ比の計算

コホート研究の場合			症例対照研究の場合		
	疾患発症あり	疾患発症なし		症例群	対照群
曝露群	A	B	曝露あり	A	B
非曝露群	C	D	曝露なし	C	D
曝露群の発症オッズ＝A/B 非曝露群の発症オッズ＝C/D オッズ比＝曝露群の発症オッズ/非曝露群の発症オッズ 　　　＝A/B / C/D 　　　＝AD/BC			症例群の曝露オッズ＝A/C 対照群の曝露オッズ＝B/D オッズ比＝症例群での曝露オッズ/対照群の曝露オッズ 　　　＝A/C / B/D 　　　＝AD/BC		

　ある事象の起こりやすさを2つの群で示すもので，失敗に対する成功の見込みを表した数値である。例えば，成功する確率が失敗する確率の何倍であるかを表し，オッズが3であれば成功する確率が失敗する確率の3倍であることを意味する。コホート研究では曝露群と非曝露群の疾患発生オッズを求め，それぞれA/BとC/Dとなる（表5）。一方，症例対照研究では，症例群での曝露された人数Aと曝露されていない人数Cからオッズを求め，A/Cとなる。対照群では同様にB/Dとなる（表5）。コホート研究では曝露を中心に考えるのに対して，症例対照研究は疾患の有無を中心に考えるため，計算の方法が異なる。オッズ比はロジスティック回帰モデルで求める。

　ハザードは一般的に「健康に対して不利に影響する可能性がある因子」を意味するほか，生存時間分析では「ある瞬間に事象が発生するリスク」を意味する。ロジスティック回帰分析では時間の概念に対応できないため，Cox比例ハザード回帰モデルで計算する。

バイアス

　もし，ある臨床研究の対象の99%が女性であれば，その研究結果は女性には適応できるが，男性には適応できないかもしれない。臨床研究の結果を普遍化できるか，常に検討すること

が必要である。

　普遍化するための主な考え方として，精度と妥当性がある。精度は偶然誤差で表され，観察値が偶然，真の集団値からずれてしまうときに低下する。妥当性は測定値あるいは研究結果が真実を反映している程度を表す。妥当性は，内的妥当性と外的妥当性に分類され，外的妥当性は，研究結果を研究対象の集団以外に適応できる程度を表す。例えば，日本人男性を対象に行った研究は，普遍的に世界中の男性に適応できるのかを検討する必要がある。内的妥当性は，得られた研究結果が研究対象の集団において正しい程度を意味し，系統誤差が影響する。系統誤差とは，研究デザイン，データ収集，分析における偶然ではないずれのことで，結果の指標に影響を与え，相対危険やオッズ比などを変化させる。その主な原因には，バイアス（bias）と交絡（confounder）がある。バイアスは何種類もあるが，主なものは選択バイアスと情報バイアスである。

　選択バイアスは，対象者の選択方法によって生じるバイアスである。例えばコホート研究では，研究にエントリーした対象者が本来明らかにしたい標的集団とは異なる構成であった場合や，曝露因子以外の結果で影響する因子に偏りが生じている場合に観察される。いかなる研究デザインでも，このバイアスの危険性を内蔵している。

　選択バイアスにはいくつもバリエーションがある。横断研究や症例対照研究では，選ばれた症例はすでに発症しているため，無症状や軽症の症例が見逃されている可能性があり，これを「有病罹患バイアス」とよぶ。労働者は仕事を続けるため健康であるのに対し，一般集団は病気のため働けない人も含んでいるため，労働者は一般集団よりも健康である傾向があり，健康労働者効果とよぶ。臨床研究に参加する人は健康への意識が高く，参加しない人と異なる傾向があることが知られており，「志願者バイアス」とよばれている。また，コホート研究や介入研究などの研究で，対象者の多くが脱落する場合に生じるバイアスを，「追跡不能バイアス」とよぶ。

　「情報バイアス」は，曝露ないし介入に対して対象者を分類する際の系統誤差であり，「測定バイアス」や「観察バイアス」ともよばれる。例えば，常に 0.3℃高く表示する壊れた体温計で測定して，対象を 37℃以上と未満で分類した場合，誤分類（misclassification）が生じる。また，後向き研究で過去のことを患者に思い出してもらう際に間違って思い出す，ないし思い出せないことから生じる「思い出しバイアス」がある。症例のほうが自分の健康を気にしているため，よく覚えている傾向がある。

交　絡

　交絡とは，原因と結果の関係の強さが，他の因子の影響によってゆがめられてしまうことをいう。「他の因子」のことを交絡因子（confounder）とよぶ。交絡は系統誤差であり，原因と結果の関係を過大にも過小にもみせかける。交絡因子は，原因と結果の両方に関係し，矢印

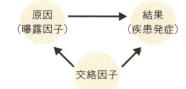

図3 交絡因子
交絡因子は，原因（曝露因子）と結果（疾患発症）のいずれにも関連する。しかし，原因と結果の中間にはない。

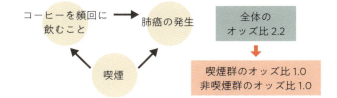

図4 コーヒーと肺癌の関係の喫煙
喫煙の有無で層別化したところ，オッズ比が喫煙群は1.0，非喫煙群は1.0で，全体のオッズ比（2.2）とかなり離れており，喫煙によって交絡されていたことがわかる。

は交絡因子から原因へ，そして交絡因子から結果へ向いている必要がある（図3）。ここで，原因から交絡因子へ矢印が向いてしまうと，交絡因子は原因と結果の中間になり，交絡ではなくなってしまう。また，結果から交絡因子へ矢印が向くと，交絡因子は結果の独立した危険因子にはならないため，交絡とはならない。

例えば，コーヒーを頻回に飲むと肺癌が発症しやすいという関係が見つかり，オッズ比が2.2であったとする（図4）。喫煙者はコーヒーをよく飲むという関係があるとし，喫煙者は肺癌が発症しやすいとする。ここで，喫煙者と非喫煙者を分けて（層別化），それぞれコーヒーの愛飲と肺癌発症のオッズ比を求めたところ，それぞれのオッズ比が1.0になったとする。各群では1.0であるため，コーヒーの愛飲と肺癌発症に関係性はないはずである。喫煙という交絡因子により，あたかもコーヒーを飲むことで肺癌が発症するかのように関係が見かけ上観察されたことがわかる。

交互作用

ここまでは，1つの危険因子に対しての疾患の発生の関係をみてきた。しかし，危険因子が複数存在する場合もある。複数の危険因子が共存する場合の疾患の発生率が，個々の要因単独で期待される発生率と異なる場合，交互作用（interaction）が働いているという。層別化して，層ごとにハザード比や相対危険が異なる場合，交互作用が存在していると判定する。

バイアスと交絡への対応

いままでみてきたように，バイアスや交絡によって原因と結果の関係性はゆがめられて観察される。そのため，バイアスや交絡をいかにしてコントロールするかを考えて，研究をデザインし，解析する必要がある。

選択バイアスは基本的に研究デザインの段階で発生し，測定バイアスは情報収集の段階で発生する。バイアスを防ぐためには，①曝露因子と結果の定義を明らかにし，参加者の振り

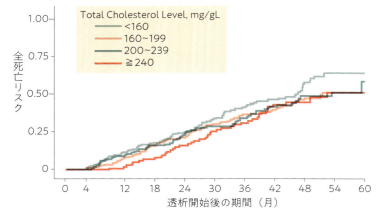

図5 透析患者での血清コレステロール値と死亡リスクの関係
低コレステロール群の生命予後が，高コレステロール群よりも悪い。
（Liu ら，2004 より引用，改変）[1]

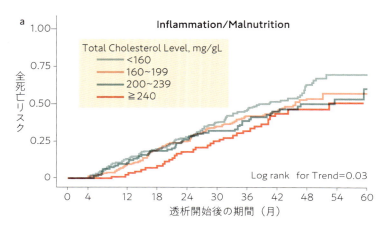

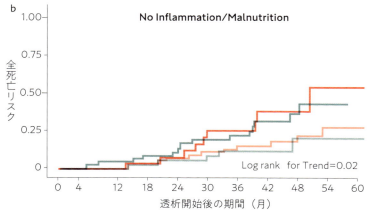

図6 透析患者での血清コレステロール値と死亡リスクの関係
a：炎症と低栄養を伴った群。低コレステロール群の生命予後が，高コレステロール群よりも悪い。
b：炎症と低栄養を伴わない群。高コレステロール群の生命予後が，低コレステロール群よりも悪い。
（Liu ら，2004 より引用，改変）[1]

分けミスをできるだけ減らすこと，②縦断研究ではできるだけ追跡し脱落者を減らすこと，③適切なコントロール群を設けること，④データの収集に際してどのようなデータを集めるのか定義づけを明確にし，測定器のメンテナンスや測定技量の標準化など正確な測定を心が

けること，などの方法がある。交絡への対応は，デザインの段階と解析の段階で行う。デザインの段階では，制限，マッチング，無作為割り付けを，解析では層別化や多変量解析などを行う。

　では，透析患者の血清コレステロール値と死亡リスクの関係について調査した研究を検討する[1]。823人の透析患者の前向きコホート研究である。血清コレステロール値と死亡リスクを検討したところ，低コレステロール群（血清コレステロール値 < 160 mg/dL）の死亡リスクは，高コレステロール群（240 mg/dL ≦ 血清コレステロール値）よりも高かった（図5）。通常，高コレステロール値であると，動脈硬化と関係し，心筋梗塞などの心疾患のリスクが高くなるため，死亡率が上昇するはずである。しかし，この研究の結果はこれと逆の結果を示していた。そのため，このような現象はリバースエピデミオロジー（reverse epidemiology）とよばれている。ここでわれわれは，炎症と低栄養の有無で層別解析を行い，血清コレステロール値と死亡リスクの関係を検討した（図6）。すると，炎症と低栄養を伴った群では，低コレステロール群の生命予後が，高コレステロール群よりも悪かったが，炎症と低栄養を伴わない群では，高コレステロール群の生命予後が，低コレステロール群よりも悪い結果となった。つまり，炎症と低栄養の存在と，血清コレステロールと死亡リスクの関係の間に，交互作用が存在していた（p < 0.001）ことがわかった。この結果を踏まえると，通常と異なった現象が認められたときは，影響をもっていると疑われる因子で層別解析を行うと，関係性がよりわかりやすくなることがあるとわかる。また，患者を診察する際は，炎症と低栄養が合併している場合，低コレステロールであっても安心できず，炎症と低栄養の原因の検索とその対応が必要になる。つまり，炎症と低栄養の存在の有無で血清コレステロール値への対応が異なるため，このような疫学的な考え方の応用は，実際の診療で大いに役に立つといえるだろう。

ま と め

　臨床研究は統計解析に重点が置かれがちであるが，その解析も無計画なデータでは台無しになってしまう。料理でも良い素材を集めて十分な下ごしらえをしたのちに調理することで，おいしくかつ美しいものとなる。臨床研究も十分計画を練って，必要十分なデータを集めることで，解析も速やかに行われ，美しい結果を得られやすくなる。自分の大切なアイデアを簡潔にかつ解析しやすいようにまとめ，研究計画を十分に練ることが大切である。臨床研究に挑戦して欲しい[2,3]。

文　献
1) Liu Y, et al. Association between cholesterol level and mortality in dialysis patients: role of inflammation and malnutrition. JAMA 2004；291：451-459.
2) Rothman KJ. ロスマンの疫学―科学的思考への誘い. 東京：篠原出版新社, 2013.
3) Gordis L. 疫学. 東京：メディカルサイエンスインターナショナル, 2010.

メディカルスタッフのための 臨床研究入門　**365**

索 引 index

英

acute kidney injury（AKI）	202
BCP	343
BOLD 効果	351
BPSD	237
chronic kidney disease（CKD）	297
CKD-MBD	87, 94
continuous renal replacement therapy（CRRT）	202
critical limb ischemia（CLI）	130, 138
diabetic kidney disease（DKD）	109, 119
diabetic nephropathy（DN）	109
erythropoiesis stimulating agent（ESA）	79
FE-SEM	208
FGF23	94
Functional MRI	351
GLP-1 受容体作動薬	109
HFpEF	54
HFrEF	54
HIF-PHD 阻害薬	119
HIF 分解酵素阻害薬	79
hypoxia inducible factor（HIF）	79
IgA 腎症	34
I-HDF	175, 183
intermittent renal replacement therapy（IRRT）	202
JHAT	331
Kt/V	168
Nrf2	119
NYHA 分類	45
peripheral arterial disease（PAD）	130
plasma refilling	175, 183
protein-energy wasting（PEW）	273, 251
QOL	258, 280
renal cell carcinoma（RCC）	143

reverse epidemiology	251
SGLT2 阻害薬	109, 119
WAI と WAD	322

あ行

アルツハイマー型認知症	228, 237
安全 I と安全 II	322
医療事故調査制度	322
インクリメンタル血液透析	251
う蝕	34
運動耐容能	258
運動療法	258, 264
栄養	251, 280
栄養障害	244
栄養素の摂取量	251
炎症	280
オプション提示	297
オンライン HDF	191

か行

介護家族支援	228
外内濾過	208
拡散強調画像	351
下肢末梢動脈疾患指導管理加算	138
過大血流シャント性心不全	45
顎骨壊死	34
合併症	264
カルシウム	94
カルニチン欠乏症候群	251
間欠的腎代替療法	202
間欠補充血液透析濾過	175, 183
眼底	26
急性期脳梗塞	10
急性血液浄化療法	202
急性腎障害	202
虚血性心不全	45
クリアスペース	175
頚動脈狭窄症	10
軽度認知障害	237

血圧変動	63
血液透析	191, 264
血液透析 + 腹膜透析の併用	162, 168
血液-膜間相互作用	218
血管性認知症	228, 237
血管石灰化	94, 130
血漿再充填速度	175, 183
降圧目標値	63
降圧薬	63, 71
高血圧	63, 71
高齢化	244, 273
国際貢献	316
国際交流	316
骨作動薬	102
骨粗鬆症	87, 94
骨代謝マーカー	102

さ行

災害支援	331
災害時情報ネットワーク	331
災害対策	343
細胞-細胞間相互作用	218
サルコペニア	244, 273
サルコペニア診療ガイドライン 2017 年版	244
四肢切断数	138
歯周炎	34
歯周病	34
持続的腎代替療法	202
重症下肢虚血	138
重症化予防	109
重症虚血肢	130
重要業務	343
情報管理	343
食事療法	244
腎移植	288, 297
心血管イベント	280
腎細胞癌	143
腎性貧血	79

腎臓リハビリテーション	264	透析膜生体適合性	218	慢性腎臓病	297
腎代替療法選択肢	288	糖尿病	34	慢性心不全	54
心不全	45	糖尿病性腎症	109	無酢酸治療	191
心房細動	17	糖尿病性腎臓病	109, 119	網膜血管	26
生活習慣病	237	糖尿病網膜症	26	網膜症	26
生活の質	258, 280	ドライウェイト	63	燃え尽き糖尿病	251
性機能障害	143				

な行

脆弱性課題	343	内外濾過	208

ら行

生体適合性	208	日本血液浄化技術学会	306	リハビリテーション	258
赤血球造血刺激因子製剤	79	日本透析医学会	306	リン	94
線維化	351	日本臨床工学技士会	306	レジリエンスエンジニアリング	
先行的腎移植	288	認知症透析患者	228, 237		322
		脳血管内治療	10	レビー小体型認知症	228, 237

た行

		脳梗塞	10

わ行

体液過剰	162	脳動脈瘤	10	ワルファリン	17
体液量	67, 168	囊胞感染	152		
大腿骨近位部骨折	87				
大脳白質病変	237				

は行

多発性囊胞腎	152	発展途上国で９人材育成	306
たんぱく質	244	バルドキソロンメチル	119
致死率	273	微小循環障害	218
中間水コンセプト	218	ビスホスホネート	102
直接経口抗凝固薬	17	泌尿器悪性腫瘍	143
低血圧	71	ヒューマンエラー	322
低酸素	351	疲労	280
低酸素誘導因子	79	副甲状腺機能異常	87
低分子量蛋白	175	腹膜透析	162, 168
適正透析	168	腹膜透析の離脱	162
デノスマブ	102	フットケア	138
電界放出型走査型電子顕微鏡		フレイル	258, 273
（FE-SEM）	208	分岐鎖アミノ酸	244
統計調査	316	併用療法	162, 168
透析液組成	191	弁膜症性心不全	45
透析液濃度	191	弁膜石灰化	94
透析看護	228	包括的腎不全治療	297
透析再導入	297		
透析腎癌	152		

ま行

透析中安全確保	228	末梢循環改善	175
透析低血圧	183	末梢動脈疾患	130
透析膜	208		

透析患者の管理　知りたいこと。知るべきこと。

定　価	本体 4,500 円＋税
発　行	2019 年 7 月 20 日　第 1 刷発行
監　修	中西　健
編　集	倉賀野 隆裕
発行者	株式会社 東京医学社
	代表取締役 蒲原 一夫
	〒 101-0051　東京都千代田区神田神保町 2-40-5
	編集部　TEL 03-3237-9114　販売部　TEL 03-3265-3551
	URL：https://www.tokyo-igakusha.co.jp　E-mail：info@tokyo-igakusha.co.jp

デザイン・制作　森本 由美

印刷・製本　図書印刷株式会社

本書に掲載する著作物の複製権・翻訳権・上映権・譲渡権・公衆送信権（送信可能化権を含む）は (株) 東京医学社が保有します。

ISBN 978-4-88563-706-3

乱丁，落丁などがございましたら，お取り替えいたします。

正誤表を作成した場合はホームページに掲載します。

JCOPY 〈出版者著作権管理機構　委託出版物〉

本書の無断複製は著作権法上での例外を除き禁じられています。複製される場合は，そのつど事前に出版者著作権管理機構（TEL 03-5244-5088，FAX 03-5244-5089，e-mail：info@jcopy.or.jp）の許諾を得てください。

© 2019 Printed in Japan